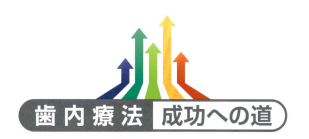

歯内療法 成功への道

感染根管治療
Retreatment

感染制御の要点を知る

編著 木ノ本喜史

新野侑子	和達礼子	富永敏彦
林 美加子	前田英史	多田瑛一朗
中西 正	友清 淳	高比良一輝
松尾敬志	須藤 享	菅谷 勉
武市 収	吉岡俊彦	長尾大輔
山本信一	紅林尚樹	山口幹代
柴田直樹	山田嘉重	野杁由一郎
中田和彦	十河基文	

HYORON

はじめに

　日常の歯内療法において最も頻度の高い処置が感染根管治療（Retreatment）である．重度のう蝕を放置したり，抜髄などのInitial Treatmentが失敗に至った結果，感染根管治療が必要となる．感染根管とは，「歯髄が壊死に陥ったのち，細菌が侵入して根管内のみならず根管壁や象牙細管内にも細菌感染を生じた状態」（『歯内療法学専門用語集』より）であり，感染物質や感染した歯質を除去した後，根管を緊密に封鎖することで根周囲への為害性がない状態にして歯を保存する治療が感染根管治療である．したがって，その言葉の定義どおり，感染している根管から"いかに感染を除去するか"が臨床的には重要となる．

　ただし，「抜髄」に比べると「感染根管治療」はすでに感染している状態から始める治療であるため，状況は不利である．野球でたとえるなら，抜髄が先発投手とすれば，感染根管治療は負けている状況での中継ぎ投手の位置づけになる．さらなる失点，すなわち感染を制御しながら試合を続ける，つまり歯を機能させることになる．最終的に形勢を逆転してくれるのは野球では味方の得点であるが，感染根管治療では生体による治癒機転となる．したがって，体が治る状態を整えることが感染根管治療の目的ともいえる．中継ぎ投手が打たれれば試合は負けるように，感染根管の治療中に感染を許してしまったり，残存する歯質が菲薄になりすぎたり破折したりすれば，歯の保存が困難となる．生体の治癒能力と残存歯質を考慮して，試合続行（すなわち歯の保存）か，試合放棄（外科的歯内療法や抜歯）を選択することになる．そのため，「感染根管治療」という名称ではあるが，単に感染を除去する方法を学ぶだけでは十分ではなく，確実に成功に導くために理解しておかねばならない項目は多岐にわたる．

　そこで，実際の臨床において生じる疑問を臨床的な観点からだけでなく，基礎的な視点も踏まえて解説することを目標とする「歯内療法 成功への道」シリーズの第5弾として「感染根管治療」を企画した．象牙質や細菌感染などについての基礎的な項目から始め，診断，解剖，防湿，根管洗浄・貼薬，根管充填などの臨床的な項目，そして各種の治療法などについて月刊『日本歯科評論』誌に4回の特集を組んで論文を

掲載した後，再度編集を行い，『感染根管治療 Retreatment——感染制御の要点を知る』として今回上梓の運びとなった．これまでのシリーズと同様，実際の臨床に即した内容で，なおかつ理論的裏付けのある内容，エビデンスを示せる場合はその内容，そしてなるべく平易で理解しやすく若手の臨床家においても手に取りやすい構成を，執筆を依頼した先生方に希望した．先生方にはご多忙中にもかかわらず，日常の感染根管治療の臨床に役立つ有意義な論文を提供していただいた．また，月刊誌掲載用に，そして書籍制作用に……と何回にもわたり校正を依頼しお手数をおかけしたが，「理論を知って臨床を行うために必要な項目を網羅した感染根管治療の成書を生み出す」という当初の目的が達成できたことに感謝している．

　各項目には非常に多くの内容が含まれている．そのため，読者の参考になるよう目次にそれぞれの「ポイント」を記載した．タイトルとポイントを読んでみて，"この内容を確かめてみたい"と感じられたら，ぜひその項目を熟読することをお勧めする．日々の臨床の裏付けとなる原理や理論，また確実で効率的な手技などがきっと確認できることだろう．

　感染根管治療は病態がさまざまであり，同じ条件の症例はほとんど存在しない．そのような条件下で日々の診療においては，感染の程度を診査し，残存させる歯質を見極め，効率的に感染源を除去することが求められる．そして，歯を抜かずに保存するために必須の処置であることから，感染根管治療に対する知識や治療技術は直接的に歯の寿命に関係する．保険診療における評価は決して高いとはいえないが，患者さんのQOLに与える影響は大きく，しっかりとした確実な治療を行えば患者さんからの歯科医師への評価が高まることは確実である．

　本書『感染根管治療 Retreatment——感染制御の要点を知る』が，基礎的知識から臨床術式の確認，ブラッシュアップに役立ち，1本でも多くの歯が抜歯から救われることを祈念している．

2019年5月

木ノ本喜史

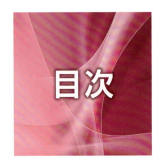

目次

（ ポイント ……編者／木ノ本喜史）

はじめに…2

TIPs 0　さまざまな象牙質…12

1 象牙質の組成・構造・解剖
新野侑子・林 美加子　13

象牙質の組成と構造…13
第三象牙質…16
象牙質の物理学的特性…16
加齢による形態変化…18
加齢による物理学的特性の変化…18
失活歯の象牙質の特性と強度低下…21
歯冠象牙質の物質透過性…22
歯根象牙質の物質透過性とスミヤー層・スミヤープラグ…22
象牙質を理解するために…23

ポイント　根管はほぼ象牙質でできている．感染根管治療を考えるにあたり，その対象となる象牙質を深く理解しておくことは当然である．基本的な組成や構造を押さえたうえで，加齢やう蝕など外来刺激による変化を含め，根管壁を形作る象牙質に注目したい．

2 感染根管における細菌感染の実態
中西 正・松尾敬志　25

根管内に棲息する細菌…25
・感染根管の成立機序…25
初発型感染根管の細菌と治療による細菌叢の変化…27

・初発型感染における細菌種…27
・根管内バイオフィルム…28
・象牙細管への侵入程度…28
・根管の化学的器械的清掃による細菌叢の変化…31
・根管貼薬による細菌叢の変化…32
Retreatment症例と細菌…33
・持続型／二次型感染における細菌種…33
・根尖孔外の細菌…35
感染根管治療の現状と今後への期待…37

ポイント　根管内に棲息する細菌の基本的な種類や動態を理解することはもちろん，象牙細管内にどのような種類の細菌がどの程度侵入しているかを知ることは臨床的に重要である．

TIPs 1　象牙細管への細菌の侵入について
　　　　──空洞があれば細菌は入りたい？…39
TIPs 2　上顎洞アスペルギルス症と歯内療法との関連…40

3 難治性根尖性歯周炎に関連したカンジダと ウイルス感染の現状と治療法
武市 収　41

難治性根尖性歯周炎の病因論…41
根管治療における水酸化カルシウム療法と感染微生物について…41
難治性根尖性歯周炎における*C. albicans*の関与…42
・*C. albicans*の特徴…43
・*C. albicans*が有する病原性…44
ウイルスと根尖性歯周炎…44
・ウイルスの基本構造と増殖…45
・エプスタイン・バー・ウイルス（EBV）の特徴…46
・難治性根尖性歯周炎におけるEBVの潜伏感染と再活性化…47
・サイトメガロウイルス（CMV）と根尖性歯周炎…48
難治性根尖性歯周炎に対する歯内療法…49
カンジダやウイルスが感染した根尖性歯周炎への対応…51

コラム：真菌に関する最新のシステマティックレビューについて…51

ポイント　感染根管では真菌やウイルスにも感染してい

ると報告されている．そこで本項では，真菌，特にカンジ
ダの特徴と病原性，ウイルスの種類と根尖性歯周炎と
の関係について解説している．高アルカリ環境下でも生
存可能なカンジダやウイルスは通常の治療を行っても
生き残っている可能性が高く，決して無視できない存在
である．

4 Retreatmentの診断と難易度の 臨床的判断
山本信一 … 53

Retreatmentの症例選択 … 54
- Retreatmentに着手すべきかどうかの判断 … 54
- 成功と失敗の判断基準 … 54
- 症例選択と治療のタイミング … 55
    - A）根管充塡歯の根尖部にエックス線透過像が存在する とき … 55
    - B）根管充塡歯の根尖部にエックス線透過像が存在しな いとき … 57

Retreatment症例の診査・診断 … 57
    - 1）問診 … 57
        - ①医科的既往歴 … 57
        - ②歯科的既往歴 … 57
    - 2）臨床診査 … 57
        - ①口腔内診査 … 57
        - ②診断試験 … 57
    - 3）エックス線診査 … 57
        - ①修復物 … 57
        - ②残存歯質 … 58
        - ③根管解剖 … 58
        - ④根管充塡 … 58
        - ⑤近接する解剖学的構造 … 58
        - ⑥成功率を低下させる術前因子 … 58
    - 4）患者 … 58
    - 5）術者 … 58

部位別に診た難易度判定のポイント … 58
- 歯冠部および歯周組織 … 59
    - 1．歯周組織の状態 … 59
    - 2．修復物の質 … 60
    - 3．残存歯質の量 … 60

- 根管部 … 61
    - 1．築造体やポスト … 61
    - 2．見逃し根管 … 61
    - 3．穿孔 … 62
    - 4．レッジ，トランスポーテーション … 62
    - 5．器具の破折 … 62
    - 6．根管充塡の質，到達度 … 64
- 根尖部 … 64
    - 1．根尖部透過像の有無と大きさ … 64
    - 2．根管の太さ … 65
    - 3．根尖孔外感染 … 65

治療計画 … 65
- 非外科的治療 … 65
- 外科的治療（歯根端切除術や意図的再植術など）… 66
- 分割抜去・抜歯 … 67

Retreatmentを成功へ導くために … 68

> **ポイント** 既根管治療歯の根尖部にエックス線透過像が
> あればRetreatment（感染根管治療）が必要である，
> と短絡的に決めつけていないだろうか．本項では
> Retreatment症例の判断基準をまとめた．

TIPs 3 瘻孔（sinus tract）… 69
TIPs 4 歯科用コーンビームCTの臨床利用指針 … 70

5 感染根管治療に関連する解剖学的形態と 画像診断
柴田直樹・中田和彦 … 71

歯内療法領域の画像診断 … 71
デンタルエックス線撮影による画像診断の限界とCBCTの 有効性 … 71
根尖病変の画像診断 … 72
感染根管治療において考慮すべき患歯周囲の解剖学的形態 … 73
- フェネストレーション（開窓）… 73
- 上顎洞（骨隆起（外骨症），隔壁）… 75
- 下顎管（オトガイ孔，副オトガイ孔）… 79
- 切歯管（鼻口蓋管（切歯管）嚢胞）… 81
感染根管治療におけるCBCTの有効活用 … 82

> **ポイント** 根尖の周囲が通常の骨組織であれば，根管内の感染除去によって病変の縮小，治癒が期待できるが，根尖にフェネストレーション（開窓）があったり，上顎洞，下顎管，切歯管などに近接していると，さまざまな偶発症を招く恐れがある．したがって，これらを考慮した診断が重要であり，そのために適切な画像診断が必要である．

6 修復物や根管充塡材などの除去
木ノ本喜史…**85**

Retreatmentの前に行う各種除去について…85

成形修復材料の除去…86

インレー，クラウンなどの形態の間接法修復物…87

ファイバーポストや金属スクリュー，既製金属ポストなどを使用したコンポジットレジン築造の除去…89

鋳造した金属体を使用するメタルポストの除去…91

ガッタパーチャの除去…94

各種の除去はRetreatmentの第一歩…98

コラム❶：前装冠の切削のコツ…86

コラム❷：ジルコニアの切削の実際…86

コラム❸：ガッタパーチャを除去するまでに，髄室の感染源を確実に除去する…97

コラム❹：ガッタパーチャは，エックス線写真で写っていなくても，根管内に残っていることがある…97

> **ポイント** 各種の修復物を除去するには修復物の状態を的確に診断して，除去する修復物に対して最も安全で効率的な除去の方法を立案して実行する．また，根管充塡材の除去も行うが，根管充塡材の除去は感染除去の一部であるとの認識が重要である．

7 Retreatmentにおけるラバーダム防湿法
和達礼子…**99**

Retreatmentとラバーダム防湿法…99

問題点：残存歯質が少なく，クランプがかからない…99

- 対策その1：歯肉縁下にクランプをかける…100
- 対策その2：両隣在歯にクランプをかける…100
- 対策その3：歯肉にクランプをかける…102

問題点：支台歯形成されていてクランプがかからない…102

- 対策その1：大臼歯に前歯・小臼歯用のクランプを用いる…102
- 対策その2：両翼の前歯用クランプを用いる…103
- 対策その3：歯肉縁下にクランプをかける…103
- 対策その4：溝を付与する…103
- 対策その5：クランプの爪がかかる部位にコンポジットレジンを盛り上げる…103

問題点：近心あるいは遠心壁が歯肉縁下で漏洩してしまう…104

- 対策…104

隔壁を作製する場合…104

- 隔壁をその後レジンコアとして使用するか…104
- 仮封冠が必要な場合…105

歯冠長延長術・挺出…106

ガッタパーチャ溶解剤の影響…106

ラバーダム，プライスレス！…107

> **ポイント** Retreatmentにおいては歯冠部歯質が少なく，クランプの装着が難しい症例も多い．その際のさまざまな対処法を知り，適用することが，Retreatmentを成功に導くために重要である．

TIPs 5 歯肉切除術は歯肉の切除だけで十分か？…108

8 感染源の貯留しやすい部位に対する治療
木ノ本喜史…**109**

感染源はどこにある？…109

歯冠部および根管口付近のう蝕…111

見逃された根管…112

- 探しても見つからない根管…112
- 見逃してしまう根管…114

イスムス，フィン，アンダーカット…114

トランスポーテーションが生じた部位…119

側枝…120

象牙細管…121

根尖孔外バイオフィルム…121

その他の清掃が困難な部位…122

効率的な感染根管治療のために…122

> **ポイント** 感染根管治療を効果的に進めるためには，根管系に存在する感染源の存在場所を明確にし，機械的清掃および化学的清掃を駆使して，感染源を効率的に除去することが重要である．著者が実践している「クラウンダウン」による感染根管の攻略法を紹介した．

TIPs 6 全周ファイリング…124
TIPs 7 咬合面の削除と痛みの関係…126

9 根管洗浄と根管貼薬　　前田英史・友清 淳…127

根管洗浄と根管貼薬を見直してみませんか?…127

根管洗浄…128

● 目的…128

● 根管洗浄剤…128
　1.NaClO（次亜塩素酸ナトリウム液）…128
　2.EDTA（エチレンジアミン四酢酸）…129
　3.H_2O_2（過酸化水素）…129

● 根管洗浄法…129
　1.手用タイプ…129
　　1）シリンジ洗浄…129
　　2）ブラシ…131
　　3）manual dynamic agitation（MDA）…131
　2.機器応用タイプ…131
　　1）ロータリーブラシ…131
　　2）ロータリー器具による連続的洗浄…132
　　3）音波洗浄…132
　　4）超音波洗浄…132
　　5）根管内吸引洗浄…133
　　6）レーザー活性化洗浄…133

根管貼薬…134

● 目的…134

● 種類…134
　1.水酸化カルシウム製剤…136
　　1）特徴…136
　　2）貼薬方法…137
　　3）除去方法…137
　　4）留意点…138

　　　①殺菌効果の限界…138
　　　②根尖孔外への押し出しによる為害作用…138
　　　③長期的貼薬による歯質の脆弱化…139
　　　④セメントおよびシーラーの硬化阻害…139
　2.フェノール製剤…140
　3.ホルムアルデヒド製剤…140
　4.ヨード製剤…142
　5.フッ化ジアミン銀液…142
　6.無貼薬…142

今後の潮流…143

コラム❶ : 今後の根管洗浄…141
コラム❷ : バイオフィルムに対応した根管貼薬…141

> **ポイント** 感染源の除去は機械的清掃だけでは十分でないといわれ，化学的清掃である根管洗浄と根管貼薬に期待する割合は大きい．ただし，洗浄法も貼薬法もさまざまな種類や方法が存在することは，1つで万能というものがないことを意味している．

10 根尖部が開いている症例に対する　　根管充填の問題点　　木ノ本喜史…145

> **ポイント** Retreatmentにおいては，根尖部が開いている症例に遭遇することが多く，排膿や滲出液が止まらない，根尖の乾燥が得られない，根管充填の加圧の受け皿がない，痛みが長引くなどの症状に苦慮することがある．本書では，11・12の2つの対応法を紹介した．

11 根尖部が開いている症例に対する治療　　——水酸化カルシウム製剤の応用　　木ノ本喜史…147

水酸化カルシウムによる根尖部の石灰化療法…147
根尖の石灰化に気づいた症例…149
根尖の石灰化を期待する術式…150
さまざまな疑問に対する現在の見解…154

● 貼薬剤はビタペックスが必須か…155
● 3カ月の貼薬期間は適当か…156
● 感染源の除去はどの程度が必要か…159

- 効率的なビタペックスの除去法はないか，すべて除去できるか…161
- 最終の根管充塡材は何が適当か…161

やはりKakehashi論文が基本である…162

ポイント 水酸化カルシウム製剤を使用すると，デンティンブリッジなどの石灰化物が髄腔内に生じることが古くより知られている．著者は根尖部が開いている感染根管に水酸化カルシウム製剤を貼薬して3カ月以上経過すると，根尖部が石灰化物で満たされ症状が軽快した症例を経験した．その理論とコツを紹介した．

12 根尖部が開いている症例に対する治療
——MTAの応用　　　須藤 享・吉岡俊彦…163

MTAの概要…163

MTAの硬化機構と水セメント比…164

MTAの根管治療における有用性…165

MTAの根管充塡への応用…167

MTAでの根管充塡の症例選択…170

MTAでの根管充塡の方法…171

症例…172
- 症例1：上顎前歯の痛みを主訴に来院…172
- 症例2：前歯部の疼痛を主訴に来院…174
- 症例3：根管からの出血が止まらないことから紹介を受けて来院…175

MTAを用いたRetreatmentを成功へ導くために…176

コラム：MTAの湿潤養生…172

ポイント MTAの応用範囲は広い．その中で，高い生体親和性と吸水により硬化する性質から，根尖部が開いている症例で根尖部の乾燥が期待できない症例において根管充塡に使用することは理にかなっている．本項ではMTAの材料学的な知識から根管充塡の方法，注意点，症例が提示されている．

TIPs 8 根尖部に生じた病変の鑑別診断（歯原性病変と非歯原性病変）…178

13 病理学的・細菌学的検査法を診療指針としたRetreatment
紅林尚樹…179

根尖病変および根管内細菌の状態を把握しよう…179

小規模歯科医院で行える検査法と選択基準…179

検査のタイミングと試料採取法…182

塗抹細胞診と嫌気性細菌培養法を応用した抗菌薬療法症例…184

コラム：根管内細菌培養は必要か？…183

ポイント 根尖病変と根管内細菌の検査法である．塗抹細胞診と根管内細菌培養法は小規模歯科医院でも行える検査である．細菌の除去を目標とするRetreatmentにおいて，それらの理論と方法を理解しておくことは重要である．

14 歯科用レーザーによる感染根管治療の現状
山田嘉重…187

レーザーとは何か…187

各種歯科用レーザー…188
- Nd：YAGレーザー…188
- 半導体レーザー…189
- 炭酸ガスレーザー（CO_2レーザー）…191
- Er：YAGレーザー…191
  - ①根管内の感染象牙質除去と根管拡大…192
  - ②根管内殺菌…192
  - ③根管洗浄補助作用…192

臨床例（半導体レーザー）…193

各種レーザーの臨床応用に際して…194

ポイント 各種の歯科用レーザーが発売されており，根管治療に対する効果も謳われている．それぞれの特性を知り，安全に配慮しながら使用すればRetreatmentにおける従来の機械的化学的清掃を補佐する効果が期待できるであろう．

15 歯内療法における光殺菌治療　　十河基文…195

光殺菌治療をご存知だろうか？…195

光殺菌に将来性を感じた2つの理由 … 196

感染根管治療の光殺菌5ステップ … 196

光殺菌の免疫機構「好中球の遊走」 … 197

光殺菌の臨床例 … 198

- 症例1：6̲の感染根管治療 … 198
- 症例2：1̲の瘻孔を有する慢性根尖性歯周炎 … 199

日本における光殺菌の期待 … 200

> **ポイント** 海外では数社から発売されている光殺菌治療器であるが，日本でも研究が進んでいる．殺菌作用だけでなく，免疫系に働きかける作用も認められ，今後の歯科臨床への応用が望まれる技術である．

16 電磁波根尖療法（EMAT）
富永敏彦・多田瑛一朗・高比良一輝・菅谷 勉 … **201**

開発経緯 … 201

EMAT治療器 … 202

治療術式 … 202

①根尖病変サイズの測定 … 202

②根尖病変内への高周波通電 … 202

③根管内への高周波通電 … 202

症例 … 203

- 症例1：根側病変 … 203
- 症例2：サイナストラクト … 204
- 症例3：歯根嚢胞 … 205

EMATを用いた感染根管治療の臨床成績 … 206

①調査対象 … 206

②Periapical Index（PAI） … 206

③治癒様相 … 206

今後の発展性 … 207

> **ポイント** 高周波治療は医療の分野でさまざまな形で導入されているが，歯科でも開発が進み，歯内療法においても臨床研究が行われている．その理論と臨床成績を解説した論文である．

TIPs 9 根尖部の根管偏位による根管治療の難治化
——根尖部の穿孔は歯根吸収を引き起こす？ … 208

17 Internal Apicoectomy
——歯冠から根尖孔外までの感染源を
終始根管経由で徹底除去 長尾大輔 … **209**

新発想"Internal Apicoectomy" … 209

IAの特徴と適応症 … 209

症例 … 212

外科的歯内療法を選択する前の一手として … 214

> **ポイント** 感染根管治療において根尖部の感染が著しかったり，根尖孔外バイオフィルムが存在するときは，根尖を含めて除去することを考え，歯根端切除術が選択される．この根尖の切削を根尖外部からではなく，根管内から行うのが，Internal Apicoectomyである．

18 難治性根尖性歯周炎の原因分析
山口幹代・野杁由一郎 … **217**

感染根管治療の成功率を向上させるための原因分析 … 217

感染根管治療の成功率と成否に関わる要因 … 217

- 感染根管治療の成功率 … 217
- 感染根管治療の成否に影響を与える因子 … 218
- 根管内のバイオフィルムが残存しやすい場所 … 218
- 根尖孔外バイオフィルム … 219

感染根管治療の成功率を向上させるツール … 222

- コーンビームCT（CBCT） … 222
- 歯科用マイクロスコープ … 223

「難治性根尖性歯周炎」と診断された症例の感染根管治療が奏効しなかった原因 … 223

- 方法 … 223
- 結果 … 223
- 考察 … 225

1. 根尖孔破壊・根尖吸収と根尖孔外バイオフィルム … 225

2. その他の根管治療が奏効しなかった原因 … 227

- 結論 … 227

根尖性歯周炎を治癒に導くために … 227

> **ポイント** 開業医から大学附属病院に難治性根尖性歯周炎として紹介された患者さんの原因分析を行うことで，感染根管治療の成功率を向上させる方策を示した論文である．

TIPs 10 感染根管の無菌化は可能か？ 無理ならどの程度が
目標か？…229

TIPs 11 Retreatment症例の成功率を患者へどのように説
明するか？…230

19 成功率とそこから考えるRetreatment のポイント
木ノ本喜史…**231**

歯内療法における成功の基準…231

Retreatmentの成功率に関する各種論文…232

● Retreatmentの成功率を調べたSjögrenらの報告…232

● Ngらによるシステマティックレビューの論文…232

● 根管形成による形態の変化に着目して成功率を比較した
Gorniらの報告…232

● 歯内療法のレジデントによるRetreatment症例の成功率
をまとめたトロントスタディ（成功の基準はFriedmanらの
術後評価）…233

● 非外科的歯内療法と外科的歯内療法の成功率を比較した
Torabinejadらのシステマティックレビュー論文…233

経過が不良なRetreatment症例への対応…234

各国の歯内療法の状況…236

Retreatmentの成功率からわかること…237

> **ポイント** Initial Treatmentに比べてRetreatment
> の成功率は低いと報告されている。その理由を考え、意
> 識することによりRetreatmentの成功率の向上を目
> 指したい。また、経過が不良なRetreatment症例への
> 対応や各国の歯内療法の状況についても言及した。

TIPs 12 コロナルリーケージとその予防…239

TIPs 13 糖尿病と歯内療法との関連…240

■TIPs
木ノ本喜史

 # 0 さまざまな象牙質…12

 # 1 象牙細管への細菌の侵入について
──空洞があれば細菌は入りたい？…39

 # 2 上顎洞アスペルギルス症と歯内療法との関連…40

 # 3 瘻孔（sinus tract）…69

 # 4 歯科用コーンビームCTの臨床利用指針…70

 # 5 歯肉切除術は歯肉の切除だけで十分か？…108

 # 6 全周ファイリング…124

 # 7 咬合面の削除と痛みの関係…126

 # 8 根尖部に生じた病変の鑑別診断（歯原性病変と非歯原
性病変）…178

 # 9 根尖部の根管偏位による根管治療の難治化
──根尖部の穿孔は歯根吸収を引き起こす？…208

 # 10 感染根管の無菌化は可能か？ 無理ならどの程度が目
標か？…229

 # 11 Retreatment症例の成功率を患者へどのように説明
するか？…230

 # 12 コロナルリーケージとその予防…239

 # 13 糖尿病と歯内療法との関連…240

> **ポイント** 本書の各項目で書き切れなかった知見や考え
> 方を、編者が"TIPs"としてコラムにまとめた。感染根管
> 治療の参考となる情報をピックアップしたものである。
> 臨床のヒントとして参照していただきたい。
>
> **TIPs0：**シリーズ第4弾の「抜髄 Initial Treatment」
> において象牙質についてまとめた内容を再掲したもので
> ある。「1. 象牙質の組成・構造・解剖」の項を読む際
> の参考にしていただきたい。
>
> **TIPs1：**1本の象牙細管の中には1種類の細菌が棲息
> している。象牙細管の径と細菌の大きさが似ているから
> であろうが、ではどうして細菌は細管の中を進んでいく
> のか。その疑問を考察した。
>
> **TIPs2：**耳鼻科や口腔外科で発見されることが多い上
> 顎洞アスペルギルス症が、実は歯内療法が原因となっ
> ていることもある。特に、根尖部が開いている感染根管
> 治療を行う際には注意すべき病態である。
>
> **TIPs3：**根尖周囲の病変が拡大すると、皮質骨を侵し、
> 粘膜を破り、口腔内へ膿が排出される。その出口が瘻孔
> であり、臨床的には瘻孔を目安として患歯の特定に利用
> することも多い。いくつかの臨床のヒントを示した。
>
> **TIPs4：**デンタルエックス線写真に比べるとCBCTによ
> り得られる情報は格段に多い。しかし、CBCTのほうが
> 被曝量が多いことは明白であるので、すべてをCBCT
> に頼ることは好ましくない。公表されている臨床での利
> 用指針を理解したうえで、個々に判断することが必要で
> ある。
>
> **TIPs5：**歯肉切除を行ったが、次回来院時には再び歯
> 肉が盛り上がっていたという経験を若いときにしがちで
> ある。どうして歯肉は盛り上がるのか、原因を理解して

処置することが重要である.

TIPs6：感染した象牙質や象牙細管内に侵入した細菌を除去するには，物理的な削除が最も確実である．根管の形態に応じた拡大・形成を行うために全周ファイリングは，感染根管治療に必須の操作法である．

TIPs7：臨床において，長引く打診痛を有する歯や治療中の歯冠部歯質の破折に遭遇することも多い．咬合面の削除は必要か不要か，悩むところである．臨床的な判断を考察した．

TIPs8：歯内療法は専門性が高い分野であるがゆえ，根尖部の透過像があると根管の感染が原因の根尖病変と考えがちであるが，顎骨内に透過像を示す病態はさまざまである．診断はいつも広い視野を持つことが重要である．

TIPs9：根尖を通過させるかしないかは意見が分かれるところであるが，通過させると根尖部の破壊（アピカルパーフォレーション）が生じる可能性が高い．この破壊は"感染根管治療の難治化の原因になるのでは？"との考察を示した．

TIPs10：「根管を無菌化する」と歯内療法ではよくいわれるが，根管解剖の複雑さや象牙細管の存在などを冷静に判断すると，すでに細菌に感染している根管に対して処置を行い，無菌状態を達成することは不可能である．しかし，治癒する感染根管治療も存在する．この矛盾をどう捉えるか．

TIPs11：患者は"歯の治療は治って当然"と思っている可能性が高い．しかし，感染根管治療の成功率はそれほど高くない．この情報の差異を理解せずに，患者説明を行っても良い結果は望めない．ただし，治らない治療と患者に思い込ませるのも正しくない．客観的に事実を示すことがよいであろう．

TIPs12：感染根管治療を成功させるためには，術中のみならず術後の感染も厳禁である．残存歯質が薄くなりがちな感染根管治療後の歯の補強を考慮した修復が重要である．

TIPs13：感染根管治療は歯とその周囲の局所の問題と考えがちであるが，病変が治るのは生体の治癒反応のおかげである．全身的に治癒能力が減退していれば，根管内からの感染除去だけでは治らない．当然，糖尿病も感染根管治療の治癒に影響する．

索引 …241

執筆者一覧 …244

さまざまな象牙質

TIPs #0

象牙質はその成り立ち，部位，変化により，さまざまに分類・命名されている．以下に，それらの用語と内容をまとめる．

● **第一象牙質，原生象牙質（primary dentin）：**
最初につくられる象牙質．休止期象牙芽細胞になるまでの幼若象牙芽細胞と成熟象牙芽細胞により形成される．
第一象牙質は，
- **外套象牙質（mantle dentin）**：幼若象牙芽細胞により形成される象牙質．第一象牙質表層約20μmの象牙質．
- **髄周象牙質（circumpulpal dentin）**：残りの第一象牙質．成熟象牙芽細胞により形成される象牙質．
- **球間象牙質／球間区（interglobular dentin／interglobular area）**：歯冠部の象牙質の表層に並んでいる低石灰化の部位．象牙芽細胞の後退に伴い球状に石灰化が広がっていくが，石灰化球が十分に癒合できずに低石灰化の状態で残る部位．

に分類される．

● **第二象牙質（secondary dentin）：**
咬合を開始した後ゆっくりつくられる象牙質．休止期象牙芽細胞により一生をかけて形成される．象牙細管の分布や走行は規則的である．

● **第三象牙質（tertiary dentin）：**
う蝕や歯の切削，修復処置などによる刺激に反応して形成される構造が不規則な象牙質．
第三象牙質はさらに，
- **反応象牙質（reactionary dentin）**：象牙質の傷害により形成された新生硬組織で，既存の象牙芽細胞が形成した象牙質．
- **修復象牙質（reparative dentin）**：象牙質の傷害により形成された新生硬組織で，歯髄幹細胞から新たに分化した細胞が形成した象牙質．

に分類される．

● **その他：**
- **管周象牙質（peritubular dentin）**：象牙細管周囲の石灰化度が高い象牙質基質．
- **管間象牙質（intertubular dentin）**：管周象牙質以外の象牙質基質．
- **硬化象牙質，透明象牙質（sclerosed dentin）**：象牙細管が管周象牙質の持続的な沈着により完全に閉塞した象牙質．
- **象牙前質（predentin）**：象牙芽細胞が面する象牙質の最も内側の部位で，十分に石灰化していない未石灰化基質．幼若象牙質ともいう．厚さは10～30μm．

（木ノ本喜史）

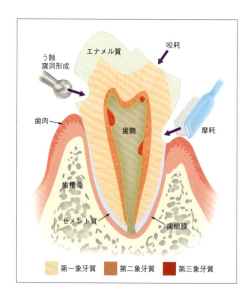

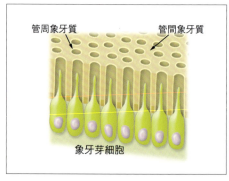

（木ノ本喜史：TIPs#3 さまざまな象牙質．抜髄 Initial Treatment, 44, ヒョーロン・パブリッシャーズ，東京，2016．より）

1. 象牙質の組成・構造・解剖

新野侑子 SHINNO Yuko　　林 美加子 HAYASHI Mikako

象牙質の組成と構造

　象牙質の組成は，炭酸塩が豊富なカルシウム欠乏型アパタイトを主成分とする約70w％の無機質と，タイプⅠコラーゲンを主とする20w％の有機質，そして10w％の水からなり，骨の組成に近い（**表1**）[1〜4]．象牙細管という特徴的な構造を有し，それを取り囲む管周象牙質，および象牙細管の間の部分を構成する管間象牙質からなる．管周象牙質は管間象牙質よりも約40％高度に石灰化しており，コラーゲンはきわめて少ない．一方，管間象牙質は石灰化度が低く，コラーゲン線維は象牙細管に対しほぼ垂直に配向した網状構造（**図1**）を示す．

　象牙質は象牙芽細胞が突起を伸長させながらエナメル象牙境から歯髄側に移動することで形成されることが知られている．そして，象牙細管は歯髄腔からエナメル象牙境方向に放射状に走行しており，緩やかなS字状カーブを呈して（**図2**），細管の密度および配向は位置によって異なる．歯冠象牙質の細管数はエナメル象牙境で最も少なく15,000〜24,500本/mm²との報告があり，象牙芽細胞が密集した歯髄側では43,000〜65,000本/mm²と最も多いとされる（**表2**）[5〜8]．歯根象牙質の細管数もセメント象牙境付近で少なく約20,900本/mm²，歯髄側で40,700本/mm²と報告されている[9]．さらに歯

表1　象牙質の組成

	無機質 w%（vol%）	有機質 w%（vol%）	水分 w%（vol%）
LeGeros[2]	70（47）	20（30）	10（21）
Kinney, et al[3]	65（45）	35（48）	—（7）
Frank & Voegel[4]	70（47）	20（32）	10（21）

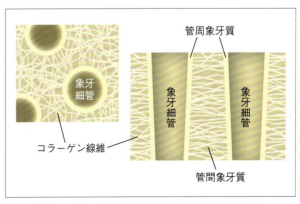

図1　コラーゲン線維の配向と網状構造（模式図）．

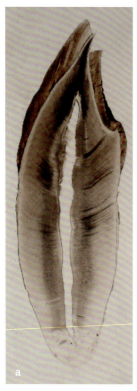
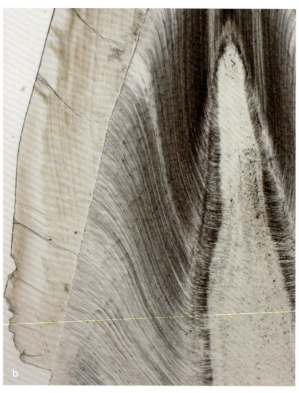

図2 象牙細管の走行を示す研磨標本（写真提供：大阪大学大学院歯学研究科口腔解剖学第一教室・阿部真土先生のご厚意による）．
象牙細管は緩やかなS字状カーブを呈している．
a：歯の全体像
b：歯冠部の象牙細管（別標本）

*1 骨や象牙質に含まれるハイドロキシアパタイトは化学式$Ca_{10}(PO_4)_6(OH)_2$のような理想的なものばかりではなく，Ca^{2+}がNa^+やZn^{2+}などのイオンに置換されたり，PO_4^{3-}やOH^-がCO_3^{2-}，HPO_4^{2-}などのアニオンに部分的に置換されうる．
象牙質ではエナメル質よりも結晶化度が低く，炭酸塩（CO_3^{2-}）の含有量が多い．フッ素を作用させてできるフルオロアパタイト$Ca_{10}(PO_4)_6F_2$は，ハイドロキシアパタイトのOH基が置換したもの．

*2 結晶サイズ：length×width×thickness (nm)
・ハイドロキシアパタイト（エナメル質）
　100〜1000×68×26
・炭酸アパタイト（文献13,14より）
　36×25×10（管周象牙質）
　50〜60×36×10（管間象牙質）

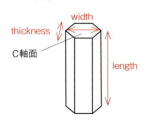

表2　歯冠象牙質1mm²当たりの象牙細管数

	象牙質外側 (/mm²)	象牙質中間部 (/mm²)	象牙質内側 (/mm²)
Mjör & Fejerskov[5]	15,000	35,000	65,000
Garberoglio & Brannstrom[6]	20,000	35,000	43,000
Olsson, et al[7]	24,500	40,400	51,100
Fosse, et al[8]	18,000	39,000	52,000

象牙細管数はエナメル象牙境付近（外側）で最も少なく，歯髄側（内側）で最も多い．

根の象牙細管は歯頸部付近で42,300本/mm²，歯根中央部で39,010本/mm²，根尖付近で8,190本/mm²と根尖に近づくにつれ減少することも報告されている[10]．また，象牙細管の間隔はエナメル象牙境付近では大きく，歯髄側で小さい．一方，象牙細管の直径はエナメル象牙境付近で約1μm，歯髄側では約3〜4μmと歯髄側が大きいため（図3）[7]，象牙質の物質透過性は歯髄側ほど高い．エナメル象牙境付近の表層象牙質においては，多量の管周象牙質への石灰化物の沈着がみられ，象牙細管内径を小さくしている[1,11]．このような管周象牙質への石灰化物の沈着の生物学的なコントロールについてはあまり知られていないが，咬耗やう蝕などの外来刺激により加速される[11,12]．

象牙質に含まれるアパタイト結晶*1,2はエナメル質のアパタイト結晶よりもはるかに小さく，ハイドロキシアパタイトと比較して炭酸塩を4〜5％多く含む．このことが象牙質の高い臨界pH*3（pH=6〜6.9）につながっている．そのため，エナメ

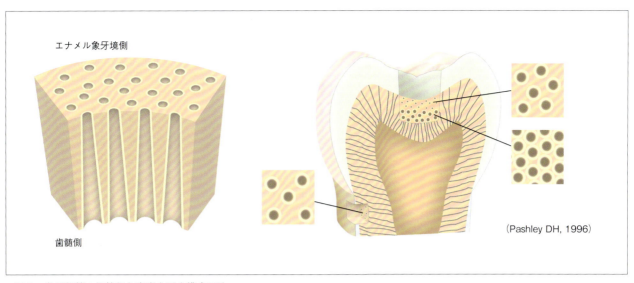

図3 象牙細管の細管径と密度を示す模式図[14].
細管径と密度は部位により異なるため,象牙細管は逆円錐形を示す.歯髄側では象牙細管径や密度が大きいため,物質透過性は高い.

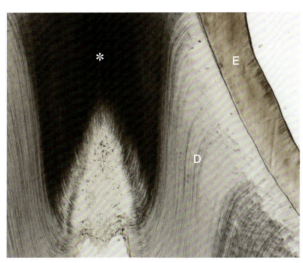

図4 死帯（dead tract）（写真提供：大阪大学大学院歯学研究科口腔解剖学第一教室・阿部真土先生のご厚意による）.
象牙芽細胞の死滅や象牙芽細胞突起の消失により象牙細管が空洞になって生じる.研磨標本では空気が入るため黒く観察される.歯髄側では象牙細管径や密度が大きいため,物質透過性は高い.
＊：死帯
D：象牙質
E：エナメル質

＊3 臨界pH：歯質がミネラルの喪失を起こす最も高いpH値.
・乳歯エナメル質
　……5.7〜6.2
・永久歯エナメル質
　……5.2〜5.7
・象牙質・セメント質
　……6〜6.9

質の脱灰に必要な水素イオン濃度の10％以下で歯根象牙質の脱灰が始まるとされており,歯根象牙質が露出するとエナメル質よりう蝕の進行が速い[15].

また,生活歯の象牙細管内の組織液は,歯髄の高い組織内圧により常に外側に圧力を受けていて歯髄の保護を担っている.咬耗やう蝕,窩洞形成などの外来刺激は象牙質に象牙芽細胞の変性・死滅や象牙芽細胞突起の消失（死帯の形成）（図4）,象牙細管の石灰化,第三象牙質（tertiary dentin）の形成といった変化をもたらす.う蝕や窩洞形成などの侵襲を受けることで象牙細管が切断され,直下の象牙芽細胞突起の消失や象牙芽細胞の死滅が生じ,開放された象牙細管では物質透過性が高まり,細管内組織液の外側への圧力に逆行した細菌の侵入などが容易になる.加えて,う蝕による脱灰やスミヤー層除去のための酸処理により無機質が失われ,象牙細管の径が増大することで透過性はさらに高くなる.

第三象牙質

第三象牙質は，生活歯のう蝕や咬耗，摩耗，窩洞形成などの外来刺激に反応して，その直下の象牙質の歯髄側に局所的に形成される（図5）．第三象牙質には外来刺激の程度により生じる反応の違いから，反応象牙質（reactionary dentin）および修復象牙質（reparative dentin）に分類される．反応象牙質は，進行の緩やかな象牙質う蝕や活動性のエナメル質う蝕の初期段階のような軽度の歯髄刺激の結果として，象牙芽細胞が活性を持つ部位でのみ形成される．緩やかに形成されるため，象牙細管は第二象牙質との連続がみられる．修復象牙質は進行の早い重度う蝕のように，より激しい刺激や損傷が加わった場合に形成される．刺激部位の本来の象牙芽細胞が死滅し，その後，歯髄の前駆細胞が象牙芽細胞様細胞に分化誘導されることにより修復象牙質が形成される[14]．形成される象牙質は不規則な構造をなし，象牙細管の数が少ないものや細管が交差するもの，細胞が封入しているものなど多様な形態を示す．

象牙質の物理学的特性

象牙質はエナメル質より柔らかく弾性に富んでいる．ヌープ硬さはエナメル質が343kg/mm²であるのに対して，象牙質は68kg/mm²との報告があり，弾性係数はエナメル質で86GPa，象牙質で10〜19GPaである．このような象牙質の弾性により，エナメル質にかかる衝撃を吸収するとともに，象牙質にかかる応力を緩和する．

また，これまでに報告されている象牙質の引張強さは31〜106MPaであり，特に微小引張試験によるもので高い値が報告されている．一方，歯根象牙質の引張強さは63〜96MPaであり，脱灰した歯根象牙質においては16〜29MPaと減少する[16]．歯冠部および歯根部ともに異方性を示し，象牙細管に対して垂直に負荷をかけた場合に引張強さがより大きくなる[16]（図6-a）．

象牙質のせん断強さについては，部位特異性および象牙細管の走行方向に対して異方性があり，硬さと同様にエナメル象牙境付近の浅部象牙質で132〜138MPaと高く，中間部の象牙質では72〜87MPa，歯髄側の深部象牙質では36〜45MPaと報告されている．また，象牙細管の走行方向に対して垂直にせん断力が働く場合に78MPaと最も強いせん断強さを示すのに対して，象牙細管の走行方向に平行にせん断力がかかる場合は53MPaと報告されている[17]（図6-b）．

象牙質のような複合構造を有する物質の機械的性質の評価には，マイクロインデンテーションやナノインデンテーション[*4]に代表される微小領域を特定した試験が実施されるようになってきている．マイクロインデンテーションによる歯冠象牙質の硬さは，エナメル象牙境から1mm内の象牙質が70kg/mm²，歯髄側の象牙質が40〜

＊4　マイクロインデンテーション・ナノインデンテーション：圧子の押し込み（indentation）による微小領域の硬さを測定する方法．浅い押し込み深さを要する薄膜などの試料表面を非常に微細な力で押し込み，評価できる．
ナノはマイクロよりもさらに微小領域の評価が可能であり（管間象牙質と管周象牙質を押し分けられる），両者の原理は基本的に同じものである．

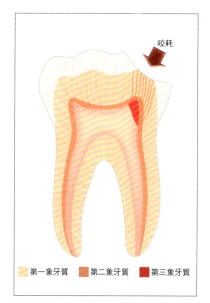

図5 第一象牙質，第二象牙質，第三象牙質を示す模式図．

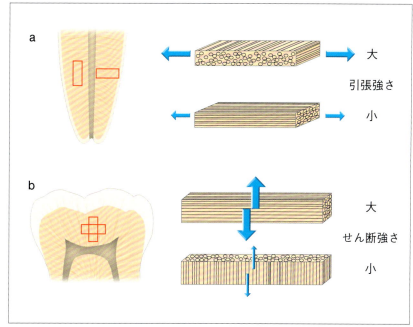

図6 機械的強度の象牙細管の走行方向による異方性[16,17]．
a：引張強さは象牙細管の走行に対し垂直な方向で大きい．
b：せん断強さは象牙細管の走行に対し垂直な方向で大きい．

表3 エナメル質および象牙質の機械的性質[14]

	エナメル質	象牙質
圧縮強さ（MPa）	95〜140	217〜300
ヤング率（GPa）	86	10〜19
せん断強さ（MPa）	90.2	45〜132
引張強さ（MPa）	8〜35	31〜106
Microhardness（kg/mm²）	350	40〜70
Nanohardness（GPa）	3.1〜3.4	管間象牙質 0.12〜0.52 管周象牙質 2.2〜2.5

50kg/mm²であり，エナメル質の350kg/mm²に比較して低い値を示す．一方，歯根象牙質においても中央部で52kg/mm²，歯髄側で40〜45kg/mm²と，深さとともに減少することや，また歯髄側での細管密度の増加が微小硬度の減少につながるとの報告がされている．さらに近年では，管周象牙質，管間象牙質という石灰化度の異なる微細構造を持つ象牙質に対して，原子間力顕微鏡を用いたナノインデンテーションによる測定が多く行われている．ナノインデンテーションでは管周象牙質の微小硬さは2.45GPaで深さに依存せず，管間象牙質はエナメル象牙境付近では0.51GPa，歯髄側で0.13GPaと4倍近くの差があることがわかっている[14]（**表3**）．

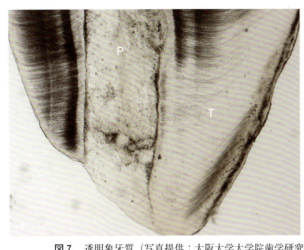
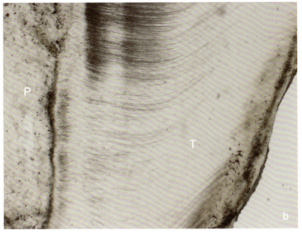

図7　透明象牙質（写真提供：大阪大学大学院歯学研究科口腔解剖学第一教室・阿部真土先生のご厚意による）．
a：根尖部に見られる透明象牙質（×25）
b：管周象牙質の石灰化により象牙細管が閉鎖しているため，細管構造が消失している（×50）
P：歯髄腔
T：透明象牙質

加齢による形態変化

　生理的な現象として，歯根完成後からゆっくりと継続的に形成される第二象牙質により歯髄腔が狭小化し，根管の狭窄化および複雑化がみられるようになる．また加齢や咬耗などで管周象牙質が高度に石灰化し，象牙細管が完全に閉鎖すると透明象牙質あるいは硬化象牙質と呼ばれ，特に根尖1/3のセメント質側の歯根辺縁で頻繁に観察される（図7）．象牙細管が閉鎖するにつれ象牙質の物質透過性は低下することが知られており[18]，実際，10～20歳の若年者の歯よりも50歳以上の象牙質において水分量が少ないことが報告されている[19]．

加齢による物理学的特性の変化

　加齢により象牙質の強度が低下することは以前より報告されている[20,21]．筆者らの研究により，象牙細管の走行が異なる3種類の歯冠象牙質と歯根象牙質のいずれにおいても，40歳以上の曲げ強さが40歳以下のものと比べ有意に小さいことが示されている（図8）．また，象牙質のミネラル密度は年齢とともに高くなり，ミネラル密度が高くなると曲げ強さは低下する傾向にある（図9）．加齢とともに増加する歯根透明象牙質は，健全象牙質よりミネラル密度は高いが，破壊靱性値が低い[*5]ことがわかっている[22]．これには加齢による象牙細管の閉鎖が関わっていると考えられており，閉鎖した象牙細管が増加するにつれて曲げ強さが低下することも明らかになった[21]（図10）．つまり，加齢とともに象牙細管内部に集中して石灰化が起こり，象牙細管が閉鎖しながら象牙質全

*5　破壊靱性値が低い：亀裂から破壊が生じる際の破壊に対する抵抗性が低い．

1. 象牙質の組成・構造・解剖　19

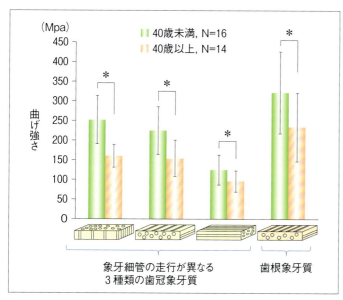

図8　加齢による象牙質の特性変化[21].
象牙細管の走行が異なる3種類の歯冠および歯根象牙質の曲げ強さ.
すべての象牙質において40歳以上の象牙質のほうが有意に曲げ強さが小さく，年齢とともに象牙質の強度が低下した．（*有意差あり（$p<0.05$））

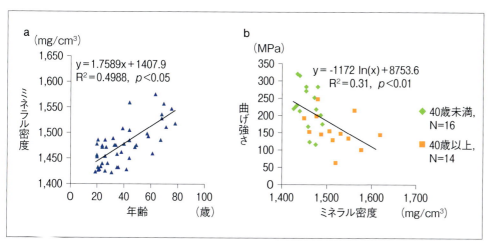

図9　ミネラル密度と曲げ強さとの関係[21].
a：加齢とともにミネラル密度が増加した．
b：40歳以上の象牙質のほうがミネラル密度が高く，曲げ強さは減少した．

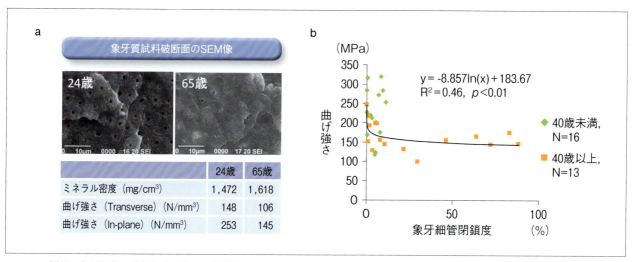

図10　象牙細管の閉鎖と曲げ強さの関係[21].
a：加齢により細管が閉鎖した象牙質は若年者の象牙質より曲げ強さは小さい．若年者の象牙質破断面SEM像では細管周囲に段差がみられ，亀裂進展時に破壊エネルギーを要していることがわかる．
b：象牙細管の閉鎖が進むと曲げ強さは低下する．

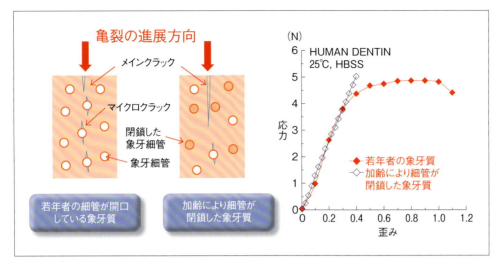

図11 象牙細管の閉鎖と破壊メカニズム[22].
象牙細管が開口した状態では，亀裂進展方向前方の細管周囲にマイクロクラックや管周象牙質に段差を形成することで亀裂進展に抵抗し，細管が閉鎖した象牙質より多くの破壊エネルギーを要する．

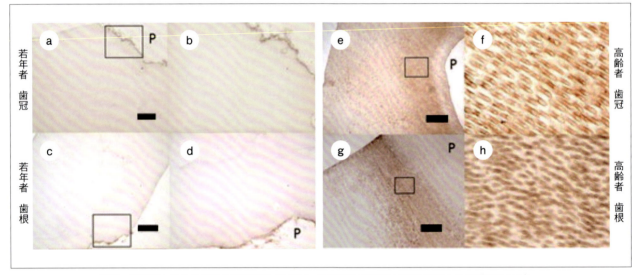

図12 加齢による象牙質中の老化架橋（AGEs）の蓄積[23]（写真は三浦治郎博士のご厚意による）．
a～d：免疫染色の結果，若年者の歯冠および歯根象牙質にAGEsは見られない．
e・g：高齢者の歯冠および歯根の象牙前質に近い象牙質にAGEsが明らかに認められる．
f・h：拡大像では，象牙細管周囲に集中してAGEsが認められる．
P：歯髄腔

*6 AGEs（advanced glycation end products：終末糖化産物）：タンパク質のアミノ基とグルコースなどの糖のカルボニル基の間の非酵素的な糖化反応（メイラード反応）の生成物の総称．身体のさまざまな老化に関与する物質とされる．AGEsにはさまざまな種類の化合物があり，それぞれが多様な化学的性質を有する．AGEsの中にはペントシジンのように，タンパク質間に架橋を形成するものがある．

体のミネラル密度が増加する．若年者の象牙質で細管が開口している状態では，破折初期の亀裂進展時に細管周囲に段差を形成したり，亀裂進展方向前方の細管周囲にマイクロクラックを形成するなど，象牙細管そのものが亀裂進展に抵抗して，より多くの破壊エネルギーを要するため，結果として高い曲げ強さを示す．一方，細管が閉鎖した象牙質では亀裂進展に抵抗するメカニズムが働かないため，亀裂が容易に直線的に進展し，破壊抵抗性が低いと考えられる[21,22]（図11）．

さらに最近では，象牙質のコラーゲンに加齢とともに老化架橋（AGEs）*6が増加することが示されている[23]（図12）．筆者らもAGEs蓄積量が多いほど曲げ強さが低下することを報告しており[21]，加齢によるコラーゲン分子間架橋の老化という質的変化

が，象牙質の強度に影響していることがわかってきている．一方，象牙質と組成が似た硬組織である骨においても，加齢とともに骨コラーゲンにAGEsの１つであるペントシジンが蓄積し，骨質が劣化して骨強度が低下することが報告されている．たとえば，原発性骨粗鬆症を発症し骨折している患者においては，骨コラーゲン中にペントシジンが過形成し，骨強度が低下することがわかっている[24]．このように，骨密度のみならず，ハイドロキシアパタイト成分を保持し骨形態を構築しているコラーゲンの質が骨の強度を左右する重要な因子であることが明らかとなっており，同様の現象が象牙質においても示されたことは非常に興味深い．

失活歯の象牙質の特性と強度低下

根管治療後の象牙質では象牙芽細胞や歯髄の細胞が存在しないため，第二象牙質や第三象牙質は形成されず，象牙質中の水分が減少する[19]．若年者において，乾燥した象牙質は健全象牙質と比べて強度が低下することや[25]，靭性および疲労亀裂進展耐性が低下することも示されている[25,26]（**図13**）．また，根管処置歯では歯根象牙質表面より根管側の歯根象牙質で水分量が少なく，水分喪失による根管側の象牙質の収縮をもたらすため，それにより引張応力が発生し，歯根破折を引き起こしうると考えられている[27]．また，日常臨床でしばしば遭遇する，繰り返しの感染歯質除去や根尖破壊により残存歯質が著しく菲薄化した歯根は，強度がきわめて低いこともわかっている[28]．さらに，象牙細管内への細菌の侵入を阻む細管内の組織液が失われているため，細菌の象牙細管への侵入が容易になる．

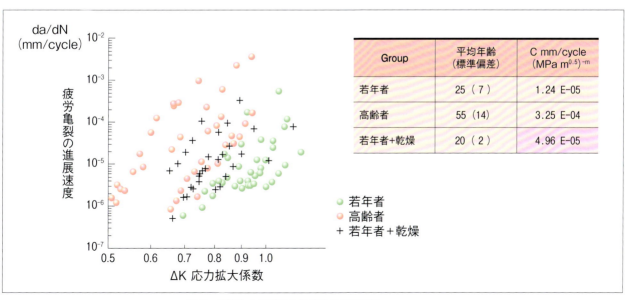

図13 年齢および乾燥と亀裂進展の関係[26]．
年齢および乾燥によりクラックの進展速度は速くなる．

歯冠象牙質の物質透過性

　先にも述べたように，象牙細管の直径はエナメル象牙境付近で約 $1\,\mu\mathrm{m}$，歯髄側では約 $3\sim4\,\mu\mathrm{m}$ と歯髄側が大きい．また，$1\,\mathrm{mm}^2$ 当たりの象牙細管数は歯髄側ではエナメル象牙境付近と比較して約4倍であることから，象牙質の物質透過性はエナメル象牙境付近で最も小さく，歯髄側で最大となる[5~8]．特に，髄角部では象牙細管の直径が大きく，細管が密に分布しているため，透過性は大きい．

　窩洞形成などによりいったん象牙質が露出してしまうと象牙細管は外部から歯髄への拡散チャネルとなりうる．また，拡散の程度は象牙質の厚みにより異なり，薄い象牙質では厚みのある象牙質に比べて拡散が加速する．

　しかしながら，象牙質の透過性は予測される値よりも小さい．その理由は，サイズとしては口腔細菌は象牙細管に侵入可能であるが，生活歯では免疫グロブリンを含んだ組織液による歯髄側から外側への歯髄内圧が存在し，競合するため，細菌由来の刺激成分の拡散を防止できることが挙げられる．さらに，象牙細管内にはコラーゲン線維が存在するため，報告されている細管の直径よりも内腔が狭窄していることや，象牙細管の石灰化による狭窄が，拡散が阻止される理由として考えられている[29]．

　物質透過性は水などの低分子で大きく，象牙細管内液に含まれる血清タンパク質であるアルブミンや免疫グロブリンのような高分子で小さくなり，分子量が 1×10^6 以上の細菌由来のエンドトキシンではより小さい．また，硬化象牙質では，う蝕による病理学的プロセスを経たものであっても，加齢などの生理的プロセスを経たものであっても，象牙細管がほとんど閉鎖しているため物質透過性は著しく低い[18]．

　さらに象牙細管経由の物質移動以外にも，レジン接着操作時における親水性モノマーの浸透のように管間象牙質への外因性物質の移動も起こりうる[3]．

歯根象牙質の物質透過性とスミヤー層・スミヤープラグ

　歯根象牙質の物質透過性も，歯冠象牙質と同様に象牙細管数や細管径，象牙質の厚みに影響される．単位面積当たりの象牙細管数も歯根のセメント質側よりも根管側のほうが多くなるため，根管側（内側）の歯根象牙質の物質透過性が高い（**図14**）[9]．

　根管処置歯においては，根管拡大により歯根象牙質は薄くなり，根管側の象牙細管の密度は小さくなる．物質透過性の点で相反するこの2つの現象においては，象牙質の菲薄化による透過性の亢進が優位に影響するとされているが，根管拡大により作られる厚いスミヤー層や細管内に入り込んだ長いスミヤープラグにより透過性は減少する[30]（**図15**）．

　切削により形成されるスミヤープラグには，象牙細管の直径より小さな粒子サイズ

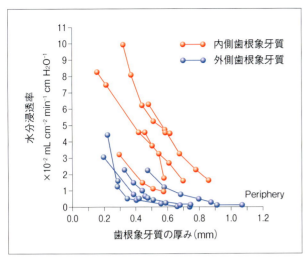

図14　セメント質側（外側）および根管側（内側）歯根象牙質の厚さによる物質透過性の違い[9].
外側歯根象牙質の物質透過性は低く，薄くなっても透過性の増加は緩やかだが，内側歯根象牙質は薄くなるにつれ透過性が急速に増加する.

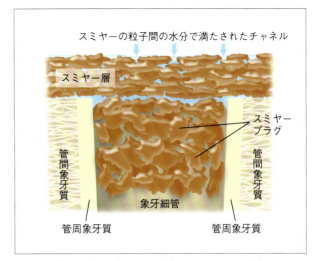

図15　根管拡大時の切削により形成されるスミヤー層とスミヤープラグ[14].
スミヤー層とスミヤープラグは物質透過性を減少させ，根管充填時のガッタパーチャポイントとシーラーによる象牙細管の封鎖を阻害する.

の切削片，細菌およびコラーゲンが含まれており，通常高速切削に伴い形成される長さは1〜3 μm程度であるが，根管治療により根管表面に形成されるスミヤープラグは象牙細管径が大きいため40 μm近くまで深く入り込む場合もある[30]．Kファイルによる根管壁の切削は厚いスミヤー層を形成し，歯根象牙質の物質透過性を49％減少させるとの報告もある[31]．このようなスミヤー層やスミヤープラグの存在はガッタパーチャポイントとシーラーによる象牙細管の封鎖を阻害することも報告されている[32]．

象牙質を理解するために

以上，象牙質は組成としてのアパタイトとコラーゲン，構造として象牙細管とそれを取り巻く管周象牙質とその間の管間象牙質，これらを理解することが重要である．しかし，歯冠部象牙質に比べて，根部象牙質に関する研究はいまだ少なく，今後さらなる探究が求められる分野である．

参考文献

1) Frank RM, Nalbandian J：Structure and ultrastructure of dentine. *In:* Berkovitz BK, Boyde A, Frank RM, et al (eds). Teeth, Springer, 173-247, 1989.
2) LeGeros RZ：Calcium phosphates in oral biology and medicine. Monographs in oral science vol 15. Karger, NY, 1991.
3) Kinney JH, Marshall GW Jr, Marshall SJ：Three-dimensional mapping of mineral densities in carious dentin: theory and method. Scanning Microsc, 8：197-205, 1994.
4) Frank RM, Voegel JC：Dissolution mechanisms of the apatite crystals during dental caries and bone resorption. *In:* Berlin RD, Herrmann H, Lepow IH, Tanzer JM (eds). Molecular basis of biological degradative processes and structure and ultrastructure of the dental pulp. 277-311, Academic Pres, NY, 1978.
5) Mjör IA, Fejerskov O：Histology of the human tooth, second edition. Munksgaard, Copenhagen, 1979.

6) Garberoglio R, Brännström M：Scanning electron microscopic investigation of human dentinal tubules. Arch Oral Biol, 21：355-362, 1976.

7) Olsson S, Olio G, Adamczak E：The structure of dentin surfaces exposed for bond strength measurements. Scand J Dent Res, 101：180-184, 1993.

8) Fosse G, Saele PK, Eide R：Numerical density and distributional pattern of dentin tubules. Acta Odontl Scand, 50：201-210, 1992.

9) Fogel HM, Marshall FJ, Pashley DH：Effects of distance from the pulp and thickness on the permeability of human radicular dentin. J Dent Res, 67：1381-1385, 1988.

10) Carrigan PJ, Morse DR, Furst ML, Sinai IH：A scanning electron microscopic evaluation of human dentinal tubules according to age and location. J Endod, 10：359-363, 1984.

11) Mjör IA：Reaction patterns in human teeth. 86, CRC Press, Boca Raton, 1983.

12) Mendis BR, Darling AI：A scanning electron microscopic and micrographic study of closure of human coronal dentinal tubules related to occlusal attrition and caries. Arch Oral Biol, 24：725-733, 1979.

13) Marshall GW Jr, Marshall SJ, Kinney JH, Balooch M：The dentin substrate: structure and properties related to bonding. J Dent, 25：441-458, 1997.

14) Hargreaves KM, Goodis HE, Tay FR：Pulpodentin Complex. *In:* Seltzer and Bender's dental pulp, second edition. 47-65, Quintessence, Chicago, 2012.

15) Hoppenbrouwers PM, Driessens FC, Borggreven JM：The vulnerability of unexposed human dental roots to demineralization. J Dent Res, 65：955-958, 1986.

16) Lertchirakarn V, Palamara JE, Messer HH：Anisotropy of tensile strength of root dentin. J Dent Res, 80：453-456, 2001.

17) Watanabe L, Marshall GW, Marshall SJ：Dentin shear strength: effects of tubule orientation and intratooth location. Dental Materials, 12：109-115, 1996.

18) Tagami J, Hosoda H, Burrow MF, Nakajima M：Effect of aging and caries on dentin permeability. Proc Finn Dent Soc, 88 Suppl 1：149-154, 1992.

19) Toto PD, Kastelic EF, Duyvejonck KJ, Rapp GW：Effect of age on water content in human teeth. J Dent Res, 50：1284-1285, 1971.

20) Arola D, Reprogel R：Effects of aging on the mechanical behavior of human dentin. Biomaterials, 26：4051-4061, 2005.

21) Shinno Y, Ishimoto T, Saito M, Uemura R, Arino M, Marumo K, Nakano T, Hayashi M：Comprehensive analyses of how tubule occlusion and advanced glycation end-products diminish strength of aged dentin. Sci Rep, 6：19849, 2016.

22) Kinney JH, Nalla RK, Pople JA, Breunig TM, Ritchie RO：Age-related transparent root dentin: mineral concentration, crystallite size, and mechanical properties. Biomaterials, 26：3363-3376, 2005.

23) Miura J, Nishikawa K, Kubo M, Fukushima S, Hashimoto M, Takeshige F, Araki T：Accumulation of advanced glycation end-products in human dentine. Arch Oral Biol, 59：119-124, 2014.

24) Saito M, Marumo K：Collagen cross-links as a determinant of bone quality: a possible explanation for bone fragility in aging, osteoporosis, and diabetes mellitus. Osteoporos Int, 21：195-214, 2010.

25) Jameson MW, Hood JA, Tidmarsh BG：The effects of dehydration and rehydration on some mechanical properties of human dentine. J Biomech, 26：1055-1065, 1993.

26) Bajaj D, Sundaram N, Nazari A, Arola D：Age, dehydration and fatigue crack growth in dentin. Biomaterials, 27：2507-2517, 2006.

27) Winter W, Karl M：Dehydration-induced shrinkage of dentin as a potential cause of vertical root fractures. J Mech Behav Biomed Mater, 14：1-6, 2012.

28) Xiong Y, Huang SH, Shinno Y, Furuya Y, Imazato S, Fok A, Hayashi M：The use of a fiber sleeve to improve fracture strength of pulpless teeth with flared root canals. Dent Mater, 31：1427-1434, 2015.

29) Dai XF, Ten Cate AR, Limeback H：The extent and distribution of intratubular collagen fibrils in human dentin. Arch Oral Biol, 36：775-778, 1991.

30) Mader CL, Baumgartner JC, Peters DD：Scanning electron microscopic investigation of the smeared layer on root canal walls. J Endod, 10：477-483, 1984.

31) Fogel HM, Pashley DH：Dentin permeability: Effects of endodontic procedures on root slabs. J Endod, 16：442-445, 1990.

32) White RR, Goldman M, Lin P：The influence of the smeared layer upon dentinal tubules penetration by endodontic filling materials. J Endod, 13：369-374, 1987.

2．感染根管における細菌感染の実態

中西　正 *NAKANISHI Tadashi*　　松尾敬志 *MATSUO Takashi*

根管内に棲息する細菌

　近年のマイクロスコープやコーンビームCTの登場は，複雑な根管形態の可視化に有用であり，クオリティの高い歯内療法の実践ならびに治療成績の向上に結びついていると考えられる．一方で，歯内療法（特に感染根管治療）における問題点の1つとして，難治性根尖性歯周炎の存在が挙げられる．根尖性歯周炎が細菌を中心とした微生物により引き起こされることは明らかであり，難治性を呈した症例といえども治療の標的となるのはこれらの病原因子である．したがって，感染根管治療は常に微生物（ここでは細菌に限定する）との戦いであり，その実態を理解することは論理的な治療を行うために不可避であるといえよう．

　本項では，感染根管における細菌感染の実態について，その現状をわれわれが組織学的に解析した結果を交えて概説する．

●感染根管の成立機序

　う蝕や歯冠破折に伴い，口腔内の細菌を主とする病原因子が歯髄組織を侵襲することで歯髄炎が惹起され，さらに細菌自体が歯髄に侵入し（**図1**）歯髄組織が壊死に陥ると，歯髄腔は根尖歯周組織への感染経路となり，感染根管が成立する．感染根管内には当然ながら神経も血管もないため，組織防御に働く免疫系の細胞はそこには浸潤できず，したがって生体防御機構は働かず，根管内に多くの細菌が増殖することとなる．

　根尖性歯周炎の病態は，根管内からの細菌と根尖歯周組織の免疫応答のバランスにより，細菌側が優勢な場合は炎症の増悪や膿瘍形成が生じるが，宿主側が優勢な場合は症状が安定していると考えられる．しかしながら，宿主側が優勢で無症状な場合でも細菌が死滅したわけではなく，細菌が存在する限り根尖歯周組織の炎症が自然に治癒することはない．すなわち，根管系（主根管に加え，イスムスや側枝等の元来歯髄

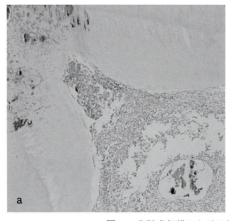
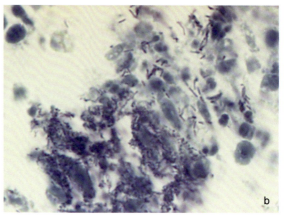

図1　歯髄炎組織における細菌.
a：炎症歯髄組織（ヘマトキシリン・エオジン染色）
b：炎症性細胞浸潤部に認められた細菌（メチレンブルー染色）

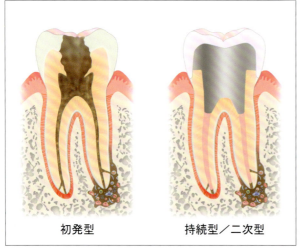

図2　初発型と持続型／二次型の感染根管.
初発型が未介入の感染根管であるのに対し，持続型／二次型は歯内療法を行ったものの感染が残存あるいは新たに感染が生じた感染根管である．

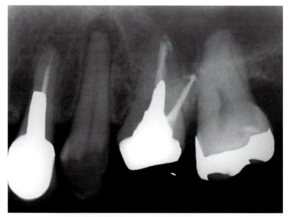

図3　初発型感染根管のエックス線写真（[5]）.
歯冠部にう蝕があり，根管処置は行われておらず，根尖部にエックス線透過像を認める．

組織があった部分）の細菌を人為的に除去することが，根尖性歯周炎を治癒に導くための大原則であるといえる．

　一般に，根尖性歯周炎を惹起させる感染様式はprimary intraradicular infections（本項では「初発型」と記載する）とpersistent/secondary intraradicular infections（本項では「持続型／二次型」と記載する）に分類され（図2），臨床的には初発型感染に対し初回の歯内療法（いわゆるInitial Treatment）を行うこととなる（図3）．そして，Initial Treatmentを行ったにもかかわらず，感染の残存・再発や新たに感染が生じた状態が持続型／二次型であり，臨床的に再治療（Retreatment）が必要となり，その一部が難治性根尖性歯周炎の病態に関連する．

初発型感染根管の細菌と治療による細菌叢の変化

●初発型感染における細菌種

初発型感染では，感染根管に侵入・定着した口腔内常在細菌が日和見感染的に根尖性歯周炎を発症させており，これまでに根管内から検出された細菌種は460種を超えている．実際の症例では，根管当たり10～30種，数にして10^3～10^8コロニー（CFU/ml）の細菌が存在するとされている[1]．このような未介入の感染根管は，単一の細菌あるいは特異的な因子によるものではなく，混合感染によって種々の細菌由来の病原因子が統合された形で，細菌叢として病原性を発揮している（**図4**）．

感染根管から採取した試料を培養法にて解析した多くの研究から，根管内の細菌は偏性嫌気性菌が優勢とされ，特にFusobacterium属，Porphyromonas属，Prevotella属，Eubacterium属，Peptostreptococcus属が高頻度に検出されてきた[2]．また，通性嫌気性菌ではあるが，Streptococcus属も比較的高頻度に検出されてきた．

一方で，細菌の検出に培養法を用いた場合，培養困難な細菌の特定ができないことや試料採取時のコンタミネーション等の方法論的な問題点が指摘されていた．そのような背景もあり，1990年代後半以降は分子生物学的手法を用いた解析結果が報告されるようになり，新たにDialister属，Tannerella属，Treponema属，Filifactor属，Olsenella属などの細菌が感染根管からしばしば検出されるようになった[1]（**表1**）．たとえば，

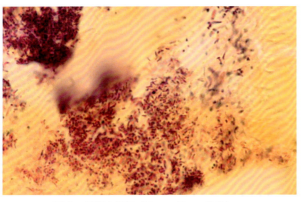

図4　根管内細菌（Brown-Brenn染色）．
象牙質に付着した細菌塊を認める．

表1　初発型感染根管において検出頻度の高い細菌（16S rRNA 遺伝子解析法による）[1]

細菌種
Filifactor alocis
Pseudoramibacter alactolyticus
Parvimonas micra
Dialister invisus
Dialister pnuemosintes
Fusobacterium nucleatum
Treponema denticola
Porphyromonas endodontalis
Porphyromonas gingivalis
Tannerella forsythia
Bacteroidetes oral clone X083
Prevotella baroniae
Prevotella intermedia
Prevotella nigrescens

*Tannerella forsythia*は重要な歯周病関連細菌の１つとされており，培養困難なグラム陰性嫌気性菌であるが，細菌種特異的なプライマーを用いたPCR法により，感染根管内に存在することが示された[3]．

また，培養法により感染根管に存在することがすでに示されていた細菌種のうち，*F. nucleatum*, *Parvimonas micra*, *Porphyromonas* (*P. endodontalis* and *P. gingivalis*), *Prevotella* (*P. intermedia* and *P. nigrescens*), *Pseudoramibacter alactolyticus*などは，分子生物学的解析によって，これまでの報告よりも高頻度に検出されることが示されている[1]（**表１**）．

近年，根管内細菌を一体として細菌群集（bacterial community）の視点で捉えた分子生物学的解析も行われており，感染根管における細菌の態様が徐々に明らかにされてきている．細菌叢全体の把握に向けては，網羅的解析手法を用いた研究によって，さらなる知見の集積が期待される．

●根管内バイオフィルム

細菌の存在形態として，"細菌が固層粘膜に付着し，自ら産生した菌体外マトリックスに被覆された共同体"と定義されたバイオフィルムの概念が定着してきており[4]，感染根管内における細菌もバイオフィルムを形成していると考えられている（**図５**）[5]．バイオフィルム形成は，侵入した浮遊細菌が付着機序により根管壁等の象牙質面に定着し，マイクロコロニーを作り，クオラムセンシング（QS）と呼ばれるシグナルにて，細菌同士がコミュニケーションをとりながら行われている．このシグナル物質はオートインデューサー（AI）と呼ばれ，*F. nucleatum*や*P. intermedia*はフラノシル・ボレート・ジエステル（furanosyl borate diester）からなるAI-2を発現しており，AI-2は同種だけでなく異種の細菌との相互作用に関わっている[6]．このようなメカニズムにより形成された根管内バイオフィルムがメインストリートである主根管の中で根尖側へと成長していくに際し，側方経路となるイスムス，フィン，側枝，根尖分岐や象牙細管にも細菌は侵入し，バイオフィルムを形成しているものと考えられている[7,8]（**図６**）．

●象牙細管への侵入程度

象牙細管に侵入した細菌の棲息状態を知ることは，根管拡大の概念と密接に関係することから重要である．象牙細管の直径は0.9〜2.5 μmで[9]，侵入経路としての入口幅は小さいものの，*in vitro*の実験によって根管内壁から200 μm以上の深さにまで細菌侵入を認めると報告されており[10]，実際に抜去した感染根管歯の根管壁象牙質試料から細菌が検出されることも示されている[11]．これらの研究から，根管内細菌の象牙細管への侵入能について一定の知見が得られたが，その侵入深度や細菌種の特徴は不明であった．そこで，われわれは**図７**に示す解析法のとおり，根尖病変を有する感染根

2．感染根管における細菌感染の実態　29

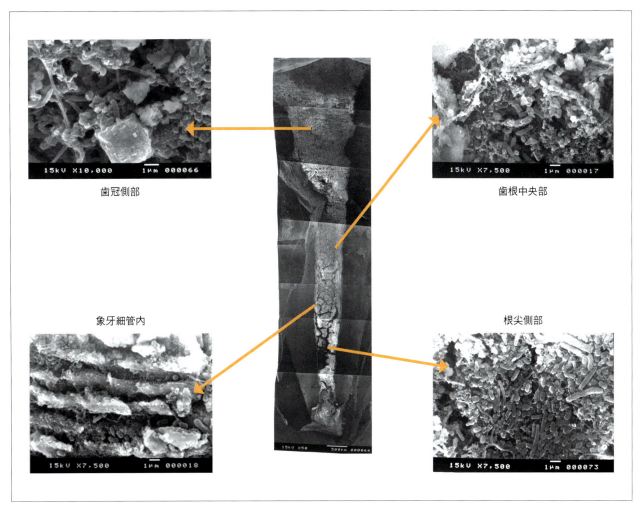

図5　根管内のバイオフィルムのSEM像（写真提供：野杁由一郎先生のご厚意による）[5].
慢性根尖性歯周炎罹患歯の根管内のあらゆる部位にバイオフィルムが観察された.

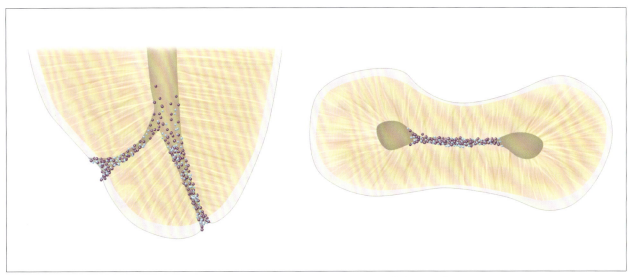

図6　側枝やイスムスにバイオフィルムとして棲息する細菌.

管における歯根部象牙細管への細菌侵入度を調べたところ，被験歯の約70％に歯根部象牙細管への細菌侵入が認められ（図8），*F. nucleatum*, *Lactobacillus casei*などが高頻度に侵入していた（図9）．また，*F. nucleatum*, *E. nodatum*などの細菌種は，根尖側において，根管壁からかなり深部（セメント質に近いところ）まで侵入していることが明らかとなった[12]（図10）．これらの結果は，根管拡大・形成の現状を考えると，根管の器械的清掃だけで象牙細管深部に侵入した細菌を完全に除去することは実質的に不可能であることを示唆している．化学的清掃を併用して細菌を可及的に減少させることは必要であるが，除去不可能な細管深部に存在する細菌に対しては，現実的な対応策（entombment（埋葬）：微小な部位に封じ込め，栄養源を枯渇させる）にて臨まざるを得ないことが臨床的事案として挙げられる．

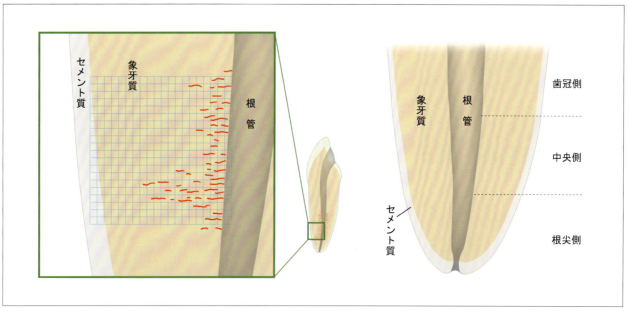

図7　感染根管における歯根部象牙細管への細菌侵入に対する評価方法．

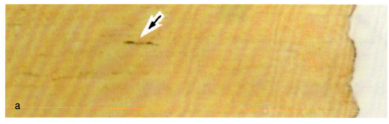
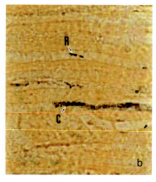

図8　象牙細管に侵入した細菌（Brown-Brenn染色）．
a：象牙細管に細菌の侵入を認める．
b：aの矢印部の強拡大像．象牙細管中に球菌（R）や桿菌（C）様の細菌を認める．

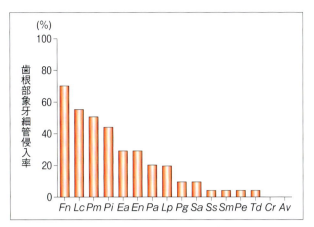

図9 歯根部象牙細管における細菌の侵入率[12].
侵入率＝細菌が象牙細管へ侵入していた試料数／全試料数×100 （％）

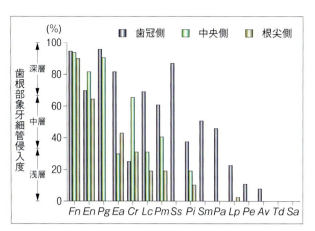

図10 歯根部象牙細管における細菌の侵入度[12].
侵入度＝根管壁から細菌の最大侵入部までの距離／根管壁から最外側の象牙細管末端までの距離×100（％）

Fn：*Fusobacterium nucleatum*, *Lc*：*Lactobacillus casei*, *Pm*：*Parvimonas micra*, *Pi*：*Prevotella intermedia*, *Ea*：*Eubacterium alactolyticum*, *En*：*Eubacterium nodatum*, *Pa*：*Propionibacterium acnes*, *Lp*：*Lactobacillus plantarum*, *Pg*：*Porphyromonas gingivalis*, *Sa*：*Staphylococcus aureus*, *Ss*：*Streptococcus sanguinis*, *Sm*：*Streptococcus mutans*, *Pe*：*Porphyromonas endodontalis*, *Td*：*Treponema denticola*, *Cr*：*Campyrobacter rectus*, *Av*：*Actinomyces viscosus*

●根管の化学的器械的清掃による細菌叢の変化

　初発型感染の根尖性歯周炎に対するInitial Treatmentとしての感染根管治療の成功率は比較的高いと考えられている[13]．感染根管治療における器械的清掃は，治療用器具を用いて根管の感染源を除去（根管拡大）し，再感染防止のための緊密な根管充填が行える形態を付与（根管形成）することを目的としており，その限界を補うために化学的清掃が併用される．欧米の成書や文献では，根管形成時に行う化学的清掃を器械的清掃との一連の操作として化学的器械的根管形成（chemo-mechanical root canal preparation）と表すことが多い．

　根管洗浄に化学的薬剤を使用しない場合は使用する場合と比べ，根管形成後の細菌陽性率が高いという報告[14,15]があり，特に次亜塩素酸ナトリウム液は抗菌作用に加え有機質溶解作用を有することから，器械的清掃が及ばない部位に残留する有機質の溶解除去を期待して使用され，国内外で根管洗浄の第一選択薬剤とされている[16]．欧米では0.5％〜5.25％濃度の次亜塩素酸ナトリウム液が使用されているが，この薬剤自身に組織刺激性があること，さらに5.25％濃度のものは0.5％濃度のものに比べ象牙質の弾性率や曲げ強さを有意に低下させること[17]から，殺菌作用や有機質溶解作用が同等であれば，低濃度での使用が望ましいと考えられる．次亜塩素酸ナトリウム液濃度の影響については，これまでの臨床研究[15,18]から，低濃度（0.5％〜１％）と高濃度（５％程度）との間で感染根管内の細菌除去効果に有意差はないと報告されている．したがって，１％を超える濃度での次亜塩素酸ナトリウム液による根管洗浄は合理的でなく，使用濃度よりも根管系にフレッシュな薬剤を持続的に行きわたらせることが

重要であると考えられている[16]. 実際に, 1%次亜塩素酸ナトリウム液による根管洗浄を2ml/minで3分間行ったところ, 細菌が残存する感染根管の割合は20%にまで減少し, 従来の報告（細菌陽性感染根管の割合：40〜60%）より良好な結果が得られたという報告もある[19].

その他の化学的清掃に用いられる薬剤として, エチレンジアミン四酢酸（EDTA）は器械的切削で生じるスミヤー層除去, すなわち無機質への作用を期待して10〜17%濃度で使用されている. EDTAによる根管洗浄は生理食塩水に比べ根管内細菌減少率が高かったという報告[14]や, EDTAと次亜塩素酸ナトリウム液の交互洗浄は単独洗浄よりも根管内細菌を効果的に除去したとの報告[18]がある一方で, EDTAを過度に作用させると脱灰により歯質が脆くなることやEDTAと次亜塩素酸ナトリウム液との混合は次亜塩素酸ナトリウム液による殺菌作用や有機質溶解作用を減弱させることから, EDTAの使用には注意を要し, 根管の器械的清掃後に5〜10mlのEDTAを用いて少なくとも1分間作用させ, 最終洗浄は次亜塩素酸ナトリウム液で行うことが推奨されている[16]. また, クロルヘキシジンは, 組織溶解作用はないが優れた抗菌作用を有しており, 根管洗浄剤として欧米でしばしば使用される薬剤であるが, 国内での使用状況を踏まえ, 本項では割愛する.

化学的清掃による根管内細菌除去効果を向上させるための方法として, 超音波振動を併用した手法が注目されているが, 最近のランダム化臨床試験の結果から, Beusらは超音波による洗浄によって細菌除去効果はみられなかったと報告し[19], 一方でNakamuraらは超音波振動の併用により根管内細菌数が減少したと報告している[20]. 洗浄方法や細菌数の評価方法が異なっており, 現状では明確な結論を出せないが, 薬剤を根管系に幅広く浸透させる方法として一定の効果が期待される.

●根管貼薬による細菌叢の変化

化学的器械的根管形成を行っても根管系には細菌が残存するという現実を鑑み, 感染根管治療では殺菌作用を有する薬剤を一定期間作用させる根管貼薬が広く行われている. 現在, 主たる根管貼薬剤は水酸化カルシウム製剤であり, 強アルカリ性（pH12.4前後）による殺菌作用が働いていると考えられている. 旧来の培養法による研究[21]から, 水酸化カルシウム製剤貼薬によって感染根管の細菌陽性率が10%以下に減少できたと報告されており, 水酸化カルシウム製剤に一定の抗菌効果を認めている. 一方で, アルカリ環境下でも生存可能な細菌[*1]の存在から, 化学的器械的清掃後に残存する細菌に対する水酸化カルシウム貼薬の効果には限界があるとの報告[22]もみられる. Ferreiraらは化学的器械的根管清掃後に水酸化カルシウム貼薬を行った被験歯の90%に *F. nucleatum sp. vincentii* が残存していた結果を示し, 水酸化カルシウム製剤は根管内細菌叢の変化を引き起こさないと報告している[23]（**表2**）. このような現状から, クロルヘキシジンを根管貼薬剤として使用または水酸化カルシウム製

*1 アルカリ環境下でも生存可能な細菌（例）：
E. faecalis, S. sanguinis

表2　根管貼薬14日後の根管に高頻度に認められた細菌種[23]

細 菌 種	Ca(OH)$_2$群	Ca(OH)$_2$＋CHX群
F. nucleatum ssp. vincentii	90*	30
E. saburreum	80	30
P. micra	80	20
V. parvula	80	30
C. ochracea	80	20

＊（％）：細菌（＋）根管数／総根管数
CHX：クロルヘキシジン

剤と併用する方法が取りざたされており，Ferreiraらは水酸化カルシウム製剤とクロルヘキシジンの併用により細菌陽性感染根管の割合を有意に減少させたとしている[23]が，実際の適用についてはさらなる検討が必要である．

Retreatment症例と細菌

●持続型／二次型感染における細菌種

　歯内療法におけるInitial Treatmentをいったん終了したのちに，感染が再燃したり新たに感染が生じたりした場合，持続型／二次型感染の感染根管となる．厳密に区別すると，持続型は感染源を取り残した状態であるのに対し，二次型は感染源を除去したもののコロナルリーケージ等の漏洩により新たに感染が成立した状態として定義されている．持続型感染となる要因として，初回時に治療を行った術者の技術的要因（治療用器具の未到達やアンダー根充などにより主根管の根尖側空隙に細菌を取り残した場合や，器具の不適切な操作により穿孔やレッジの形成などを生じ本来の根管への器具到達が困難になった場合）や解剖学的根管形態の要因（イスムス，フィンや主根管の著しい彎曲等により器具のアクセスや細菌の駆除が元来より困難な場合）が挙げられ，Retreatment症例ではそれらの要因が複雑に関与し病態が成立しているものと思われる．したがって，初発型感染に対するInitial Treatmentに比べ，Retreatment症例の治癒率が低いことは周知の事実となっている[13]．さらに，Retreatment症例の一部に，技術的に問題のない治療を行っても状況が改善せず難治性の経過をたどる症例が含まれる．

　初発型感染根管に対する根管治療を行うことにより偏性嫌気性菌主体の生態に変化がみられ，Retreatmentを要する根管は通性嫌気性菌が優勢になり（**表3**），細菌種も減少して時に単一感染様を示すようになるとされ，特に*Enterococcus faecalis*は初期の培養法による解析によって比較的高頻度（最大で被験菌の70％程度）に検出されたことから，持続型感染の代表的な細菌の1つとして注目されてきた[24]．さらに最近

表3　持続型／二次型感染根管において検出頻度の高い細菌[1]

細　菌　種	
🟠グラム陽性菌 *Enterococcus faecalis* *Pseudoramibacter alactolyticus* *Parvimonas micra* *Streptococcus mitis* *Streptococcus anginosus* *Propionibacterium acnes* *Propionibacterium propionicum* *Actinomyces naeslundii* *Actinomyces israelli*	🟢グラム陰性菌 *Prevotella intermedia* *Fusobacterium nucleatum*

表4　*E. faecalis* と持続型感染根管の相関性[25]

研究		方法	総数	*E. faecalis* 検出率（%）				オッズ比　（95%信頼区間）	
				初発型		持続型			
Guo	（2011）	培養	90	1/45	（2）	32/45	（71）	108.31	（13.47-870.68）
Gong	（2012）	PCR	60	3/30	（10）	16/30	（53）	10.29	（2.56-41.37）
Ozbek	（2009）	PCR	79	9/36	（25）	32/43	（74）	8.73	（3.15-24.18）
Pirani	（2008）	PCR	102	6/79	（8）	9/23	（39）	7.82	（2.40-25.47）
Rocas	（2004）	PCR	51	7/21	（33）	20/30	（67）	4.00	（1.23-13.06）

のシステマティックレビューから，*E. faecalis* は初発型と比較して持続型感染に有意に関係していることが報告された[25]（**表4**）．*E. faecalis* は腸管の常在菌として知られるグラム陽性通性嫌気性球菌で，広範囲の抗菌薬やアルカリ環境に耐性を示し低栄養状態でも長期間生存することから，根管充填によって閉ざされた根管系の空洞という過酷な状況下でも残存しやすいのではないかと考えられている．

　一方で，Retreatment症例においても多様な細菌による混合感染様となっているという報告や *E. faecalis* があまり検出されないとの報告もみられている．たとえばZakariaらは，持続型感染による難治性根尖性歯周炎のため根尖切除を行った12症例について，クローンライブラリー法を用いて残存細菌の解析をしたところ，*P. gingivalis*, *F. nucleatum*, *P. acnes* 等が高頻度に検出されたが *E. faecalis* は全く検出されなかったとしている[26]．さらに，症状を有する場合にはいくつかの特徴的な細菌群集パターン，たとえば *P. gingivalis*, *F. nucleatum*, *Peptostreptococcaceae sp. HOT-113* で主に構成されるもの（G2, G4, G5）や *Streptococcus spp.* が大部分を占めるもの（G8, G9）などが認められたと報告している[26]（**図11**）．このように，難治性根尖性歯周炎の病態においても，コミュニティとして細菌が連携することによって成立しているのではないかという可能性が示唆されている．

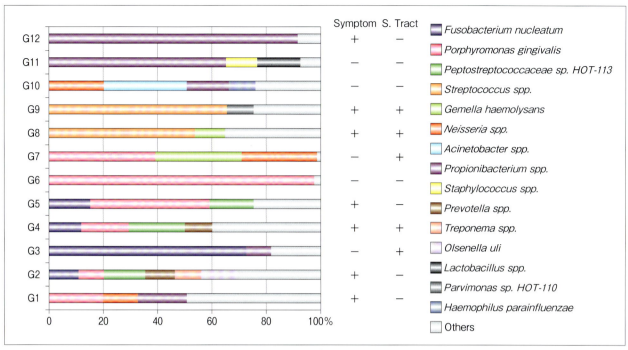

図11 難治性根尖性歯周炎の根尖部における細菌群集[26].
症状を有する場合，細菌の構成にいくつかの傾向が認められる．

表5 感染根管の根管充填状態と術後成績[28]

根充状態	術後成績 成功	術後成績 失敗	成功率
Under Filling	212[a]	15	93.4
Flush Filling	430	47	90.1
Over Filling	54	29	65.1*

a：根管数
＊：$p<0.01$
根充状態：エックス線的にポイントの先端が根尖から歯冠側0.5～1.5mmの範囲にあるものをFlush Filling，0.5mm以下のものをOver Filling，1.5mm以上のものをUnder Fillingとした．
術後成績：臨床症状が認められずエックス線所見が良好なものを成功，それ以外を失敗と規定した．

●根尖孔外の細菌

　根尖孔外に侵入した細菌は宿主免疫の作動により駆逐・処理されるため，根尖病変内では棲息できず持続感染の感染源にはなりえないという概念が広く支持されてきた．一方で，バイオフィルム形成の概念が浸透してきたことから，難治性根尖性歯周炎と根尖孔外バイオフィルムとの関係が注目されるようになり，根尖孔近傍の根面や根管充填材表面にバイオフィルムの存在が報告されてきた[27]．根尖孔外バイオフィルムの形成条件の1つとして，溢出した根管充填材を介したメカニズムが考えられており，感染根管治療における過剰根管充填は適正な根管充填の場合に比べ術後成績が有意に低いとする報告[28]（**表5**）を現在の視点で捉えると，過剰充填材がバイオフィル

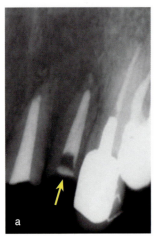
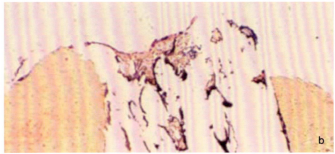

図12 経過不良例（症例1）の根尖部における細菌.
　a：経過不良症例のエックス線写真. 再根管治療を行ったが治癒を認めなかった（矢印）.
　b：根尖部の細菌（Brown-Brenn染色）. 根尖部が大きく開いており，細菌の残存が認められる.

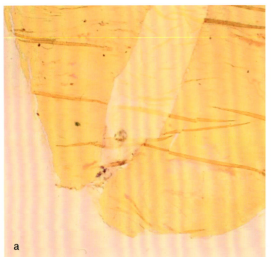
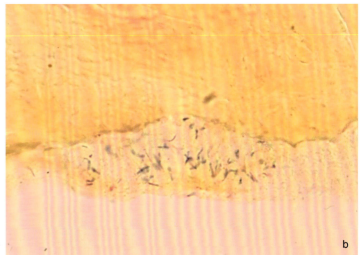

図13 経過不良例（症例2）で抜去された歯の根尖部切片（Brown-Brenn染色）[29].
　a：根尖部付近の組織像. 根尖孔付近に残存した細菌が認められる.
　b：aの強拡大像. 根尖孔外にバイオフィルム様の細菌塊が認められる.

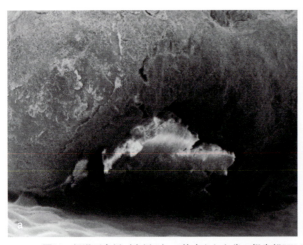
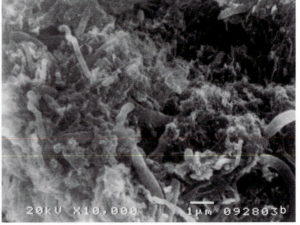

図14 経過不良例（症例3）で抜去された歯の根尖部SEM像（篠原千尋先生（徳島文理大学）のご厚意による）.
　a：トランスポーテーションにより本来の根尖孔へアクセスできず，根尖孔外に形成されたバイオフィルム様構造.
　b：aの強拡大像. 細菌の凝集塊が認められる.

ム形成の足場となり治癒に影響したのではないかと考察できる．われわれも，原則的な感染根管治療を行ったが治癒しなかった症例の抜去歯を用いて，根尖部付近の細菌を組織学的に検討したところ，一部の症例において細菌が根尖孔付近〜根尖孔外に存在することを報告している[29]（**図12〜図14**）．根尖孔外バイオフィルムの動態については現在でも不明瞭であり，難治性症例との関係も含め，今後の検討課題であろう．

感染根管治療の現状と今後への期待

初発型感染に対する感染根管治療において，化学的器械的清掃や根管貼薬を行うことにより，根管内細菌数はおおむね1/100以下に（細菌減少率に換算すると約99％）減少するが，細菌が検出されなくなる根管の割合は10％にしかすぎないとする報告もなされている．すなわち，比較的成功率が高いとされるInitial Treatmentとしての感染根管治療を行った後でも，潜在的に細菌が残存している可能性があることを意味している．さらにRetreatment症例では，より複雑な要因によって残存している細菌に対峙しなければならない．近年の分子生物学的解析により，根管内に残存する細菌の生態は多様であることが見出されてきたが，未同定の細菌種が多数存在することからも，細菌叢の実態を正確に把握するにはまだ相当の知見を蓄積することが必要になると思われる．難治性根尖性歯周炎における根管内細菌の構成や特性が明らかになれば，残存細菌の完全除去が不可能な場合においても，残置の可否や使用薬剤の適否などの新規治療法の開発につながる可能性があり，今後の研究成果が期待される．

参考文献

1）Siqueira JF Jr, Rôças IN：Diversity of endodontic microbiota revisited. J Dent Res, 88：969-981, 2009.
2）Nair PN：Pathogenesis of apical periodontitis and the causes of endodontic failures. Crit Rev Oral Biol Med, 15：348-381, 2004.
3）Conrads G, Gharbia SE, Gulabivala K, Lampert F, Shah HN：The use of a 16s rDNA directed PCR for the detection of endodontopathogenic bacteria. J Endod, 23：433-438, 1997.
4）Costerton JW, Geesey GG, Cheng KJ：How bacteria stick. Sci Am, 238：86-95, 1978.
5）野杁由一郎：エンド難症例の現状と実態．歯界展望別冊／エンド難症例—メカニズムと臨床対応（恵比須繁之編），8-19，医歯薬出版，東京，2009.
6）Frias J, Olle E, Alsina M：Periodontal pathogens produce quorum sensing signal molecules. Infect Immun, 69：3431-3434, 2001.
7）Ricucci D, Siqueira JF Jr：Fate of the tissue in lateral canals and apical ramifications in response to pathologic conditions and treatment procedures. J Endod, 36：1-15, 2010.
8）Ricucci D, Siqueira JF Jr：Biofilms and apical periodontitis: study of prevalence and association with clinical and histopathologic findings. J Endod, 36：1277-1288, 2010.
9）Linde A, Goldberg M：Dentinogenesis. Crit Rev Oral Biol Med, 4：679-728, 1993.
10）Haapasalo M, Orstavik D：*In vitro* infection and disinfection of dentinal tubules. J Dent Res, 66：1375-1379, 1987.
11）Peters LB, Wesselink PR, Buijs JF, van Winkelhoff AJ：Viable bacteria in root dentinal tubules of teeth with apical periodontitis. J Endod, 27：76-81, 2001.
12）Matsuo T, Shirakami T, Ozaki K, Nakanishi T, Yumoto H, Ebisu S：An immunohistological study of the localization of bacteria invading root pulpal walls of teeth with periapical lesions. J Endod, 29：194-200, 2003.
13）Sjogren U, Hagglund B, Sundqvist G, Wing K：Factors affecting the long-term results of endodontic treatment. J Endod, 16：498-504, 1990.

14) Yoshida T, Shibata T, Shinohara T, Gomyo S, Sekine I：Clinical evaluation of the efficacy of EDTA solution as an endodontic irrigant. J Endod, 21：592-593, 1995.

15) Siqueira JF Jr, Rôças IN, Favieri A, Lima KC：Chemomechanical reduction of the bacterial population in the root canal after instrumentation and irrigation with 1%, 2.5%, and 5.25% sodium hypochlorite. J Endod, 26：331-334, 2000.

16) Zehnder M：Root canal irrigants. J Endod, 32：389-398, 2006.

17) Sim TP, Knowles JC, Ng YL, Shelton J, Gulabivala K：Effect of sodium hypochlorite on mechanical properties of dentine and tooth surface strain. Int Endod J, 34：120-132, 2001.

18) Bystrom A, Sundqvist G：The antibacterial action of sodium hypochlorite and EDTA in 60 cases of endodontic therapy. Int Endod J, 18：35-40, 1985.

19) Beus C, Safavi K, Stratton J, Kaufman B：Comparison of the effect of two endodontic irrigation protocols on the elimination of bacteria from root canal system: a prospective, randomized clinical trial. J Endod, 38：1479-1483, 2012.

20) Nakamura VC, Pinheiro ET, Prado LC, Silveira AC, Carvalho APL, Mayer MPA, Gavini G：Effect of ultrasonic activation on the reduction of bacteria and endotoxins in root canals: a randomized clinical trial. Int Endod J, doi: 10.1111/iej.12783.［Epub ahead of print］, 2017.

21) Shuping GB, Orstavik D, Sigurdsson A, Trope M：Reduction of intracanal bacteria using nickel-titanium rotary instrumentation and various medications. J Endod, 26：751-755, 2000.

22) Lew HP, Quah SY, Lui JN, Bergenholtz G, Hoon Yu VS, Tan KS：Isolation of alkaline-tolerant bacteria from primary infected root canals. J Endod, 41：451-456, 2015.

23) Ferreira NS, Martinho FC, Cardoso FG, Nascimento GG, Carvalho CA, Valera MC：Microbiological profile resistant to different intracanal medications in primary endodontic infections. J Endod, 41：824-830, 2015.

24) Stuart CH, Schwartz SA, Beeson TJ, Owatz CB：*Enterococcus faecalis*: its role in root canal treatment failure and current concepts in retreatment. J Endod, 32：93-98, 2006.

25) Zhang C, Du J, Peng Z：Correlation between *Enterococcus faecalis* and persistent intraradicular infection compared with primary intraradicular infection: a systematic review. J Endod, 41：1207-1213, 2015.

26) Zakaria MN, Takeshita T, Shibata Y, Maeda H, Wada N, Akamine A, Yamashita Y：Microbial community in persistent apical periodontitis: a 16S rRNA gene clone library analysis. Int Endod J, 48：717-728, 2015.

27) Noiri Y, Ehara A, Kawahara T, Takemura N, Ebisu S：Participation of bacterial biofilms in refractory and chronic periapical periodontitis. J Endod, 28：679-683, 2002.

28) 見田美千代, 恵比須繁之, 池田慶子, 大竹　毅, 松澤裕之, 中山靖子, 松尾敬志, 岡田　宏：感染根管の病原因子の臨床的評価について―歯内療法の予後との関連性―. 日歯保存誌, 31：795-802, 1988.

29) 藤中恵子, 川崎有希子, 吉田佳子, 松岡希実, 尾崎和美, 中江英明, 松尾敬志：ヒト感染根管における侵入細菌の局在性に関する免疫組織学的研究. 日歯保存誌, 43：407-416, 2000.

TIPs #1

象牙細管への細菌の侵入について
——空洞があれば細菌は入りたい？——

　Retreatment症例（感染根管治療）は，根管壁を構成する象牙質が細菌に侵されることに難しさの根源がある．そして，細菌感染は根管壁の表層だけでなく，象牙細管を通じて容易に深部に侵入する．もし，象牙細管の径が細菌の径より小さければ，象牙細管への細菌の侵入は容易ではなく，感染根管治療の概念は異なったものになっただろうが，現実には細管の中に細菌が侵入する．

　では，なぜ細管に細菌は侵入するのであろうか？　細菌の象牙細管への侵入は，う蝕の場合は歯冠側や歯根表層から生じる．一方，根管内面から感染した場合は，根管壁から生じる．

　一般に細菌が動く（運動する）には，周囲に存在する特定の化学物質の濃度勾配に対して方向性を持った行動を起こす「走化性」という概念がある．対象となる化学物質の濃度勾配に対し，それが高い方向へ運動することを「正の走化性」と呼び，その逆への運動は「負の走化性」と呼ばれる．象牙細管の中を細菌が動く場合，特定の化学物質が存在すれば，それを除去することも治療法の1つとなるかもしれない．しかし，そのような物質は報告されていない．

　では，細管の大きさであろうか．象牙細管の直径はエナメル象牙境付近で約1μm，歯髄側では約3～4μmと歯髄側が大きい．広い方向へ動くのであれば，細菌の増殖は歯冠側や歯根表面から根管方向にしか進まないはずであるが，現実には双方向に侵入は生じているので，大きさの問題ではないと考えられる．

　象牙細管に侵入している細菌を観察すると，1本の細管の中にはほぼ1種類の細菌が存在している．この現象から，細菌の増殖と根管の径の関係が想像できる（図）．細管への侵入の初期を考えると，はじめに細管の入り口に到達した細菌が細管内に侵入する．そして，栄養分の供給があり，細菌が分裂して増殖すると細管の奥へ押し込まれる，つまり根管の中を動くことになる．さらに細菌が増殖すると，当然同じ種類の細菌がさらに細管の奥へ進む．その結果，1本の細管の中には1種類の細菌が存在していると考えられる．空洞があれば細菌は入りたがるのである．

　このような細菌の細管への侵入原理と侵入した細菌の除去は不可能であることを理解したうえで感染根管治療との関連を考えると，根管内の細菌への栄養源の遮断，つまり根管内の感染源を除去したうえでの緊密な根管充填や，接着性シーラーなどを使用した細管表層部の封鎖による細菌の埋葬（entombment），化石化（fossilization）という概念が重要であることが理解できる．

（木ノ本喜史）

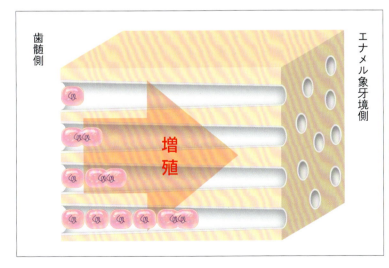

図　象牙細管への細菌の侵入原理（仮説）．細管への侵入の初期を考えると，はじめに細管の入り口に到達した細菌が細管内に侵入する．そして，栄養分の供給があり，細菌が分裂して増殖すると，増殖した細菌は細管の奥のほうに押し込まれる．つまり細菌は根管の中を動き，奥へと進んで行くように見える．

TIPs #2

上顎洞アスペルギルス症と歯内療法との関連

　アスペルギルスは広く自然界に認められる真菌である．一般に感染力は弱く，症状が発現する場合は，日和見感染の形をとるものが多いとされている．アスペルギルス症は肺，気管支に好発し，頭頸部領域では副鼻腔，特に上顎洞に多く発症する．その発症には，副腎皮質ホルモンの乱用，消耗性疾患や重篤な疾患による局所または全身の抵抗力減弱，抗生物質や化学療法剤の連用による菌交代症などが関係するとされている．その他，上顎洞アスペルギルス症のほとんどが上顎洞近接歯の根管治療を受けていた，85%は過剰根管充填が原因であったという報告[1,2]もある．

　根管治療が上顎洞アスペルギルス症を引き起こすメカニズムとしては，過剰根管充填により上顎洞内に侵入したパラホルムアルデヒドによって洞粘膜が傷害され，その抗菌作用が消失した後，酸化亜鉛が自然孔から吸引されたアスペルギルスの発育を刺激するためと考えられている．*In vitro*において，低濃度の酸化亜鉛は*Aspergillus fumigatus*の発育を促進するとの報告[3,4]がある．また，重金属が洞粘膜に存在すると気道粘膜による異物排除が困難になることも原因と考えられている[5]．

　溢出した根管充填による洞粘膜の刺激がある状態で，自然孔を経由してアスペルギルスの感染が生じると発症するため，根管治療の完了から発症まではある程度の時間が経過することになる．過剰根管充填から3年以上経過した後に上顎洞アスペルギルス症を発症した症例[6]や，根管治療と上顎洞の症状発現との期間を調べた研究で中央値が4年であったという報告[7]がある．また，関節リウマチやがんの治療などにより化学療法剤などの服用中の発症も報告されており[8]，易感染性の患者については上顎洞と根管治療の精査が重要であるとされている．

　上顎洞アスペルギルス症に対する治療としては，手術を行い，その際の摘出物の病理組織学的検査や細菌学的検査からアスペルギルス症と診断がついて抗真菌薬が使用されることが多いようである[9]．術前の排出物で診断がつく場合は，もちろん抗真菌薬が使用されるが，手術前に診断される割合は少ない．

　歯原性の上顎洞アスペルギルス症は，根管治療が終了してからかなり期間が経った後に，鼻症状が現れる．歯内療法において過剰根管充填をしないことはもちろんであるが，上顎洞の近接歯に過剰根管充填があり，上顎洞内に不透過像を認める場合は，診査・診断に上顎洞アスペルギルス症を考慮すべきである．

（木ノ本喜史）

参考文献

1) Beck-Mannagetta J, Necek D：Radiologic findings in aspergillosis of the maxillary sinus. Oral Surg Oral Med Oral Pathol, 62：345-349, 1986.
2) Legent F, Billet J, Beauvillain C, Bonnet J, Miegeville M：The role of dental canal fillings in the development of Aspergillus sinusitis. A report of 85 cases. Arch Otorhinolaryngol, 246：318-320, 1989.
3) Beck-Mannagetta J, Necek D, Grasserbauer M：Solitary aspergillosis of maxillary sinus, a complication of dental treatment. Lancet, 2：1260, 1983.
4) Odell E, Pertl C：Zinc as a growth factor for Aspergillus sp. and the antifungal effects of root canal sealant. Oral Surg Oral Med Oral Pathol Oral Radiol Endod, 79：82-87, 1995.
5) Hauman CH, Chandler NP, Tong DC：Endodontic implications of the maxillary sinus: a review. Int Endod J, 35：127-141, 2002.
6) Yamaguchi K, Matsunaga T, Hayashi Y：Gross extrusion of endodontic obturation materials into the maxillary sinus: a case report. Oral Surg Oral Med Oral Pathol Oral Radiol Endod, 104：131-134, 2007.
7) Mensi M, Piccioni M, Marsili F, Nicolai P, Sapelli PL, Latronico N：Risk of maxillary fungus ball in patients with endodontic treatment on maxillary teeth: a case-control study. Oral Surg Oral Med Oral Pathol Oral Radiol Endod, 103：433-436, 2007.
8) Guivarc'h M, Ordioni U, Catherine JH, Campana F, Camps J, Bukiet F：Implications of endodontic-related sinus aspergillosis in a patient treated by infliximab: a case report. J Endod, 41：125-129, 2015.
9) 堀田千明，大竹克也，野村　務，小林正治，中山　均，中村太保，人見　緑，朔　敬：上顎洞アスペルギルス症の3例．新潟歯学会誌，22：113-120，1992.

3. 難治性根尖性歯周炎に関連した カンジダとウイルス感染の現状と治療法

武市　収 TAKEICHI Osamu

難治性根尖性歯周炎の病因論

　一般的に，根尖性歯周炎は口腔内常在菌の混合感染によって誘発される．すなわち，根管内に感染した細菌，特にグラム陰性菌が産生する内毒素（lipopolysaccharide：LPS）により，根尖周囲に歯槽骨吸収を生じる．したがって，根尖性歯周炎に対する治療法として感染根管治療を行い，根管内の感染細菌や感染象牙質などの除去を行うことで，根尖病変の環境が改善され，根尖歯周組織の炎症を治癒させることが可能となる．

　しかし，根管治療を行ってもなかなか治癒しない，いわゆる難治性根尖性歯周炎の症例もあり，このような症例では根管のapical transportationや穿孔およびリーマー破折などの偶発症や歯根破折のほか，特殊な感染細菌が関与している可能性がある．その理由として，抗生物質や消毒薬に耐性を示す細菌や真菌の存在があり[1]，これらに一度感染すると根管治療が奏効しにくい．

　近年，根尖性歯周炎の根管内からウイルスが検出されるようになり[2]，難治性根尖性歯周炎の原因が細菌や真菌だけではなく，ウイルスなどの微生物も関与している可能性が示唆されている．このようにさまざまな微生物が根尖病変の成立に関与していることが推察されるが，その詳細については不明な点が多い．本項では，根尖病変から検出される真菌やウイルスについて，最近の知見を交えて解説する．

根管治療における水酸化カルシウム療法と感染微生物について

　長らくホルマリン製剤が根管治療の貼薬剤として多用されていたが，ホルマリンの為害性が指摘されたため，現在ではそれに代わって水酸化カルシウム製剤が使用されるようになった．水酸化カルシウムは水に難溶性の白色粉末であり，そのpHは12.4であることから歯髄などの有機質や細菌に対する溶解作用を示し，強い抗菌作用を有する．

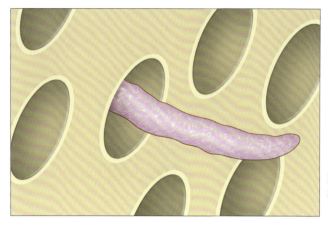

図1 難治性根尖性歯周炎の根管壁（模式図）[3].
象牙細管内に菌糸状に成長した真菌が侵入している.

いわゆる水酸化カルシウム療法を行うことで多くの症例は治癒するが，中には症状が消退せず治療期間が長引き，いわゆる難治性根尖性歯周炎の様相を呈する症例がある．難治性根尖性歯周炎の根管内から分離される細菌としてよく知られているのは *Pseudomonas aeruginosa*，*Propionibacterium acnes*，*Prevotella intermedia* や *Enterococcus faecalis* などであり[1]，これらの細菌は水酸化カルシウムに対する反応性が悪く，根管からの排除が難しい．

同じく難治性根尖性歯周炎の根管から検出されるものに真菌がある．難治性根尖性歯周炎の根管壁を走査型電子顕微鏡で検索したところ[3]，真菌が象牙細管に侵入している像も観察され（**図1**），明らかに通常の根管治療や水酸化カルシウム製剤を用いた貼薬を行っても死滅させることが難しいことがわかる．

難治性根尖性歯周炎における *C. albicans* の関与

もともと，菌類とはキノコ・カビ・酵母の総称であったが，細菌と区別するため真菌と呼ばれるようになった．すなわち真菌は，広義の菌類のうち細菌と粘菌（葉緑体を欠き，腐生生活をする菌類で，枯れ木などの表面で生育し，アメーバ運動をする）を除いたものの総称である．クロロフィルその他の同化色素がなく，腐生・寄生・共生生活をする真核生物であり，単細胞生物である（細菌は原核生物であり，構造が異なる）．真菌にはカンジダ，アスペルギルス，クリプトコッカスなどのほか，皮膚や爪などの角質に感染する白癬菌などが知られている．

真菌にはさまざまな種類があるが，根管内から検出されるのは主にカンジダである．根管内の真菌感染に関する報告は古く，1952年にGlossmanが17％の根管で真菌が検出されたと報告している[4]．その後，根管内から真菌が検出されたとする論文は多数報告されているが，根尖病変における真菌感染が初めて報告されたのが1990年のことである[5]．ただし，この論文では透過型電子顕微鏡を用いて形態学的に真菌であ

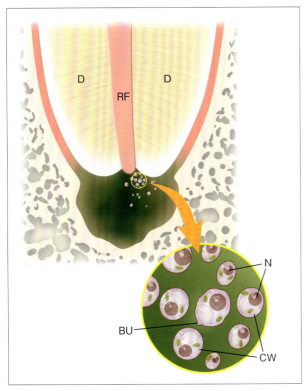

図2 難治性根尖性歯周炎の根尖病変（模式図）[5].
円内は強拡大であり，根尖病変内に真菌の存在が認められる.
RF：根管充填材
D：象牙質
CW：細胞壁
N：核
BU：出芽

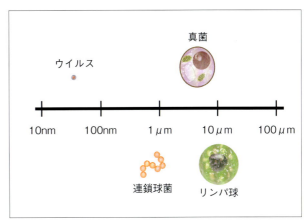

図3 微生物の大きさの比較.

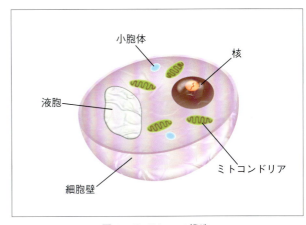

図4 *C. albicans*の構造.

ることを確認しただけであった（**図2**）．難治性根尖性歯周炎の根管から検出されるカンジダにはさまざまな種がある．その中でも，*Candida albicans*が最も検出率が高い真菌であることをDNAレベルで証明したのはさらにその後になる[6]．

*C. albicans*は，口腔病変がない健常人で義歯を装着していない人であっても，約40％と高頻度に口腔内から検出されている[7]．また，難治性根尖性歯周炎の根管を精査した結果，*C. albicans*の菌数は検出される細菌の1％程度と少ないものの，検出頻度は10％前後と少なくない[6]．*C. albicans*が持つ性質上，根管治療に対する抵抗性が高く，一度感染すると完全に排除することが難しいため，非常に厄介な存在となる．

● *C. albicans*の特徴

*C. albicans*は出芽によって増殖する酵母である．その大きさはおよそ$5 \sim 10\,\mu m$であり，細菌（約$1\,\mu m$）よりも大きい（**図3**）．細胞壁を有し，菌体内には核，細胞質，ミトコンドリアおよび液胞が存在する（**図4**）．ヒトの細胞に定着し，菌糸の成長と分枝によって発育する．さまざまな環境因子の中で生育し続けることを可能にす

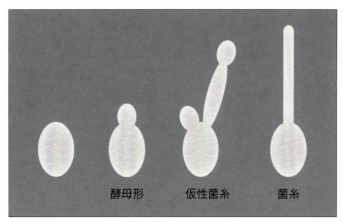
図5　酵母の形態変化.

るため，酵母形から仮性菌糸（酵母細胞が連なって菌糸に近い形をとる）や菌糸へと形態を変える（図5）ことによって，環境に対応する特徴を持つ．

● C. albicansが有する病原性

　口腔内常在菌の1つであり，通常ヒトとの間の力関係のバランスが保たれている間は病原性を示さない．しかし，宿主の体調が低下すると病変を惹起する，いわゆる日和見感染の原因となる．また，抗菌薬を服用した際，感受性の違いから菌交代現象を生じるため，カンジダ症や偽膜性腸炎などを生じたり，口腔内では鵞口瘡（口腔カンジダ症）を誘発したりする．

　C. albicansは酵母形から菌糸形に形態を変化させた際，強い病原性を発揮する．その病原性の主体は菌体外酵素である[8]．すなわち，C. albicansはアスパラギン酸プロテアーゼやホスホリパーゼといった加水分解酵素を分泌し，組織タンパク質や脂質を分解することで組織破壊を誘発し，感染の拡散と病変の拡大を促す．

　また，C. albicansはバイオフィルムを形成しやすく，これが病原性因子を発揮するうえで重要な要素となる．バイオフィルム形成時に大きく関係するメカニズムとしてクオラムセンシングがある．これは同種の菌の存在と密度を感知し，物質の産生量をコントロールする機能である．C. albicansはクオラムセンシングによる細胞間コミュニケーションを行い，バイオフィルム形成を勢力的に行っていることが明らかにされている[9]．

ウイルスと根尖性歯周炎

　根尖性歯周炎に罹患した根管から得られた試料を検索したところ，ヒト免疫不全ウイルス（human immunodeficiency virus：HIV）[10]やヒトヘルペスウイルス（human herpes virus：HHV）[2]が検出された．HIVは主にTリンパ球に感染するウイルスであ

表1　ヒトヘルペスウイルスの種類と疾患

	ウイルスの種類	主な疾病
HHV-1	単純ヘルペスウイルス（herpes simplex virus：HSV）1型	口唇ヘルペス，ヘルペス性歯肉口内炎
HHV-2	単純ヘルペスウイルス（herpes simplex virus：HSV）2型	性器ヘルペス
HHV-3	水痘・帯状疱疹ウイルス（varicella zoster virus：VZV）	水痘，帯状疱疹
HHV-4	エプスタイン・バー・ウイルス（Epstein-Barr virus：EBV）	伝染性単核球症
HHV-5	サイトメガロウイルス（cytomegalovirus：CMV）	先天性CMV感染症，間質性肺炎
HHV-6	ヒトヘルペスウイルス6	突発性発疹，脳炎
HHV-7	ヒトヘルペスウイルス7	突発性発疹
HHV-8	カポジ肉腫関連ヘルペスウイルス（Kaposi's sarcoma-associated herpesvirus：KSHV）	カポジ肉腫

り，感染後急激に増殖してTリンパ球を破壊する．一部の感染細胞はただちに病原性を発揮することなく潜伏性を示すが，その後，再活性化するとTリンパ球の減少に伴う免疫機能の低下が生じ（後天性免疫不全症候群（acquired immune deficiency syndrome：AIDS）），カポジ肉腫やニューモシスチス肺炎などの疾病を引き起こす．HHVは基本的にヒトに感染するウイルスであり，ヒト以外の動物には感染しない．タイプ別に1〜8型まで分類されている（**表1**）が，その中でもエプスタイン・バー・ウイルス（Epstein-Barr virus：EBV）とサイトメガロウイルス（cytomegalovirus：CMV）は根管内から高頻度に検出されており，本項では特にこの2種類のウイルスについて紹介する．

●ウイルスの基本構造と増殖

　ウイルスの大きさは，10nmから100nmであり，細胞（直径10μm前後）と比べると100〜1000分の1と非常に小さいものである（**図3**）．細胞質を持たず，構成単位は粒子とされる．基本構造（**図6**）はウイルスゲノム（核酸）と，それを覆うカプシドと呼ばれるタンパク質であり，カプシドはウイルス内部のゲノムを保護する役割を果たしている．さらにHIV，HHVおよびインフルエンザウイルスなどでは，カプシドの外層をエンベロープと呼ばれる膜が覆っている．このエンベロープは侵入した細胞から放出される際，細胞の細胞膜や核膜などの生体膜をベースに作られるものであり，生体防御機能に対して高い抵抗性を示す．その表面にあるスパイクは宿主細胞に付着する際，細胞のレセプターに結合し，ウイルスが細胞に侵入するうえで重要な役割を担っている．

　ウイルスは自身でATPを合成できず，単独では増殖できないため，宿主である細胞

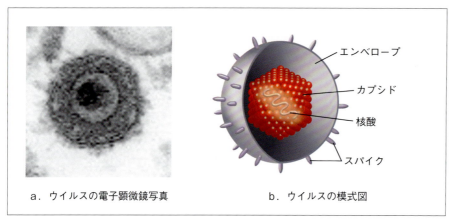

図6 ウイルスの構造.
a. ウイルスの電子顕微鏡写真　　b. ウイルスの模式図

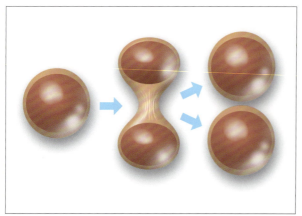

図7 ヒトの細胞分裂.

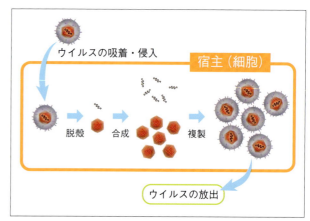

図8 ウイルスの増殖法.
宿主内に侵入したのち宿主自身に大量に複製させ，宿主外に放出されて感染が拡がる.

の中に侵入し，細胞のエネルギーを利用しながら増殖する．すなわち，細胞に侵入するまではカプシドやエンベロープなどによってゲノムが保護されているが，細胞内に侵入するとこれらの保護膜が破壊され，ゲノムが放出される．ウイルスゲノムは細胞の核に取り込まれ，細胞がウイルスのタンパク質や核酸を合成するようプログラムされる．動物の細胞は複製がn回行われると2^n個に増殖する（図7）のに対して，ウイルスは宿主細胞内で一気にゲノムの数を増やして増殖し，細胞内で合成された大量のカプシドやエンベロープによって保護されたのち，細胞外に大量に放出される（図8）．

●エプスタイン・バー・ウイルス（EBV）の特徴

EBVはバーキットリンパ腫から発見された．ヒトのガンにおける最初の原因ウイルスとされ，発見者の名前が付けられた[11]．のちに，ガンの発生とは関係ないことが報告されたが，後天性免疫不全症候群（AIDS）におけるリンパ腫の発生を促すことが明らかにされた．また，伝染性単核球症を発症することは広く知られるところであるが，慢性活動性EBV感染症は日本を含む東南アジアでの発症率が高く，本邦では

2016年にこれが原因で死亡する事例が報告されている．

EBVは，唾液等を介して日本人の9割以上に感染している．標的細胞は主にB細胞であり，上皮細胞にも感染することがある．ヒトに感染したのち潜伏感染し，ただちに病原性を発揮することはない．しかし，体内に残ったEBVはのちに再活性化し，病原性を発揮するようになる．

●難治性根尖性歯周炎におけるEBVの潜伏感染と再活性化

われわれの教室ではウイルス感染が根尖性歯周炎に及ぼす影響について研究を継続している．そこで，根管治療を行っても治癒せず，難治性根尖性歯周炎と診断され，根尖切除術を行った際に摘出した試料をreal-time PCR法で検索したところ，検索した歯根肉芽腫の78％にEBV DNAが検出された[12]（図9・表2）．

EBVが細胞に侵入するとEBV encoded small RNA（EBER）の発現が誘導される．そのため，歯根肉芽腫におけるEBV感染を検出する目的で，*in situ* hybridization法によるEBERの発現を検索したところ，歯根肉芽腫に浸潤したB細胞や形質細胞にEBER mRNAの発現が確認され，これらの細胞にEBVが感染していることが証明された[12]（図10）．

EBVは細胞に侵入したのち潜伏感染するため，ただちに感染性ウイルス粒子を産生

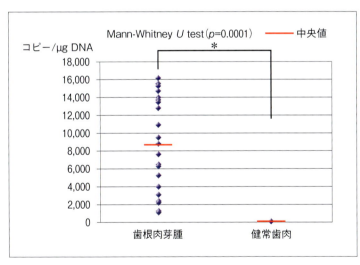

図9　real-time PCR法によるEBV DNAの検出コピー数[12]．健常歯肉に比べて，歯根肉芽腫ではEBV DNAが多量に検出された．

表2　real-time PCR法によるEBV DNAの検出率[12]

	歯根肉芽腫（n＝32）	健常歯肉（n＝10）
EBV・DNA（＋）	25（78.1％）	0（0％）
EBV・DNA（－）	7（21.9％）	10（100％）

外科的に摘出した歯根肉芽腫の78％にEBVが検出されたが，健常歯肉からは1例も検出されなかった．

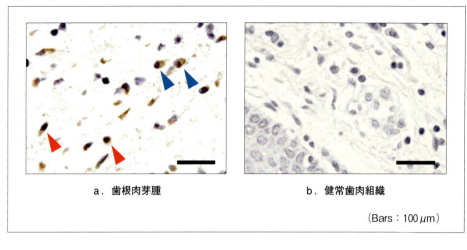

図10 EBER *in situ* hybridization法.
a：歯根肉芽腫に浸潤したB細胞（赤矢印）と形質細胞（青矢印）がEBER mRNAを発現している.
b：健常歯肉組織ではEBER発現を認めない.

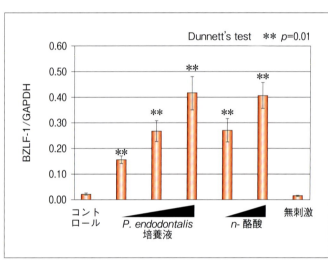

図11 *P. endodontalis*の培養上清によるBZLF-1発現の誘導. n-酪酸と同様, *P. endodontalis*の培養上清を添加することによって, 潜伏感染したEBVは濃度依存的に再活性化する.

することはない．しかし，n-酪酸などのヒストン脱アセチル化酵素阻害剤（HDAC inhibitor）の刺激を受けると，EBVは再活性化する．酪酸は発酵プロセスの際に産生される短鎖脂肪酸であり，*Porphyromonas gingivalis*や*Fusobacterium nucreatum*など根尖病変から検出される細菌からも産生される．そこで，*Porphyromonas endodontalis*の培養液をEBV感染B細胞に添加したところ，再活性化の指標とされるBZLF-1遺伝子の発現が誘導された（図11）．すなわち，根尖病変内のB細胞に潜伏感染したEBVは，共感染した酪酸産生菌の関与により，再活性化する可能性が明らかとなった．

根尖病変内で再活性化したEBVは，インターロイキン（IL）6，IL-8およびIL-10などの炎症性サイトカインを発現させる[13]ため，根尖性歯周炎の遷延に大きく影響することが示唆される．

●サイトメガロウイルス（CMV）と根尖性歯周炎

CMVは，核内封入体を持つ巨細胞であることからこのように命名された．多くの日本人が幼少期に感染し，成人における抗体保有率はおよそ90％とされていたが，減

少傾向にあり，近年の調査では約60％とされている．好中球，マクロファージ，血管内皮細胞や線維芽細胞など，さまざまな細胞に感染する．不顕性感染の形で潜伏感染するが，潜伏感染したCMVは腫瘍壊死因子（TNF-α）やcyclic AMPの存在により再活性化する．

CMVは再活性化するとTNF，IL-1，IL-12およびインターフェロンγの発現を誘導し，炎症を惹起する[13]．また，CMV感染した根尖病巣ではCMV感染のない健常歯髄組織と比較して，receptor activator of nuclear factor kappa -B ligand（RANKL）の発現が上昇しており，歯槽骨吸収を誘導していることが示唆されている[14]．

2003年にSabetiらが根尖病変におけるCMVの有無を検索した結果，およそ86％にCMVが検出された[2]．しかし，2013年にOzbekらが検索した結果では，根尖病変の54％のみCMVが検出された[15]ことから，疫学的な感染率に一致して，根尖病変における感染率も減少傾向にあることがわかる．

難治性根尖性歯周炎に対する歯内療法

*C. albicans*も*E. faecalis*と同様，高アルカリ環境下で生存可能であり[16]，根管治療に対する高い抵抗性が窺い知れる．また先に述べたように，*C. albicans*はバイオフィルムを形成しやすく，根管治療で容易に破壊されることはない．難治性根尖性歯周炎に対する根管治療を行う際，*E. faecalis*や*C. albicans*あるいはEBVやCMVといったウイルスが感染している可能性を疑うが，それをチェアーサイドで特定することは難しい．そのため，どのような微生物が感染していたとしても対応可能な治療法を実施することが重要となる．なお，カンジダを検出するキットとしてカンジダディテクター（亀水化学工業，図12）が販売されており，反応条件として37℃，48時間（室温3

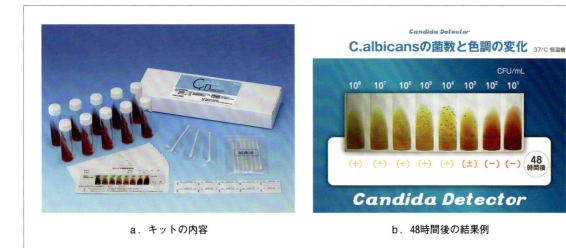

a．キットの内容　　　　　　　　b．48時間後の結果例

図12　カンジダディテクター（亀水化学工業）．
チェアーサイドで採取した試料を付属の寒天培地に塗り付け，37℃ 48時間または室温3〜5日間培養すると，*C. albicans*の有無が検出できる．

表3　真菌に対する薬剤の影響[18]

C. albicans の種類	5 % NaOCl	2.5% NaOCl	EDTA	クロルヘキシジン	塩化ベンザルコニウム	ポピドンヨード	ケトコナゾール	ナイスタチン
ATCC 10239	16.7	12.9	35.5	11.8	8.6	11.6	26.0	25.1
OC 170	14.6	11.5	35.0	11.0	8.0	9.0	25.5	22.6
RC 189	25.8	17.9	35.5	15.2	20.7	12.0	25.3	24.3
平　　均	19.0	14.1	35.3	12.7	12.4	10.9	25.6	24.0

各薬剤における阻止円の距離（mm）：阻止円の距離が大きいほど抗菌性が高い

〜5日間）を必要とするが，液体培地の色の変化やコロニーの数によってカンジダ陽性か陰性かを判定することが可能である．

　真菌に対する治療法として抗真菌薬（アンホテリシンBや5-フルオロシトシンなど）の効果は高い．事実，根尖性歯周炎患者の根管から採取したC. albicansを抗真菌薬に48時間浸漬した結果，優れた殺菌効果を示している[17]．しかし，根管内に抗真菌薬を応用することは厚生労働省の認可が得られていないことから推奨されるものではない．一方，C. albicansに対する薬剤の影響を検討するため，ディスク拡散法による薬剤感受性試験を行ったところ，次亜塩素酸ナトリウム液（2.5％および5％），17％EDTA，クロルヘキシジン（0.2％および1.5％），1％塩化ベンザルコニウム，ポピドンヨード，ケトコナゾール（イミダゾール系抗真菌薬），ナイスタチン（ポリエン系抗菌薬）といった真菌に有効とされるさまざまな消毒薬や抗菌薬の中では，EDTAが最も有意な抗菌性を発揮することが明らかにされた[18]（表3）．なお，1％および5％次亜塩素酸ナトリウム液はともにC. albicansに有効であるが，スミヤー層が存在する場合は完全に死滅させるのに1時間を必要とする[19]．そのため，次亜塩素酸ナトリウム液とEDTAを交互に使用し，スミヤー層の除去と同時にC. albicansの除去を行うことが有効と思われる．

　このほか，光線力学療法（photodynamic therapy：PDT）もC. albicansに対する効果を発揮する．すなわち，メチレンブルーやトルイジンブルーなどの光感受性物質を根管内に作用させたのち，波長660nm，40mWあるいは810nm，200nWの半導体レーザーを作用させることにより，C. albicansを除去することが可能である[20]．

　感染ウイルスに対する処置法も簡単ではない．ウイルス感染症の治療法として一般医科では抗ウイルス薬を処方するが，残念ながら厚生労働省の認可がなく，根尖性歯周炎の診断名では処方できない．しかし，ウイルスの構造上エンベロープは脂質からなるため，エタノールや有機溶剤を応用することで破壊することは可能である．なお，次亜塩素酸ナトリウム液はウイルスを死滅させるのに有効であり[21]，3分でヘルペスウイルスを死滅させた．すなわち，根管内にウイルスが感染した場合，次亜塩素

酸ナトリウム液を用いた根管洗浄を行うことにより，非常に高い除去効果が発揮される．また，過酸化水素水は潜伏感染したEBVの再活性化を抑制する[22]ため，EBVの病原性を発揮させない働きが期待できる．

　以上の知見から考察すると，根管に限局した感染であれば，十分な時間をかけて次亜塩素酸ナトリウム液やEDTAを用いた根管清掃を行うことにより，真菌やウイルスを死滅させることが可能であり，治療法として有効であると考えられる．しかし，効果を得るには根管洗浄にある程度の時間を必要とするため，根管洗浄用機器を併用した洗浄法を実施し，治療時間の短縮を図ることが現実的であろう．一方，根尖病変内にこれらの微生物が感染した場合は，現時点で完全な治療法が確立されておらず，抗真菌薬や抗ウイルス薬を処方できないことから，依然として多くの問題を抱えている．

カンジダやウイルスが感染した根尖性歯周炎への対応

　難治性根尖性歯周炎には細菌や真菌のほか，ウイルスが影響していることが明らかとなっている．水酸化カルシウム製剤の根管貼薬を繰り返しても治癒しない症例においては，このような微生物の関与も考慮して治療にあたらなくてはならない．現在，さまざまな根管清掃剤が使用可能であるが，特に次亜塩素酸ナトリウム液とEDTAの併用は良好な結果が期待でき，最も推奨される根管清掃法である．多くの症例はこの清掃法を行うことで症状の消退が可能であると思われるが，根尖病変内に感染した真菌やウイルスに対して，直接的に作用させる薬剤がないのが現状である．今後，真菌やウイルスに効果的な薬剤の検討や根管内外から応用可能な装置の開発を行うなど，根管治療に直結するような研究が望まれる．

コラム：真菌に関する最新のシステマティックレビューについて

　最近，歯内療法専門の英文誌に真菌およびカンジダ菌の根管内感染に関するシステマティックレビューが2編掲載され，興味深い知見が紹介されている[23, 24]．それぞれ既報の54編および57編の英論文をレビューしたのちメタ解析を行っており，歯髄壊疽・再根管治療症例・難治性根尖性歯周炎における根管内の感染率について分析している．その感染率は0〜100%とさまざまであったが，平均的な感染率はそれぞれ7.5%および8.20%であった．また，最も多く検出された真菌（カンジダ菌）は*Candida albicans*であったと報告されている．感染率の地域性による違いも解析しており，Mergoniら[24]は欧州（4.62%）・北米（4.67%）・南米（8.57%）・アジア（10.56%）の順に感染率が増加する傾向にあったが，アフリカにおける感染率はそれらの地域に比較して有意に高く，24.82%を示したとしている．なお，日本におけるケース別の真菌あるいはカンジダ菌の根管内感染率に関する論文は和文，英文ともに未だになく，これらの2編のレビューでは日本人の感染率は含まれていない．

　残念なことに，本レビューはあくまでも症例別感染率に関する論文を対象としたものであり，治療法にまで踏み込んだ内容ではない．現時点では，根管内に感染した真菌の治療法に関する論文は散見されるが，根尖病変内の感染に対する治療に言及したものはみられない．

参考文献

1) Siqueira Jr JF, Tocas IN：Diversity of endodontic microbiota revisited. J Dent Res, 88：969-981, 2009.
2) Sabeti M, Valles Y, Nowzari H, Simon JH, Kermani-Arab V, Slots J：Cytomegalovirus and Epstein-Barr virus DNA transcription in endodontic symptomatic lesions. Oral Microbiol Immunol, 18：104-108, 2003.
3) Waltimo TM, Sen BH, Meurman JH, Ørstavik D, Haapasalo MP：Yeasts in apical periodontitis. Crit Rev Oral Biol Med, 14：128-137, 2003.
4) Grossman LI：Root canal therapy. 3rd edn, Henry Kimpton, London, 1952.
5) Nair PN, Sjögren U, Krey G, Kahnberg KE, Sundqvist G：Intraradicular bacteria and fungi in root-filled, asymptomatic human teeth with therapy-resistant periapical lesions: a long-term light and electron microscopic follow-up study. J Endod, 16：580-588, 1990.
6) Waltimo TM, Sirén EK, Torkko HL, Olsen I, Haapasalo MP：Fungi in therapy-resistant apical periodontitis. Int Endod J, 30：96-101, 1997.
7) Arendorf TM, Walker DM：Oral candidal populations in health and disease. Br Dent J, 147：267-272, 1979.
8) Sacristán B, Blanco MT, Galán-Ladero MA, Blanco J, Pérez-Giraldo C, Gómez-García AC：Aspartyl proteinase, phospholipase, hemolytic activities and biofilm production of *Candida albicans* isolated from bronchial aspirates of ICU patients. Med Mycol, 49：94-97, 2011.
9) Albuquerque P, Casadevall A：Quorum sensing in fungi- a review. Med Mycol, 50：337-345, 2012.
10) Elkins DA, Torabinejad M, Schmidt RE, Rossi JJ, Kettering JD：Polymerase chain reaction detection of human immunodeficiency virus DNA in human periradicular lesions. J Endod, 20：386-388, 1994.
11) Epstein MA, Achong BG, Barr YM：Virus particles in cultured lymphoblasts from Burkitt's lymphoma. Lancet, 1：702-703, 1964.
12) Makino K, Takeichi O, Hatori K, Imai K, Ochiai K, Ogiso B：Epstein-Barr virus infection in chronically inflamed periapical granulomas. PLoS One, 10：e0121548, 2015.
13) Sabeti M, Kermani V, Sabeti S, Simon JH：Significance of human cytomegalovirus and Epstein-Barr virus in inducing cytokine expression in periapical lesions. J Endod, 38：47-50, 2012.
14) Yildirim S, Yapar M, Kubar A, Slots J：Human cytomegalovirus, Epstein-Barr virus and bone resorption-inducing cytokines in periapical lesions of deciduous teeth. Oral Microbiol Immunol, 21：107-111, 2006.
15) Ozbek SM, Ozbek A, Yavuz MS：Detection of human cytomegalovirus and Epstein-Barr Virus in symptomatic and asymptomatic apical periodontitis lesions by real-time PCR. Med Oral Patol Oral Cir Bucal, 18：e811-e816, 2013.
16) Waltimo TM, Sirén EK, Orstavik D, Haapasalo MP：Susceptibility of oral Candida species to calcium hydroxide *in vitro*. Int Endod J, 32：94-98, 1999.
17) Waltimo TM, Ørstavik D, Meurman JH, Samaranayake LP, Haapasalo MP：*In vitro* susceptibility of *Candida albicans* isolates from apical and marginal periodontitis to common antifungal agents. Oral Microbiol Immunol, 15：245-248, 2000.
18) Sen BH, Akdeniz BG, Denizci AA：The effect of ethylenediamine-tetraacetic acid on *Candida albicans*. Oral Surg Oral Med Oral Pathol Oral Radiol Endod, 90：651-655, 2000.
19) Sen BH, Safavi KE, Spångberg LS：Antifungal effects of sodium hypochlorite and chlorhexidine in root canals. J Endod, 25：235-238, 1999.
20) Ahangari Z, Mojtahed Bidabadi M, Asnaashari M, Rahmati A, Tabatabaei FS：Comparison of the antimicrobial efficacy of calcium hydroxide and photodynamic therapy against *Enterococcus faecalis* and *Candida albicans* in teeth with periapical lesions; an *in vivo* study. J Lasers Med Sci, 8：72-78, 2017.
21) Sanekata T, Fukuda T, Miura T, Morino H, Lee C, Maeda K, Araki K, Otake T, Kawahata T, Shibata T：Evaluation of the antiviral activity of chlorine dioxide and sodium hypochlorite against feline calicivirus, human influenza virus, measles virus, canine distemper virus, human herpesvirus, human adenovirus, canine adenovirus and canine parvovirus. Biocontrol Sci, 15：45-49, 2010.
22) Osipova-Goldberg HI, Turchanowa LV, Adler B, Pfeilschifter JM：H_2O_2 inhibits BCR-dependent immediate early induction of EBV genes in Burkitt's lymphoma cells. Free Radic Biol Med, 47：1120-1129, 2009.
23) Persoon IF, Crielaard W, Özok AR：Prevalence and nature of fungi in root canal infections: a systematic review and meta-analysis. Int Endod J, 50：1055-1066, 2017.
24) Mergoni G, Percudani D, Lodi G, Bertani P, Manfredi M：Prevalence of Candida species in endodontic infections: systematic review and meta-analysis. J Endod, 44：1616-1625, 2018.

4. Retreatmentの診断と難易度の臨床的判断

山本信一 YAMAMOTO Shinichi

　Retreatment（感染根管治療）は一般臨床医にとって頻度の高い治療である．平成29年度保険請求回数に関する調査においては，Initial Treatment（抜髄）よりRetreatmentのほうが多いと報告されており，日本の一般臨床医がRetreatmentに日々奮闘していることが容易に想像できる．

　そもそも，われわれはRetreatmentの適応症をどのように考えたらよいのだろうか？　たとえば，図1に示した症例において，

・この治療は失敗なのか？
・治療すべきなのか？　経過観察でよいのか？
・治療するとしたら，容易な症例なのか？　難症例なのか？

などを十分に考慮して適応症を見極めているだろうか．

　すでに根管治療が行われた歯に対して，「根管充填が不十分だから」「エックス線写真上で根尖周囲に透過像が見つかったから」などといった理由だけでRetreatmentが必要と判断してはいないだろうか．また，症例の難易度も考慮せず安易に治療介入した結果，いつまでも症状が改善せず途方に暮れた経験はないであろうか．臨床的なテクニックに習熟することは非常に重要だが，それと同等に術前の診査・診断や症例選択，また症例の難易度を見極めることも重要である．

　本項では，Retreatmentの症例選択と難易度判定のポイントについて，実際の臨床の流れに沿って解説したい（図2参照）．

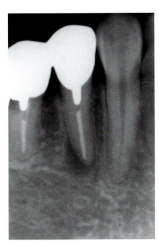

図1　臨床症状はなく，根尖部エックス線透過像が偶然に発見された4｜．1枚のエックス線写真だけでRetreatmentが必要かどうか判断できるのだろうか？　もし，Retreatmentが必要と判断した場合は，治癒させることは容易であろうか？　それとも難症例であろうか？……Retreatmentにおいては，初回治療（抜髄）と違った臨床判断が必要となる．

Retreatmentの症例選択

●Retreatmentに着手すべきかどうかの判断

　日常臨床においてエックス線透過像（根尖病変）が偶然発見されることは珍しくない．では，これら臨床上散見される根尖部透過像はすべて治療の対象になるのであろうか．

　すでに根管治療が行われた歯のおよそ20〜60％に根尖部周囲のエックス線透過像が存在していることが多数報告されている．注意しなければならないのは，これらの報告の多くが横断研究であり，あくまで透過像の発現率を示唆しているにすぎない．この中には治癒に向かっているものや，治癒していないが増大もせず安定期にあるものも存在する．たった1枚のエックス線写真で，透過像があるからといって根管治療の失敗と判断できるものではない．Retreatmentにおいてまず判断すべき事項は，Retreatmentが必要かどうか？　すぐに着手すべきか，経過観察のうえ判断すべきか？　といった症例選択である．

　詳細は後述するが，根尖部エックス線透過像が増大していたり，臨床症状（痛みや腫れ）が存在する場合は，早期にRetreatmentを検討する必要がある．しかしながらエックス線透過像に変化がなく，臨床症状もない場合は，いわゆる安定期にあると考えられ，Retreatmentの時期については緊急性を要しない．また，エックス線透過像が縮小傾向にあるかどうか不明な場合は，以前の治療からの経過期間を考慮して判断する必要がある．

●成功と失敗の判断基準

　Retreatmentという治療介入を行う判断を選択する際には，以前に行われた根管治療が成功なのか，それとも失敗なのかを判断する必要がある．以前の治療の成否は通常，臨床症状と根尖部エックス線透過像の有無や経時的変化等によって判断される．ただし，臨床症状が伴う場合の判断は容易であるが，臨床症状が伴わない場合はエックス線的評価によるところが大きく，その際，以前の治療の成否について悩むことが多いと思われる．

　根尖周囲のエックス線的評価法として最も広く採用されている方法はStrindbergの基準[1]である（表1）．この評価法は非常に厳格なものであり，透過像の有無で判断する．現在の根尖部透過像の病変が安定しているのか，あるいは減少してきているのかを反映するものではない．また，エックス線透過像の有無だけで必ずしも根尖病変の存在が判別できるわけではないため[2]，一時的なエックス線写真の情報のみで治療の成否を判断することはそもそも臨床的とはいえない．

　それに対しアメリカ歯内療法学会（AAE）のガイドラインでは，"成功と失敗"で

表1　代表的な成功基準

論文上の成功基準 （Strindbergの評価法）	臨床での成功基準 （AAEによる評価法）
・エックス線透過像がない ・症状がない	・機能的である（治癒または治癒中） ・症状がない

はなく"治癒と治癒中"という概念を提唱している（**表1**）．これはエックス線所見と臨床所見を加味し，たとえエックス線的に透過像があったとしても，臨床症状が小さく機能的に問題がない場合は治癒に向かっている病変と見なし，すぐには治療介入せず十分な観察期間を経て判断することとしている．非常に臨床的であり，何をもって治療介入の判定を行うかはRetreatmentに伴う利益とリスクを考え，術者が総合的に判断しなければならない．

●症例選択と治療のタイミング

A）根管充塡歯の根尖部にエックス線透過像が存在するとき（図2）

A1：明らかな臨床症状（腫脹，瘻孔，咬合痛，打診痛，根尖相当部の圧痛など）があり，患歯が臨床的に機能を果たせない状況にある場合は，根尖性歯周炎が活動期にあるため，速やかにRetreatmentを検討すべきである．また，臨床症状が認められなくとも経年的に透過像の増大が認められる場合や新しく発生した透過像病変についても，同様にRetreatmentを検討すべきであろう．

A2：明らかな臨床症状や誘発痛などがない場合は，たとえ透過像が存在したとしても必ずしも以前の治療の失敗ではなく，治癒に向かう過程の病変（Healing）である可能性も考えられる．このような場合は十分な問診を行い，前回の治療からの経過期間や，過去に発現した症状などを確認する必要がある．一般的には術後4年が1つの観察期間の目安とされており，これを超えても治癒曲線はあまり変化しない[3]．したがって以前の治療が4年未満に行われたもので，治療後，特に臨床症状の発現もないのであれば治癒中の病変という可能性も否定できないため，経過観察と判断してもよい．

A3：二次カリエスや修復物の脱離，不適合などの理由で修復物の再製作を予定している歯であれば，細菌漏洩による二次感染が生じている可能性があるため，Retreatmentを検討すべきであろう．術前の修復物の質（マージンの適合性，二次カリエスの有無など）や適合度，セメントの溶解など，歯冠側からの漏洩を疑う所見がないか精査する．

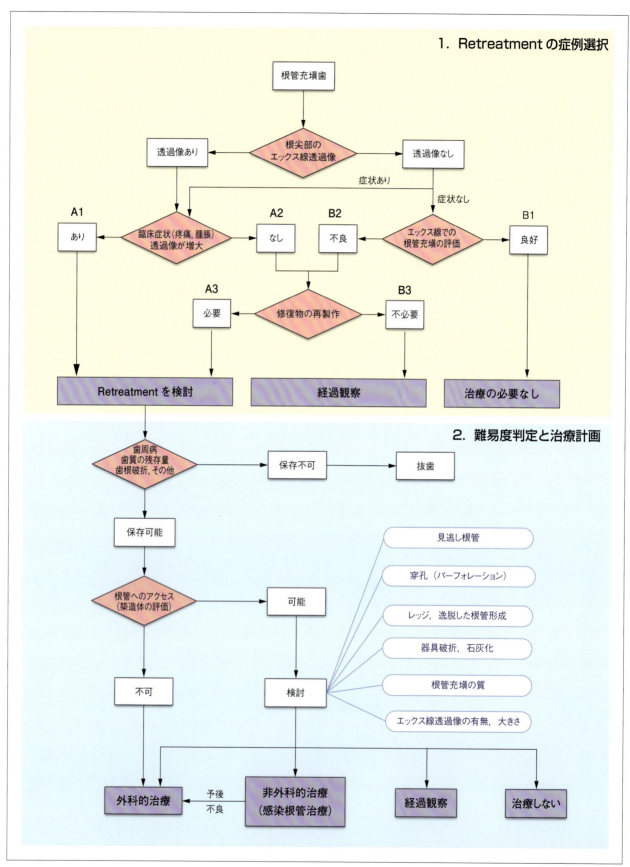

図2 Retreatmentにおける意思決定のフローチャート.

*1　エックス線透過像がないが，臨床症状が認められるとき：下顎大臼歯など皮質骨の厚い部位では，根尖病変が海綿骨に限局している場合，エックス線透過像が認められないことがある．自発痛や打診痛，根尖部の圧痛など根尖病変を由来とする症状が存在する場合は，たとえエックス線透過像がなくとも精査を行い，Retreatmentを検討する．たとえば，デンタルエックス線写真による診査が第一選択であるが，CBCTによる診査も考慮する必要がある場合もある（「5．感染根管治療に関連する解剖学的形態と画像診断」の項を参照）．また，咬合由来の痛みや非歯原性歯痛との鑑別診断も重要になる．

B）根管充塡歯の根尖部にエックス線透過像が存在しないとき（図2）*1

B1：根管充塡の質をエックス線写真で評価する．根管充塡材が適切な位置まで到達しており（エックス線的根尖～2mmアンダー），かつ明らかな死腔が存在せず緊密に充塡されているのであれば，以前の根管治療は成功と捉え，Retreatmentの必要性はないと判断される．

B2：エックス線写真での根管充塡の評価が不良（アンダー根充やオーバー根充，粗な充塡）と判断される場合はRetreatmentを行うべきか慎重に判断する．根管充塡が不良な症例では，不適合な修復物など歯冠側からの細菌漏洩に対し，容易に細菌の侵入が生じる懸念がある．以前の治療の時期や修復物の質などを考慮に入れ，たとえエックス線写真で根尖病変が認められなくとも，新たな二次感染などの疑いがあればRetreatmentを検討する．

B3：修復物の質が良好で再製作の必要がないのであれば，経過観察とする．

Retreatment症例の診査・診断

　Retreatmentの際も，通常の根管治療と同じく診査・診断を行う．特に以前の治療によって生じた医原性の問題については，Retreatmentの困難さや成功率の低下に直接関わる場合もあるため，詳細な分析が必要である．

1）問診
①**医科的既往歴**：心臓疾患，糖尿病，神経痛など歯痛に関する疾患，全身疾患，常用薬など
②**歯科的既往歴**：前回の根管治療からの経過時間
　　　　　　　　　以前のエックス線写真（透過像の変化を診査）
　　　　　　　　　過去に発現した臨床症状
　　　　　　　　　前回の根管治療（ラバーダムの有無，術式，術者のレベル）

2）臨床診査
①**口腔内診査**：患歯の症状（打診痛，根尖部の圧痛，腫脹，自発痛，瘻孔）
　　　　　　　　歯冠部歯質の残存量（フェルールの程度）
　　　　　　　　修復治療を行う可能性
　　　　　　　　歯周組織の状態
②**診断試験**：電気歯髄診断試験
　　　　　　　温冷痛試験

3）エックス線診査
①**修復物**：辺縁不適合の有無
　　　　　　二次カリエスの有無
　　　　　　ポストの有無，長さ，材料

②**残存歯質**：歯根部歯質の厚み，歯根の長さ

③**根管解剖**：見逃し根管の有無

　　　　　　根管の形態・彎曲度

④**根管充填**：根管充填材の到達度

　　　　　　根管充填の緊密度（気泡の有無）

　　　　　　根管充填材の種類（ガッタパーチャポイント，糊剤，シルバーポイント，セメント等）

⑤**近接する解剖学的構造**：上顎洞

　　　　　　　　　　　　オトガイ孔，下顎管

　　　　　　　　　　　　埋伏歯

⑥**成功率を低下させる術前因子**：

　　　　　　歯頸部および分岐部，根尖部における透過像の有無，大きさ，範囲

　　　　　　破折ファイル

　　　　　　穿孔（パーフォレーション）の有無，部位

　　　　　　医原性の根管解剖学的変化（レッジ，根尖破壊）

　　　　　　外部吸収

　　　　　　根管の石灰化

　　　　　　歯根破折

4）**患者**：治療に対する希望

　　　　協力度

　　　　コスト

5）**術者**：診療環境（マイクロスコープ，器材，診療時間）

　　　　技術

*

　近年ではデンタルエックス線に加えて，歯科用コーンビームCT（CBCT）の有用性が注目されている（詳細は「**5．感染根管治療に関連する解剖学的形態と画像診断**」の項を参照）．

部位別に診た難易度判定のポイント

　Retreatment症例には，「補綴物が装着されている」「すでに根管充填されている」「すでに根管が拡大形成されている」「ファイルの破折や穿孔が存在する」などといった特有の臨床的問題点が存在する．それらは治療の予後判定に大きく影響を及ぼす因子となり得るため，デンタルエックス線やCBCTなどによる術前診断が重要である．その際，歯冠側から根尖部に向かって部位別に系統立てて診査していけば，自ずと問題点が浮かび上がる．

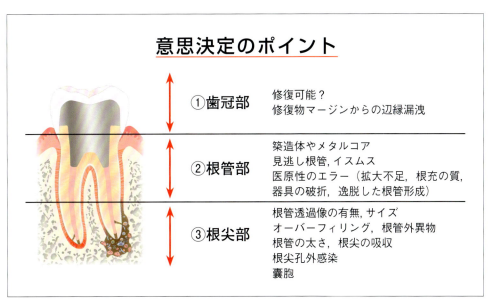

図3 部位別難易度判定のポイント.

　また，問題点を明確にしたら，その治療計画としては非外科的治療，外科的治療，経過観察，治療しない，抜歯，の選択となる．包括的に判断したうえで，できるだけリスクが少なく，かつ患者利益の高い方法を選ぶ必要がある．以下，難易度判定のポイントと治療計画を決定するフローチャートについて述べる（図3）．

●歯冠部および歯周組織

1．歯周組織の状態（図4）

　根尖病変が治癒するかどうか考える前に，まず歯内療法以外の要因で保存可能かどうかの判断をする必要がある．重度歯周炎や根分岐部病変を有する歯，根分割歯などは歯周病学見地から十分に検討する．また，限局した深い歯周ポケットは歯根破折やエンド-ペリオ病変との関連が疑われるため，慎重に判断する．

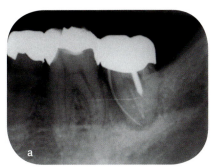
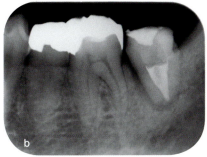
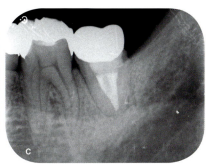

図4　エンド-ペリオ病変（39歳女性）．
a：近心隣接面に深い歯周ポケットを有する7．瘻孔からガッタパーチャポイントを挿入すると根尖部に到達した．
b：エンド-ペリオ病変であるが，深い歯周ポケットが限局的であること，周囲歯牙の歯周組織が健全なことなどからエンド原発病変の疑いが強いため，歯周治療に先立ち根管治療を優先した．
c：術後1年経過時．近心ポケット部の骨透過像が改善し，プロービングポケットデプスは3mmと安定している．歯周病変と根尖病変が交通している可能性がある場合は，診断が難しい．

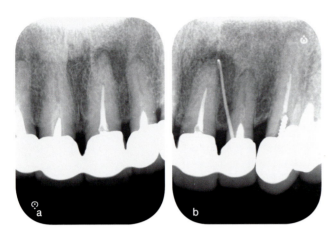

図5 辺縁不適合と二次カリエスにより補綴物の再製作が必要なケース（71歳男性）．上顎4前歯を補綴治療することとした．
a：|1 に根尖部エックス線透過像が認められる．1| には明瞭な根尖部透過像が認められない．
b：根尖相当部の瘻孔からガッタパーチャポイントを挿入してデンタルエックス線写真を撮影．1| の根尖病変由来の瘻孔であった．問診によると，以前に歯科治療を受けたのは約15年前であった．デンタルエックス線写真では，1| には根尖部透過像が認められないが，不適合冠が長期に装着されており，マージン部から根管内に細菌漏洩が生じている可能性が高い．また，根管充填が不良であり，Retreatmentによって根管充填の質を十分に改善できることが期待できる．したがって，不良補綴物の再製作に際し，根尖部透過像が存在しない歯も含めて，すべての歯をRetreatmentする計画とした．

2．修復物の質（図5）

修復物が不適合であったり，二次カリエスが存在する場合は，歯冠側からの細菌漏洩により根管内感染が生じている可能性があるため，除去してRetreatmentを行う必要がある．また修復物の適合に問題がない場合は，除去せずに咬合面から根管へアプローチする選択肢も考慮に入れ，患者の希望や経済性も含め除去すべきかどうか判断する．

3．残存歯質の量（表2[4]）

補綴物がすでに脱離していた場合やカリエスを除去した後に，予知性の高い修復治療が可能な程度に歯質が残存しているか十分に検討する必要がある．一般的には歯肉縁上に1mm以上のフェルールとなる歯質が残存していることが望ましく，そのことが支台歯や修復物の長期保全に有効であることが報告されている．また，ポスト形成がされている根管充填歯は，根管口付近の歯根象牙質の厚みが少なくなっている場合が多い．これらは歯根破折のリスクと大きく関わる因子であり，少なくとも歯根の1/3程度の厚みが残存していることが望ましい．

歯肉縁下カリエスなどにより縁上歯質が残存していない場合は，歯冠長延長術や挺出術により適切な縁上歯質を確保してからでないと，ラバーダム防湿が不可能な場合

表2 残存歯質の評価と予後判定[4]

	good	moderate	poor
フェルール効果	高さ≧2mm 幅 ≧2.2mm（前歯） 1.6mm（臼歯）	高さ≧0.5～2mm 幅 ≧1.6～2.2mm（前歯） 1.2～1.6mm（臼歯）	高さ＜0.5mm 幅 ＜1.2mm
歯根長	≧歯冠長＋5mm	＜歯冠長＋5mm ≧歯冠長＋3mm	＜歯冠長＋3mm
歯内療法学的問題	合併症なし	合併症なし 治療の結果が不明	不可逆的な合併症あり

4．Retreatmentの診断と難易度の臨床的判断　61

もある．また，適切な縁上歯質の確保ができない場合は印象採得が困難になり，その結果，不適合な修復物が装着されることになる．マージン部からの漏洩は根管治療の予知性に悪影響を与える．

● 根管部

1．築造体やポスト（図6）

非外科的治療では築造体やポストを除去しなければならない．築造体のマテリアルやポストの長さによって，除去に伴うパーフォレーションや歯根破折などのリスクを十分に検討する．築造体や長いポストの除去が不可能な場合や除去のリスクが高い場合は，外科的治療を検討する．

2．見逃し根管（図7）

多くのRetreatmentのケースでは見逃し根管や未処置の根管が見つかることが多く，そこに感染源が存在している可能性がある[5]．したがって，髄床底を十分に観察し，見逃した根管がないかを調査しなければならない．術前のデンタルエックス線写真にて根管充填が根管の頰舌側に偏位している場合は，見逃し根管が存在している可能性が高い．十分に乾燥させた髄床底をマイクロスコープで観察すると，根管口が見つかりやすい．メチレンブルーによる染め出しや次亜塩素酸ナトリウム液（NaOCl）を塗布した際の根管口からの発泡などは発見の一助になる．

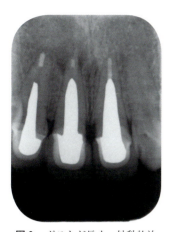

図6　ポストが長く，外科的治療が優先されたケース（補綴物は良好であった）（32歳男性）．1|に根尖部透過像が確認できる．非常に太くて長いメタルポストコアが装着されており，除去することは容易ではない．除去に伴う歯質の菲薄化や歯根破折のリスクなどを考慮すると，外科的治療を第一選択と考えたほうが保存的である．

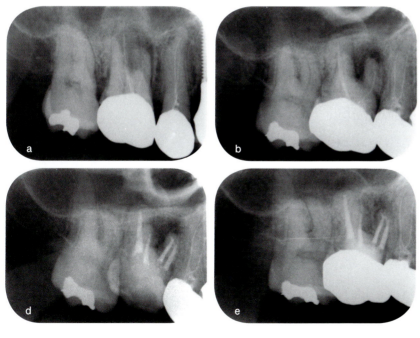

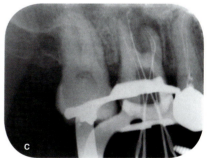

図7　見逃し根管のケース（上顎）（55歳男性）．
a：6|の頰側近心根に根尖部透過像を認める（正放線投影）．根管充填材は歯根の中央に位置している．
b：偏近心投影．頰側近心根の根管充填材が歯根の頰側寄りに偏位して写っている．根管充填材が非シンメトリーに造影されている場合は，高い確率で根管を見逃しているという報告がある．
c：頰側近心根のMB2が見逃されていた．
d：根管充填直後．
e：根管充填後1年経過時．頰側近心根の根尖部透過像が改善してきている．

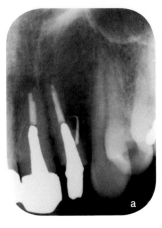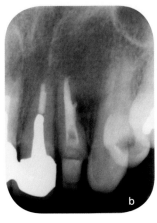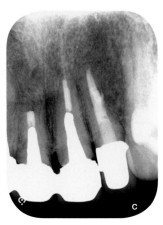

図8 穿孔部が存在したケース（40歳女性）．
a：|2 に瘻孔が存在していた．瘻孔部からガッタパーチャポイントを挿入してデンタルエックス線写真を撮影．歯根頰側中央部に穿孔を疑う透過像が確認された．根尖部は正常と判断された．プロービングポケットデプスは全周3mm程度であり，穿孔部と歯周ポケットの交通はないと判断された．
b：ポストコアを除去すると頰側中央部に穿孔が認められた．MTAにて穿孔部の修復を行った．
c：根管治療後3年経過時．瘻孔の再発もなく，エックス線透過像も改善している．

3．穿孔（図8）

穿孔の有無は予後に影響を与える．以前は穿孔のサイズや位置などが予後に影響を与えるとする報告が多かったが，MTAの出現によりあまり問題にならなくなってきた．予後に大きく影響を与えるのは，穿孔部と歯周ポケットが交通してしまったエンド−ペリオ病変である．特に大臼歯の髄床底や根分岐部の穿孔はエンド−ペリオ病変に発展しやすい．また，穿孔が起きてから長い経過を経ている症例はポケット上皮が侵入し，予後不良症例となることが多い．以前の治療がいつ頃に行われたのか，その後，臨床症状などは発現していないか等，十分に問診を行ったうえで，慎重にプロービングを行い，穿孔部と交通がないか判断する必要がある．もし，穿孔部と歯周ポケットが交通している状態であれば難症例と判断される．その予知性は歯周治療の難易度に左右される．

4．レッジ，トランスポーテーション（図9）

レッジやトランスポーテーションなど，本来の根管から逸脱した方向に根管形成されている場合は，レッジ部位から根尖方向へのファイルの挿入が阻止され，十分な根管形成と根管洗浄が困難である．このように医原性のエラーにより根管の解剖学的形態が維持されていないケースでは，維持されているケースと比較して有意に病変の治癒率が低下することが報告されている[6]（**表3**）．

このようなケースでは，非外科的治療においては根管内の清掃が行き届かず，治療の難易度は高くなる．非外科的治療で治癒しない場合は，外科的治療にて対応する可能性もあることを考慮しなければならない．

5．器具の破折（図10）

根管内に破折器具が残存している場合，それらが根管形成や根管洗浄の障害物となる．破折器具がどの程度予後に影響するかについては議論の余地があるが，影響を及ぼさないという報告も存在する[7]．根管治療においては術前の根管内の感染の程度が重要である．術前に根尖部透過像が存在しないケースなどは，破折器具を除去せずと

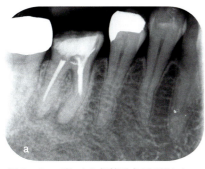 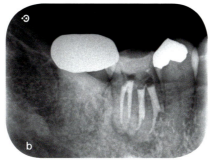 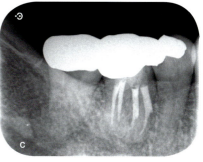

図9　レッジにより根管形成が困難なケース（44歳女性）．6|の急性症状（咬合痛，自発痛）にて来院．Retreatmentを計画した．
a：術前．近遠心根ともに根尖部エックス線透過像が存在する．近心根は以前の根管治療により大きくトランスポーテーションを起こし，レッジを形成している．このように根管解剖が破壊されている症例では，本来の根管の方向に沿って機械的拡大を行うことが困難であり，成功率が著しく低下する．難易度が高いケースである．
b：根管充填直後．可及的に根管形成を行った．すべての根管で穿通はしていない．
c：術後10カ月経時．根尖部透過像は改善してきているようである．

表3　以前の不適切な根管治療が成功率に影響を与える因子[6]

		術前根尖部透過像（＋）	術前根尖部透過像（－）
解剖学的形態 維持	アピカルストップ 器具破折 アンダー根充 石灰化	83.3%	91.6%
解剖学的形態 破壊	トランスポーテーション 根尖破壊 パーフォレーション ストリッピング	40%	84.4%

根尖病変が存在する症例では，すでに根管の解剖学的形態が破壊されている場合は成功率が有意に低くなる．すなわち，術前のデンタルエックス線写真にてレッジやトランスポーテーション，根尖破壊などが生じている症例は難症例である．しかしながら，術前の根尖病変が存在しないケースでは成功率はそれほど低下せず，これらの因子が与える影響は少ない．

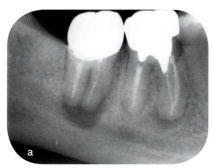 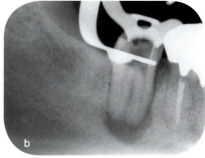 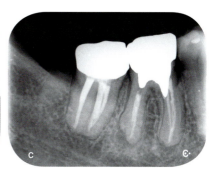

図10　破折ファイルのケース（36歳女性）．
a：術前の7|．近心根に破折器具と思われる不透過像が認められる．根尖部には大きな透過像が存在する．
b：バイパス形成を行い，穿通はしなかったがエックス線的根尖からおよそ2mmアンダーの位置までファイルが届いたため，無理にファイルを除去しなくともよいと判断した．
c：術後3年経時．破折ファイルは残存しているが，透過像病変は改善されている．残存したファイルが問題ではなく，根管内に残存した細菌をいかに除去できているかが予後を左右する．

も予後にはあまり影響しないと考えられる．それに対して術前に根尖部透過像が存在するケースでは，破折器具の存在が機械的拡大の障害になり，十分な感染除去ができず，予後に悪影響を及ぼすかもしれない．

破折器具の除去を試みる際には，破折器具の位置により難易度とリスクが異なる．彎曲点手前の位置に存在する破折器具は比較的容易に除去できるが，彎曲点より根尖側の位置の破折器具除去は困難であり[8]，また歯質の切削量も増大する傾向があるため，結果としてレッジ形成が生じやすい．除去が困難なケースや除去する際に伴うリスク，マイクロスコープの有無など診療環境を考慮したうえで，破折器具の除去を試みるかどうかを慎重に判断しなければならない．場合によっては外科的治療が第一選択になることがある[9]．

6．根管充填の質，到達度（図11）

エックス線写真における術前の根管充填の質に対する評価は，予後を判断するうえで非常に重要である．根管充填の到達度や気泡の有無がRetreatmentの成功に影響を与えることは多くの論文で示唆されている[10]．術前の根管充填の質が良好にもかかわらず根尖部透過像を有している経過不良例は，根管充填の質が不良な症例と比べてRetreatmentの成功率が低い．このような症例では，根管形成が及びにくいイスムスのような複雑な根管解剖を有している歯であったり，根尖孔外感染，真性囊胞（true cyst）など通常のRetreatmentでは治癒しにくい難症例である可能性が高い．Retreatmentによって根管充填の質を改善できるかどうかを術前に見極める必要がある．

●根尖部

1．根尖部透過像の有無と大きさ

術前の根尖部エックス線透過像の有無は，Retreatmentの成功率に大きく影響する因子である[10]．術前に根尖部透過像が存在する症例では，透過像が存在しない症例と比べて成功率が低下することが示唆されている．理由としては，透過像が存在する根管で

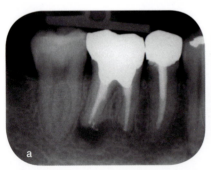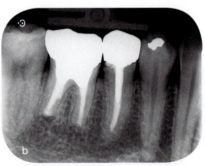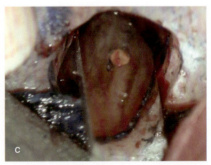

図11 以前の根管充填の質が高いにもかかわらず，病変が存在するケース（34歳男性）．
a：術前のデンタルエックス線写真．6̄遠心根に明瞭な根尖部透過像が存在する．根管充填の質が良好にもかかわらず根尖病変が存在している点に注目．Retreatmentを行っても，これ以上の根管充填の質を改善することは難しいと思われる．このようなケースは難治性である場合が多い．
b：修復物に問題がなかったこともあり，外科的治療を第一選択とした．術後3年経過時のデンタルエックス線写真．
c：外科的治療を行った際の遠心根切断面の強拡大像．機械的拡大が根管彎曲の外彎側方向に逸脱しており，本来のオリジナルの根管が未形成であることがわかる．根管充填の質が良好にもかかわらず根尖部透過像が存在するケースの多くでは，このように本来の根管から逸脱して根管治療がなされており，Retreatmentを行ってもさらに外彎方向に拡大され，本来の根管系を処置することが難しい．

は，解剖学的に機械的拡大が及ばない部位に細菌感染が広がっている可能性が高いことなどが考えられる[11]．術前の透過像が大きい場合は（5mm以上），小さい場合（5mm以下）よりも予後が悪いと報告されている．また，病変が大きいほど，根管内の細菌数が多く相関があるという報告もあり[12]，病変の大きさは予後に影響するかもしれない．しかしながら，透過像の大きさは予後に影響しないとする報告も多数存在し[13]，議論の分かれるところである．

2．根管の太さ

根尖付近に明瞭な太さの根管を認める場合は，根未完成のときに根管治療を受けた，矯正治療により歯根吸収が生じた，あるいは以前の治療で医原性に根管が拡大されているなどの原因が考えられる．根尖付近の根管が太いと滲出液が止まらない，器具や薬液が根尖周囲組織を刺激しがちである，根管内のバイオフィルムを根尖孔外に押し出しやすいなどの問題が生じ，難治性となりやすい（詳しい問題点や対応策については，「10．**根尖部が開いている症例に対する根管充塡の問題点**」「11．**根尖部が開いている症例に対する治療—水酸化カルシウム製剤の応用**」「12．**根尖部が開いている症例に対する治療—MTAの応用**」の項を参照）．

3．根尖孔外感染

術前に根尖病変が存在する場合，その原因のほとんどは根管内の細菌の残存であるが，それ以外に根尖孔外感染や根尖孔外の異物などが原因で難治化している症例が存在する[14]．また，根尖部透過像のおよそ15%程度は病理学的に根尖囊胞であると報告されており[15]，その中には根管と交通せず，完全に独立して存在する真性囊胞と呼ばれる病態が存在することが示唆されている．これらが原因で難治化した病変は，非外科的治療では完治しない場合もある．

治療計画

術前の診断からRetreatmentが必要と判断された場合，その治療法として3つの選択肢が考えられる．
①非外科的治療
②外科的治療
③分割抜去・抜歯
以下，それぞれの治療法について述べる．

●非外科的治療

多くの症例では，まず非外科的治療が第一選択となる．根尖病変の主たる原因は根

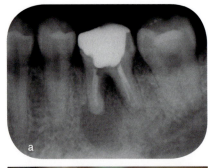
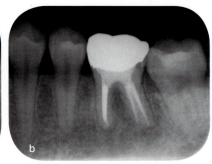
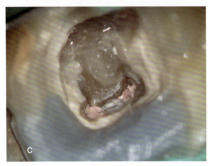
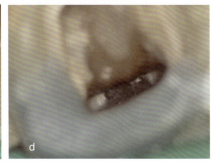

図12 予後不良例の多くは根管内細菌の残存である．
a：6̄の近心根に根尖部透過像が存在する（33歳男性）．近心根には大きな透過像が存在するにもかかわらず，遠心根には明らかな透過像が存在しないことに注目．同じ術者が同じタイミングで同程度のクオリティで治療したにもかかわらず，なぜ近心根だけに病変が生じたのであろうか？ 明らかな見逃し根管はなさそうである．
b：術後1年．根尖部透過像が改善されている．
c：近心根には頰側根管と舌側根管を交通するイスムスが存在していた．病変が生じた原因のほとんどは根管内細菌の残存であり，機械的拡大が及びにくい部分が感染源であることが多い．残存した細菌を除去またはある程度減少することができれば，非外科的治療であっても病変は治癒する．
d：イスムス部に対して機械的拡大を行った後の強拡大像．

管内に残存する細菌であり，根管へのアクセスが可能であれば非外科的に根管系全体の機械的拡大，化学的洗浄，貼薬を試みるべきである．非外科的治療の成功率は決して低いものではないが(**図12**)，レッジなどによる医原性の根管形態の偏位や破折器具の残存，根尖破壊など，十分な機械的拡大と緊密な根管充塡が困難な症例では，そうでない症例と比べ成功率は低下する（**表3**）．術前のエックス線的評価を十分に行い，治療の難易度を見極めることが重要である．難症例と考えられる場合は，後述の外科的治療の併用を考える必要がある．

●外科的治療（歯根端切除術や意図的再植術など）

外科的治療のメリットとして，歯冠側からのアクセスが困難な根尖部に直接アプローチできること，またイスムスや見逃し根管など非外科的治療では機械的拡大が困難な部位を視認し，かつ正確に逆根管形成が行えることなどが挙げられる．また，太いポストコアが装着されている症例では，除去に伴う過剰な歯質の切削を予防することができる．

デメリットとしては，逆根管形成を行った部位よりも歯冠側の根管上部の感染源が残存してしまうことである．Kvistらの報告を見ると（**図13**）[16]，外科的治療と非外科的治療の成功率を比較した結果，短期的結果では外科的治療が上回るものの，長期的にみれば両者の成功率に差はないことが示唆されている．

歯冠側の根管に細菌感染が残存していた場合，短期的には成功率の高い外科的治療においても，やがて細菌の漏洩が生じる可能性があることが推測される．近年ではMTAセメントなどきわめて封鎖性の高い逆根管充塡材が開発され，また外科手技も飛躍的進歩を遂げ非常に高い成功率が示されている．しかしながら長期的にみれば，

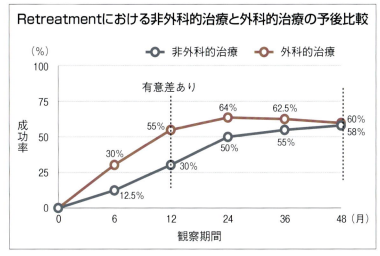

図13 Retreatmentにおける非外科的治療と外科的治療の予後比較[16].
外科的治療は，短期（術後1年）では非外科的治療と比較して成功率は高いが，長期（4年）で観察した場合は同程度の成功率になる．治癒のスピードが違うが，長期的にみれば成功率は同程度であることが示唆される．ただし，この研究における外科手技は現在のマイクロサージェリーとは異なるものであり，解釈には注意が必要である．ひとつ言えることは，非外科的治療がまずは第一選択であり，決して外科的治療が優位な選択ではないことを認識しなければならない．

やはり非外科的治療を行い可能な限り根管系全体の感染除去を行ったうえで，それでも治癒しない難治性病変の場合に外科的治療が適応されるべきであろう．

ただし，除去不可能なポストが存在する場合や修復物の再製作ができない症例などでは外科的治療が第一選択となる場合がある．

●分割抜去・抜歯

臨床症状や根尖部エックス線透過像の存在などからRetreatmentを検討する症例では，根尖病変がマネージメントできるかどうかを検討する前に，まず歯周病学的，補綴学的に保存可能かどうかを判断しなければならない．重度の歯周病や，残存歯質の量が少なく破折のリスクがきわめて高い場合，歯根破折が生じている場合などは，抜歯や原因根の分割抜去の可能性も検討する．歯内療法的介入を考える前に，対象歯の予知性を十分に検討する必要がある．

＊

術式を選択する際の意思決定は，以下の流れに沿う．
①まず第一に非外科的治療を検討する
②非外科的治療で治癒しない難症例には外科的治療を検討する
次のような症例では，外科的治療が必要になる可能性が高いことを念頭に入れておく．
・レッジやパーフォレーションなどにより解剖学的根管形態が破壊されており，かつ根尖部エックス線透過像が存在する症例
・石灰化や破折器具などにより根尖部付近まで十分な機械的拡大が困難と予想される症例
・術前の根管充塡の質が良好にもかかわらず，根尖部エックス線透過像を有する症例
③**修復物の再製作ができないケースや除去困難なポストにより根管へのアクセスができないようなケースにおいては，外科的治療が第一選択とされる場合もある**

Retreatmentを成功へ導くために

Retreatmentを成功へ導くためには，症例の難易度を見極め，適切な治療計画を立案することが重要である．根尖病変の原因の多くは根管内の細菌感染である．根尖透過像が存在する場合は相当量の細菌感染が残存しており，透過像がないケースと比べ難易度は高い．たとえ透過像がなくとも，不良修復物を除去した際に二次感染（細菌漏洩）が疑われる症例ではRetreatmentを考慮すべきである．根尖透過像が存在する症例では，根管内の細菌感染の除去が困難な場合（トランスポーテーションや根尖破壊など医原性のエラーにより根管解剖が維持されていない場合）は非外科的治療の難易度は高く，外科的治療が必要になる可能性も考えなければならない．また，術中においては，残存歯質の量を精査したうえで修復歯としての予知性を判断したり，歯根破折の有無や穿孔の有無，エンド-ペリオ病変の関係など重要な診査項目が考えられる．

また，術前の根管の状態以外にも，術者のスキルや診療環境などにより難易度は大きく左右される．われわれは術前診断とともに術中診断の重要性を認識し，少しでも患者利益につながる治療選択をするよう心がけるべきである．

参考文献

1）Strindberg LZ：The dependence of the results of pulp therapy on certain factors. Acta Odontol Scand, 14：Suppl 21, 1956.

2）Huumonen S, Ørstavik D：Radiological aspects of apical periodontitis. Endodontic Topics, 1：3-25, 2002.

3）Ng YL, Mann V, Rahbaran S, Lewsey J, Gulabivala K：Outcome of primary root canal treatment: systematic review of the literature- part 1. Effects of study characteristics on probability of success. Int Endod J, 40：921-939, 2007.

4）Esteves H, Correia A, Araújo F：Classification of extensively damaged teeth to evaluate prognosis. J Can Dent Assoc, 77：b105, 2011.

5）Cantatore G, Berutti E, Castellucci A：Missed anatomy: frequency and clinical impact. Endodontic Topics, 15：3-31, 2006.

6）Gorni FG, Gagliani MM：The outcome of endodontic retreatment: a 2-yr follow-up. J Endod, 30：1-4, 2004.

7）Spili P, Parashos P, Messer HH：The impact of instrument fracture on outcome of endodontic treatment. J Endod, 31：845-850, 2005.

8）Souter NJ, Messer HH：Complications associated with fractured file removal using an ultrasonic technique. J Endod, 31：450-452, 2005.

9）寺内吉継：ファイル破折の予防策と対処法．木ノ本喜史 編：偶発症・難症例への対応，75-104，ヒョーロン・パブリッシャーズ，東京，2014.

10）Ng YL, Mann V, Gulabivala K：Outcome of secondary root canal treatment: a systematic review of the literature. Int Endod J, 41：1026-1046, 2008.

11）Nair PN, Henry S, Cano V, Vera J：Microbial status of apical root canal system of human mandibular first molars with primary apical periodontitis after "one-visit" endodontic treatment. Oral Surg Oral Med Oral Pathol Oral Radiol Endod, 99：231-252, 2005.

12）Byström A, Happonen RP, Sjögren U, Sundqvist G：Healing of periapical lesions of pulpless teeth after endodontic treatment with controlled asepsis. Endod Dent Traumatol, 3：58-63, 1987.

13）Sjögren U, Hagglund B, Sundqvist G, Wing K：Factors affecting the long-term results of endodontic treatment. J Endod, 16：498-504, 1990.

14）Nair PN, Sjögren U, Figdor D, Sundqvist G：Persistent periapical radiolucencies of root-filled human teeth, failed endodontic treatments, and periapical scars. Oral Surg Oral Med Oral Pathol Oral Radiol Endod, 87：617-627, 1999.

15）Nair PN：New perspectives on radicular cysts: do they heal?. Int Endod J, 31：155-160, 1998.

16）Kvist T, Reit C：Results of endodontic retreatment: a randomized clinical study comparing surgical and nonsurgical procedures. J Endod, 25：814-817, 1999.

TIPs #3

瘻孔（sinus tract）

　Retreatment症例における患歯の特定のために瘻孔を参考にすることがある．内歯瘻は骨内の慢性化膿性病変と口腔粘膜の間に形成された交通路であり，外歯瘻は顔面皮膚との間に形成された交通路である．それら歯瘻の出口が瘻孔であり，病変と繋がっているので，出口からガッタパーチャポイントなど柔軟性のある材料を挿入することにより，病変に到達し患歯の特定が可能になる．外科的処置の際に歯瘻を観察するとチューブ状の構造が確認できる（図1）．

　瘻孔は患歯の近傍に出現することが多いが，皮質骨の厚みの関係で近心寄りに出現することもあり，瘻孔のすぐ近くの歯が原因歯であると思い込まないことが重要である（図2）．また，瘻孔から挿入したガッタパーチャポイントが病変の手前までしか到達できなかったり，歯槽骨内ではなく歯槽骨の表層に沿って進んでいる場合（図3）は，原因となっている病変の位置を誤る恐れがあるので，ガッタパーチャポイントの挿入方向には注意が必要である．

　詳しくは，本シリーズ既刊の『根尖病変─治癒へ向けた戦略を究める』の「6．根尖病変と瘻孔──臨床上のポイント」（加藤広之 著）の項を参照されたい．

（木ノ本喜史）

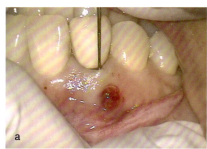
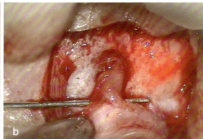

図1　2|の歯根端切除術の術中写真（46歳女性）．
根尖病変から粘膜表層の瘻孔に繋がるチューブ状の歯瘻が確認できた．

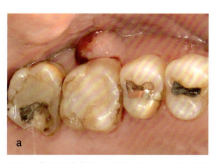
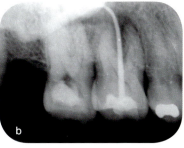
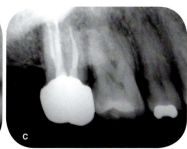

図2　瘻孔が前方歯の近傍に生じていた感染根管治療症例（57歳男性，7|）．
a：口腔内では6|の頬側に瘻孔を認めた．
b：デンタルエックス線写真では，6|の近心頬側根根尖部に透過像を認めたものの，瘻孔から挿入したガッタパーチャポイントは7|の近心頬側根方向に進んでいた．
c：7|の根管治療を行ったところ，瘻孔は消失し，6|の根尖の透過像も消失した．

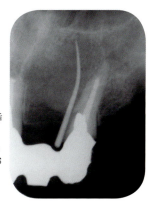

図3　|3 近傍に出現した瘻孔からガッタパーチャポイントを挿入して撮影したデンタルエックス線写真（63歳女性）．
ガッタパーチャポイントの先が歯根と異なる方向に進んでいた．瘻孔から挿入したポイントは粘膜下で歯槽骨の表層を進んでおり，診断の参考にはならなかった．

TIPs #4

歯科用コーンビームCTの臨床利用指針

平成24年度の診療報酬改定において保険診療に歯科用コーンビームCT（CBCT）が導入された後，平成28年度の診療報酬改定において，「マイクロスコープ（歯科用実体顕微鏡）および歯科用3次元エックス線断層撮影を用いて歯の根管の数および形態を正確に把握したうえで根管治療を実施した場合の評価を行う」とされ，歯内療法領域における歯科用CBCTの撮像要件に関する文言が明記された．したがって，歯内療法の領域においてもCBCTを撮影する機会が増加している．

CBCTは歯や骨などを3次元的に観察し診断することが可能で，デンタルエックス線写真やパノラマエックス線写真など2次元での観察に比べて有用性が高いことは論をまたない（図）．しかし，低線量の撮影条件であっても，CBCTの被曝線量は2次元の撮影法に比べると十数倍以上になるとされている．

そのような流れの中，CBCTの利用指針が最近整備されてきている．わが国においては，NPO法人日本歯科放射線学会診療ガイドライン委員会による「歯科用コーンビームCTの臨床利用指針（案）第1版」（2017年9月29日）が出されており，CBCTの特徴からトレーニング，撮影実施手順，低被曝化の考え方などが記されている．

また，アメリカ歯内療法学会（AAE）とアメリカ歯科放射線学会（AAOMR）による，「歯内療法におけるCBCTの使用について」の共同声明（2015年）では，最小の観察領域（FOV）とボクセルサイズ，低い管電圧と最短の照射時間の常用が推奨されている．

> AAE and AAOMR Joint Position Statement：Use of cone-beam computed tomography in endodontics. Oral Surg Oral Med Oral Pathol Oral Radiol Endod, 120：508-512, 2015.

いずれも，不要不急の歯科用CBCTの撮影は行わないことや検査を実施する場合は最小限のFOVを選択することなどが，歯内療法における使用上の要点とされている．歯科用CBCTを含むエックス線写真画像検査の実施においては，国際放射線防護委員（ICRP）のALARA（as low as reasonably achievable）の原則に従い，防護の最適化を考え利用することが重要である．

（木ノ本喜史）

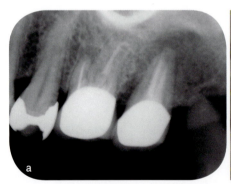 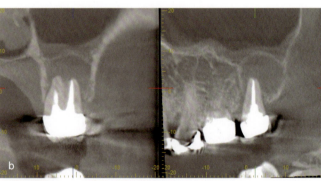

図　CBCTによる観察が有効であった症例（46歳女性，⌊7）．
a：デンタルエックス線写真では根尖部に透過像が存在するようにも見えたが，不明瞭であった．
b：CBCT像では明瞭な根尖病変と上顎洞粘膜の挙上および肥厚を認めた．

5. 感染根管治療に関連する解剖学的形態と画像診断

柴田直樹 SHIBATA Naoki　　中田和彦 NAKATA Kazuhiko

歯内療法領域の画像診断

　歯内療法では，術前に患歯およびその周囲の病的変化や解剖学的形態を把握することが重要であり，その診査精度が治療成績に大きな影響を与える．そのため，歯科用コーンビームCT（CBCT）の普及とともに，その3次元的な画像診断の有効性が報告されてきた[1]．

　本項では，歯内療法領域の画像診断におけるデンタルエックス線撮影の限界とCBCTの有効性について述べるとともに，感染根管治療に関連する患歯周囲の解剖学的形態（フェネストレーション（歯槽骨の開窓），上顎洞（骨隆起，隔壁），下顎管（オトガイ孔，副オトガイ孔），切歯管（鼻口蓋管嚢胞））にフォーカスし，それらが画像診断や治療方針に与える影響を検討する．

デンタルエックス線撮影による画像診断の限界とCBCTの有効性

　外科的および非外科的歯内療法を施行する際は，患歯の歯根および根管の形態や数のみならず，その周囲構造物の解剖学的形態や患歯との位置関係を把握しておくことが重要である．その方法として，従来からデンタルエックス線撮影法が用いられているが，その画像は立体構造物を平面に投影することにより2次元化された"影絵"であるため，必ずしも患部の解剖学的形態が正確に表現されているわけではない．また，エックス線が透過したすべての構造物が画像上に重積して描出されることから，関心領域が十分に観察できないこともある．さらに，唇（頰）側方向からエックス線を照射して構成された画像であるため，近遠心面と比較して，唇（頰）舌側面の情報は反映されにくい．われわれが日常行っているデンタルエックス線画像の読影は，「限定的で雑音を含む"影絵"を観察することにより，患部の病的変化や患歯と周囲構造物の3次元的な位置関係を"推測"する行為」ともいえる．歯内療法領域におけ

る画像検査としては，デンタルエックス線撮影法が基本であることに議論の余地はない．しかし，その画質や読影力の差によって，しばしば術者間で診断や治療方針に齟齬が生じる可能性があることは否定できない．

一方，CBCTは矢状断，冠状断および軸位断の3方向[*1]からの観察を基本とし，関心領域において任意のスライス面を設定することにより，患歯と周囲構造物が重複しない画像として3次元的に観察することができる．また，外科的歯内療法を検討する場合には，患部と近接する解剖学的構造物との正確な3次元的位置関係の把握が可能なため，安全な施術方針を立案することができる．これらのことより，CBCTは歯内療法領域において非常に有効な検査法であるといえる．ただし，被曝線量の問題から不要不急の撮影は避け，適用症例を十分に検討し，選択することが重要である．一般的な根管処置や予後診査の場合はデンタルエックス線撮影で十分であり，必ずしもCBCT検査を必要としない[2～4]．

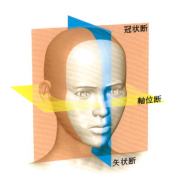

*1 CBCTにおける基本となる3つの観察断面：矢状断，冠状断，軸位断．

根尖病変の画像診断

従来より，デンタルエックス線撮影では根尖病変の検出に限界があることが明らかになっている（図1・図2）．上顎では上顎洞や頬骨弓，下顎では厚い皮質骨や顎舌骨筋線などの解剖学的構造物と重複し，根尖病変の観察が妨げられることが報告されている[5]．前述したように，デンタルエックス線画像は関心領域以外の情報を含む重複画像であるため，解剖学的ノイズに阻まれ，根尖部骨吸収の有無，位置および大きさを正確に判定することは困難である．また，根尖病変の存在する位置によって，デンタルエックス線撮影による検出率に影響が出ることが知られている．多くの報告から，海綿骨に加えて皮質骨も吸収していなければ，デンタルエックス線画像では透過像として認識されにくいことが示されている．

デンタルエックス線撮影による根尖病変の検出率を向上させるには，正放線に加えて偏心投影法を併用することも有効な方法の1つである．偏心投影によって根尖病変と解剖学的構造物の重複が回避され，病変部を確認できることがある．ただし，正放線と偏心投影法およびCBCTによる画像診断を比較した研究では，偏心投影を行っても，根尖病変の検出率は上がらなかったと報告しているものもある[6]．この結果は，前述したようなデンタルエックス線画像による根尖病変検出の不確実性が，必ずしも偏心投影により補完されるものではないことを示唆している．

以上のことからも，日常臨床において画像診断を行う際は，デンタルエックス線画像の特性について十分に理解しておく必要がある．患者が不快症状を訴えるものの，デンタルエックス線画像では根尖部透過像が明瞭に観察できない場合でも，根尖性歯周炎の可能性を完全に否定せず，その他の診査により総合的に判断するべきである．

一方，CBCTでは，デンタルエックス線撮影と比較した場合の根尖病変の検出率，正

5．感染根管治療に関連する解剖学的形態と画像診断　73

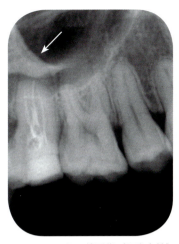

図1　術前のデンタルエックス線画像（35歳女性）．
7⏌口蓋根の根尖部は，頰骨突起（矢印）および上顎洞と重複しているため，透過像の有無は確認できなかった．

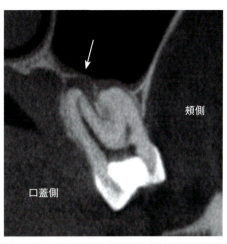

図2　図1の症例のCBCT画像（冠状断）（根管内充塡物除去後）．
7⏌口蓋根の根尖部には，デンタルエックス画像では確認できなかった根尖病変が明瞭に観察できた（矢印）．また，口蓋根管は根尖部で著しく彎曲し，分岐部側へ開口していることが確認できた．

確な位置や範囲の確認における優位性が複数報告されている[1〜3,5〜8]．CBCTは多方向からのエックス線データから，患部の特定のスライス平面画像のみを再構成することで，海綿骨内に限局した根尖病変であっても描出することができる．また，根尖病変の唇（頰）舌的な進展の程度や，多根歯における各歯根の根尖病変の広がりが観察できるため，デンタルエックス線画像上で歯根が重複している場合でも，原因根の特定が可能となるケースも多い（図3・図4）．Cheungら[7]は，根管充塡済みの上下顎大臼歯を対象に，デンタルとCBCT画像を用いて根尖部の状態を評価したところ，特に上顎大臼歯の根尖病変の検出率および大きさの判定において，CBCTの優位性が認められたと結論づけている．

　上顎骨は下顎と比較して構造が複雑であり，また，下顎骨は上顎より皮質骨が厚いため，いずれにおいてもデンタルエックス線画像から"エックス線潜伏期"とも表現される小さな根尖病変を検出することは困難である．このことは，デンタルエックス線画像では根尖病変が確認できないものの，不快症状を有する大臼歯に対し再根管治療の適否を判断するには，CBCT検査が有効であることを示唆している．ただし，可逆性歯髄炎の症例では，反応性のわずかな根尖部骨吸収であってもCBCTにより検出されることがあるため[8]，不必要な抜髄などのオーバートリートメントに注意し，待機的診断を含めて慎重に治療方針を決定する必要がある．

感染根管治療において考慮すべき患歯周囲の解剖学的形態

●フェネストレーション（開窓）

　フェネストレーションは，根尖唇（頰）側の骨壁の欠損により，根尖部が歯槽骨から突出した解剖学的形態で，適切な根管処置を行ったとしても根尖部圧痛や咬合痛が

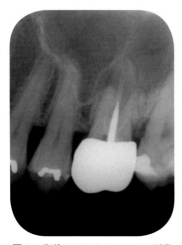

図3 術前のデンタルエックス画像（45歳女性）．
|6 の根尖部は，上顎洞と重複しており，各歯根の根尖部透過像の有無は明瞭に観察できなかった．

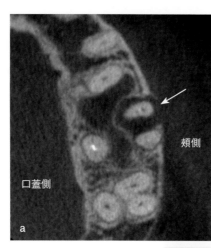
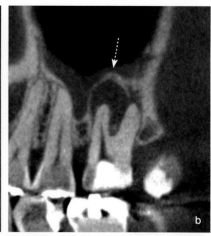
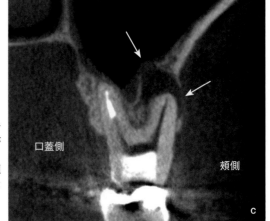

図4 図3の症例のCBCT画像（a：軸位断，b：矢状断，c：冠状断）（感染根管治療開始後に撮影）．
a・b：|6 の骨吸収を伴う根尖病変は，近心頬側根が主原因であることと（実線矢印），病変の進展による上顎洞底の挙上が確認できた（破線矢印）．
c：|6 近心頬側根の骨吸収を伴う根尖病変の進展により，上顎洞底および頬側皮質骨の一部に断裂または菲薄化が疑われた（矢印）．また，口蓋根周囲に骨吸収像は認められなかった．

消退しにくいことから，いわゆる"難治性根尖性歯周炎"と判断されることもある．症状の消退がみられないため，必要以上に根管が拡大形成された結果，根管壁の菲薄化や穿孔，根尖孔の破壊などが生じないように，その存在には注意を払う必要がある．根尖部が直接粘膜と接触することにより疼痛が生じるため[9]，唇側に突出している歯根を外科的に切除することで，症状の消退が期待できる．施術の適否に関しては，歯根の突出や不快症状の程度などを考慮し，個々の症例に応じて判断すべきである．

フェネストレーションは，歯根が唇（頬）側方向に突出する解剖学的特徴であるため，デンタルおよびパノラマエックス線画像での確定診断は不可能である（図5）．その存在が疑われる場合には，まず歯根振盪（水平打診を行うことにより，根尖相当部に当てた指先に歯根の振動を強く感じる状態のこと，歯槽骨の開窓に起因する）の有無を確認することが重要である．歯根振盪が触知された場合は，フェネストレーションの可能性が高く[4]，治療方針の決定において必要であればCBCT検査を検討する．Leungら[10]は，ヒト乾燥頭蓋骨を用いたCBCTによるフェネストレーション検出の実験を行った結果，感度[*2]（0.80）および特異度[*2]（0.80）と比較して，陽性的中

*2 特定の疾患について検査を行う場合，その検査の有用性を評価する指標として以下のようなものがある．
感度：疾患に罹患している人のうち，検査で陽性と出る割合
特異度：疾患に罹患していない人のうち，検査で陰性と出る割合
陽性的中率：検査で陽性と出た人のうち，実際に疾患に罹患している人の割合
陰性的中率：検査で陰性と出た人のうち，実際に疾患に罹患していない人の割合

率[*2]（0.25）は低い値を示し，CBCTの空間分解能では0.6mm以下の薄い皮質骨は検出限界以下であったことを報告している．すなわち，CBCT検査によりフェネストレーションと判定された場合でも，実際には根尖部が薄い皮質骨で被覆されているケースが存在することを示唆している（ただし，臨床的には器具操作により薄い皮質骨を容易に破壊してしまう可能性がある）．

以上のことから，CBCTによるフェネストレーション検出は非常に有効な方法ではあるが（図6・図7），必ずしも確定診断とはならない場合もあることに留意し，他の診査法も含めて総合的に判断することが推奨される．

●上顎洞（骨隆起（外骨症），隔壁）

上顎洞底部は上顎小臼歯および大臼歯の根尖と近接しているため，根尖病変の進展による上顎洞への波及，根管内の器具操作による洞内への穿孔や感染物質の押し出し，化学的清掃剤や根管消毒薬および根管充塡材の溢出には十分注意する必要がある．しかし，デンタルエックス線画像では，根尖から上顎洞底部までの距離や上顎洞内への根尖部突出の有無は正確に把握できない．また，歯性上顎洞炎の原因歯の把握

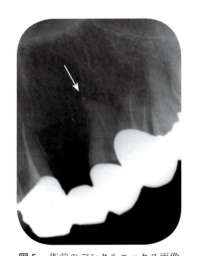

図5 術前のデンタルエックス画像（52歳女性）．
|3 の根尖部には，明らかな透過像は観察されず，フェネストレーションの有無も確認できなかった（矢印）．

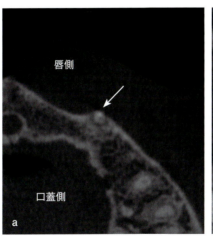 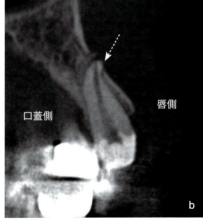

図6 図5の症例のCBCT画像（a：軸位断，b：矢状断）．
|3 の根尖部には，フェネストレーションが強く疑われた（実線矢印）．また，本来の根尖孔（破線矢印）より口蓋側にトランスポーテーションして根管形成されていることが推察された．

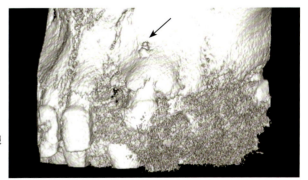

図7 図6の症例のボリュームレンダリング像．
|3 のフェネストレーションの様相が立体的に観察できた（矢印）．

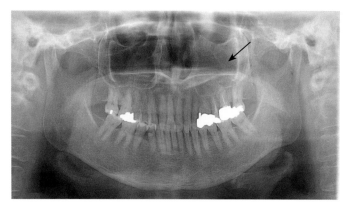
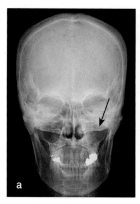
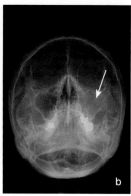

図8 術前のパノラマエックス画像（72歳女性）．
左側上顎洞内の不透過性の亢進が確認できたため（矢印），上顎洞炎が強く疑われた．

図9 図8の症例の顎顔面頭蓋部撮影画像（a：P-A，b：Waters撮影法）．
パノラマエックス画像と同様，左側上顎洞内の不透過性の亢進が確認され（矢印），上顎洞炎であることが画像診断できた．しかし，歯性あるいは鼻性の鑑別は不可能であった．

に苦慮することも少なくない．さらに，根尖病変と上顎洞底部が近接している場合，デンタルエックス線画像による根尖病変の検出率が低下するとの報告もある[11]．上顎洞炎の診断は，パノラマエックス線画像による上顎洞の不透過性の左右差や，P-AおよびWaters撮影法による洞粘膜の肥厚程度を観察することによりおおむね可能ではある（図8・図9）．しかし，いずれの撮影法を用いても，上顎洞炎における歯性あるいは鼻性の鑑別や，歯性上顎洞炎の原因歯あるいは多根歯における原因根を特定することができない症例に遭遇することがある．このように，根尖病変と上顎洞の関連性や外科的歯内療法を含む最適な治療方針の決定に苦慮する場合は，CBCT検査の実施が推奨される（図10～図12）．

　上顎洞粘膜は原因歯の根尖病変の進展とともに肥厚するため，CBCT画像における根尖病変と上顎洞の連続性，あるいは洞粘膜肥厚の程度を3次元的に観察することにより，歯性上顎洞炎の正確な診断が可能となる．Bornsteinら[12]は，CBCTを用いて根尖病変の有無による上顎洞粘膜の厚みを調査したところ，正常な洞粘膜は1.2mm程度であったと報告している．また，Mailletら[13]は，CBCTにより歯性上顎洞炎を精査したところ，炎症により肥厚した洞粘膜の厚みは平均7.4mmであったという．さらに，原因歯の比率は大臼歯が高く（小臼歯の10倍以上），その原因根は第一大臼歯の口蓋根および第二大臼歯の近心頰側根が多かったと報告している．一方，鼻炎などにより歯には関係なく，上顎洞粘膜が肥厚している場合もあるので，診断は総合的な判断に基づいて行うことが重要である．

　通法の根管治療が奏功しなかった上顎臼歯に対し，歯根尖切除術を計画するにあたっては，術前に根尖と上顎洞の位置関係ならびに根尖病変の進展による上顎洞底断裂の有無を把握しておくことが大変重要である．CBCTを用いて，上顎臼歯の根尖と上顎洞までの距離を計測した研究では，第一小臼歯の頰側根は7.08mm，第二小臼歯の

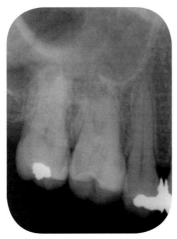

図10 術前のデンタルエックス画像（49歳女性）.
6⏋を原因歯とする歯性上顎洞炎も疑われたが，歯根尖と上顎洞との位置関係は確認できなかった．また，歯髄電気診では，閾値の再現性が不安定ではあったが，生活反応が認められた．

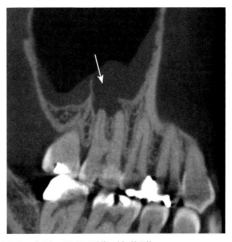

図11 図10の症例のCBCT画像（矢状断）.
6⏋の骨吸収を伴う根尖病変の進展に伴い，上顎洞底の一部が断裂するとともに，洞粘膜の著明な肥厚が確認できたため（矢印），歯性上顎洞炎であることが確定できた．

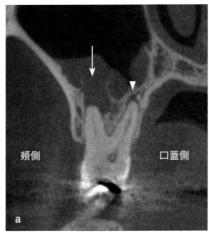
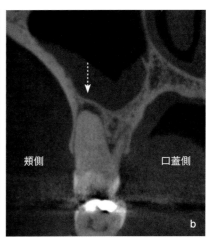

図12 図10の症例のCBCT画像（冠状断）.
6⏋の遠心頬側根の根尖相当部の上顎洞底が断裂しているため（実線矢印），同根が歯性上顎洞炎の主原因であることが確定できた．また，近心頬側根（破線矢印）および口蓋根（矢頭）にも根尖病変が存在し，上顎洞底部に近接していた．

　口蓋根は2.16mm，第一大臼歯の近心頬側根は2.71mmであったのに対し，第二大臼歯の近心頬側根が最も近接しており，0.66mmであったと報告されている[14]．CBCT検査により，上顎洞底が根尖と近接またはそれより下方に位置している場合には，施術が困難であるため治療方針を再検討する必要がある．

　その他に，上顎臼歯に対する根管治療の際に留意すべき上顎洞内の構造物として，骨隆起（図13～図15）および隔壁（図16・図17）がある．上顎洞骨隆起は，発育異常または反応性による骨の過剰増殖であり，環境的あるいは遺伝的因子によるものと考えられている．無症状で外科的処置も不要であるが，炎症による骨吸収が生じると骨片が遊離することもあるので注意が必要である[15]．Alkurtら[16]は，CBCTを用いて上顎洞内の外骨症（腫）を調査したところ，4.8％の患者に認められ，片側性で上顎洞底部に多く存在し，性および年齢による有意差はなかったと報告している．

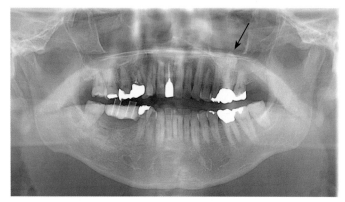

図13 術前のパノラマエックス線画像（71歳男性）.
6⏌の口蓋根の根尖部に不透過性の構造物が確認できるが，同歯や上顎洞などとの関連性は確認できなかった（矢印）.

図14 図13の症例のCBCT画像（軸位断）.
不透過性の構造物は，上顎洞内に存在する骨隆起であることが確認できた（矢印）.

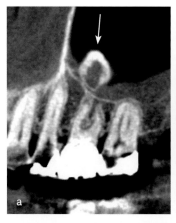
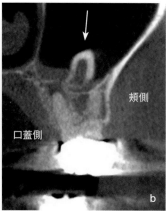

図15 図13の症例のCBCT画像（a：矢状断，b：冠状断）.
骨隆起は，6⏌との関連性が認められなかった．早急な治療は不要と判断し，経過観察を行うこととした（矢印）.

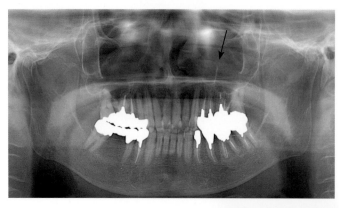

図16 術前のパノラマエックス線画像（74歳女性）.
5⏌根尖部付近の上顎洞内に線状の不透過像が確認できた（矢印）.

図17 図16の症例のCBCT画像（a：矢状断，b：軸位断）.
線状の不透過像は，上顎洞隔壁であることが確認できた（実線矢印）．また，隔壁と上顎洞前壁との間に歯とは無関係な粘液貯留嚢胞を疑う低吸収域が認められた（破線矢印）.

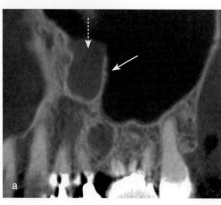
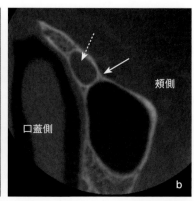

一方，隔壁は上顎洞内を分割する骨壁であり，その形成要因にはさまざまな仮説が挙げられている．Naitohら[17] は，上顎洞の拡大に伴い，その形態や容積を保持するための梁としての役割を考察している．CBCTを用いて上顎洞隔壁を調査した末永ら[18] の研究では，51.5％の患者に観察され，性および年齢による有意差はみられなかったと報告している．また，好発部位は第二大臼歯およびその遠心部であり（56.8％），その高さは2.1～25.0mm（平均6.2mm）であったと報告されている．

骨隆起および隔壁ともに，上顎洞内の病的所見と見誤らないよう注意が必要である．

●下顎管（オトガイ孔，副オトガイ孔）

下顎管は，下顎枝内側の下顎孔から骨内を下前方に向かう管で，その中を下歯槽神経，下歯槽動・静脈が走行する．第一大臼歯までは舌側に近接し，それより近心では頬側付近を走行する[19]．下顎臼歯の根管治療の際には，エックス線画像上で患歯根尖と下顎管の距離が近接している場合，根管内器具のオーバーインスツルメンテーションや根管消毒薬および充塡材の溢出による下歯槽神経損傷を避けなければならない．そして，外科的歯内療法を含めた治療計画を立案する際は，デンタルおよびパノラマエックス線画像では，根尖と下顎管の3次元的位置関係は把握できないため，CBCT検査が推奨される（**図18～図20**）．Bürkleinら[20] は，CBCTを用いて下顎臼歯根尖と下顎管の距離（両者が交通している割合）を調査したところ，それぞれ第二小臼歯では4.2mm（3.2％），第一大臼歯では4.9mm（2.9％），第二大臼歯では3.1mm（15.2％）であり，第三大臼歯を除いては第二大臼歯が最も下顎管に近接していたと報告している．特に，根尖と下顎管が交通している割合は，女性が男性の2倍で，高齢者と比較して35歳以下に多かったという．この報告は，若い女性の下顎第二大臼歯に対して根管治療を行う場合は，特に下顎管との位置関係への配慮が必要であることを示唆している．

下顎管は，いったんオトガイ孔の近心部まで走行した後，後上方に屈曲して頬側に開口する．オトガイ孔は，近遠心的には第一と第二小臼歯の間に位置することが多く（56％），平均的なサイズは直径約3mmで，最も近接した根尖からの平均距離は5mmであるが，稀に1mm以内のこともあると報告されている[21]．下顎臼歯部の根管治療において，麻酔針の刺入や切開などの外科処置を計画する場合には，オトガイ孔の位置に注意する必要がある．デンタルおよびパノラマエックス線画像においても，おおむねその存在位置を観察することはできるが，外科的処置時のリスク管理として，特にその正確な位置と大きさを事前に把握しておく必要があるため，術前のCBCT撮影による3次元的画像診断が推奨される（**図21**）．

近年，CBCTやマルチスライスCTを用いて，副オトガイ孔（下顎管との連続性を認めるオトガイ孔より小さな頬側孔）の存在を調査した報告がある[22～24]．それらによると，副オトガイ孔は約6～10％の患者に1～2個認められ，その面積はオトガイ孔

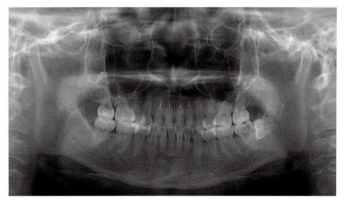

図18 術前のパノラマエックス線画像（27歳女性）.
7|7 の根尖は，それぞれ下顎管に近接して観察されたが，交通の有無や3次元的な位置関係は不明であった.

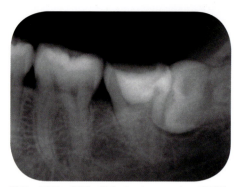

図19 図18の症例の術中デンタルエックス線画像.
|7 の根尖は，下顎管に交通しているようにも観察された.

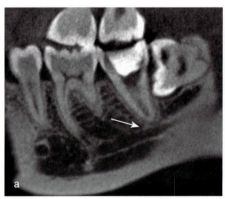
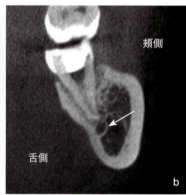

図20 図18の症例のCBCT画像（a：矢状断，b：冠状断）.
|7 の根尖と下顎管は交通していないものの，介在する骨が非常に菲薄であることが確認できた（矢印）．また，根管は根尖部で頬側に彎曲しているため，過度なリーミングによる穿孔や，根管内器具による下歯槽神経の損傷には十分な注意が必要である.

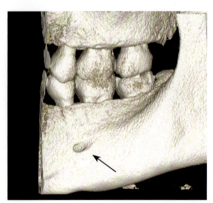

図21 図18の症例のボリュームレンダリング像.
頬側の|5 6 根尖部付近に開口するオトガイ孔の様相が明瞭に観察できる（矢印）．

の1/3〜1/4程度であったという．また，その開口部位は，オトガイ孔を中心として上下および近遠心的に10mmの範囲内に出現し[22]，第一大臼歯の根尖付近が最も多かったとの報告もある[23]．パノラマエックス線画像では，骨梁や軟組織あるいはパノラマ装置の機構上，反対側の下顎骨の陰影が重積するため，副オトガイ孔は明確に描出されないことから（図22）[24]，外科的処置の術野をオトガイ孔周囲に設定する場合は，CBCTを用いた術前検査の実施が推奨される（図23〜図25）．

5．感染根管治療に関連する解剖学的形態と画像診断　　81

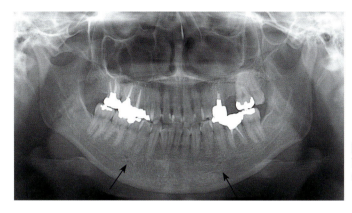

図22　術前のパノラマエックス線画像（36歳女性）．
両側オトガイ孔は，$\overline{5\ 4\ |\ 4\ 5}$の根尖付近に観察されるが（矢印），副オトガイ孔の有無は確認できなかった．

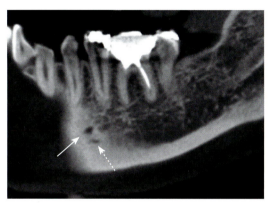

図23　図22の症例のCBCT画像（矢状断）．
左側オトガイ孔（実線矢印）下部には，副オトガイ孔が存在する可能性が確認できた（破線矢印）．

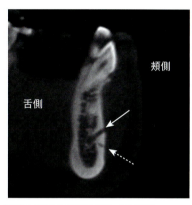

図24　図22の症例のCBCT画像（冠状断）．
オトガイ孔（実線矢印）下部の小孔は，下顎管から分岐し開口しているため，副オトガイ孔であることが特定できた（破線矢印）．

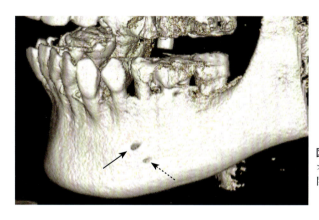

図25　ボリュームレンダリング像．
オトガイ孔（実線矢印）および副オトガイ孔（破線矢印）の位置関係および様相が明瞭に観察できた．

●切歯管（鼻口蓋管（切歯管）囊胞）

　切歯管内部に発生する囊胞は鼻口蓋管囊胞（nasopalatine duct cyst）とも呼ばれ，なかでも切歯管の部分に発生したものは切歯管囊胞（incisive canal cyst），口蓋粘膜付近で骨外性に発生したものは口蓋乳頭囊胞（cyst of the palatine papilla）と分類する．鼻口蓋管囊胞は比較的稀な非歯原性囊胞で，胎生期の鼻口蓋管上皮の遺残に由来すると考えられている[25]．顎骨に発生する全囊胞に占める割合は2.1～3.8％であるが，

非歯原性囊胞の中では最も発生率が高いとされている．発育は緩徐で大部分が無症状なため，従来のエックス線画像により偶然発見されることが多い．

　パノラマエックス線画像では，その機構上，前歯部が頸椎と重なって描出されることに加えて，囊胞は口蓋側に位置するため，前歯部歯槽骨の吸収が軽度の場合は，囊胞が発見されにくいことがある（図26）[26]．また，デンタルエックス線画像でも，正中口蓋縫合，前鼻棘，鼻口蓋管および切歯孔などの構造物が重積して，囊胞の観察が困難なことが少なくない[27]．ただし，鼻口蓋管囊胞による透過像が観察された場合は，それが画像上で上顎中切歯の根尖と重複していれば，根尖病変と見誤る可能性があるため注意が必要である．そのような場合，歯髄電気診により正常な生活反応が認められれば，早期に本囊胞を疑うことが必要である．しかし，それが既根管治療歯であった場合の鑑別診断は困難であり，無益な再根管治療を継続することにもなりかねない．Pontesら[28]は，根尖病変と誤診された疾患を文献調査した結果，エナメル上皮腫（21％）に次いで鼻口蓋管囊胞（13％）が多かったと報告している．また，鼻口蓋管囊胞と根尖病変の鑑別診断を行うには，CBCTが非常に有効であったとも報告されている[29]．一般的にCBCT画像上で，根尖孔と骨吸収性病変の3次元的位置関係を観察した結果，その連続性が認められなかった場合は，非歯原性囊胞あるいは腫瘍性疾患を疑う必要がある．なかでも，当該病変が切歯管と連続していた場合には，鼻口蓋管囊胞と画像診断することができる（図27・図28）[30]．本囊胞の確定診断には，一般的な口腔内診査およびCBCT検査，また，病変摘出後の病理検査により総合的に行うことが重要である[25,26]．

感染根管治療におけるCBCTの有効活用

　患歯周囲の解剖学的構造物は，時として根尖病変の診査・診断の妨げとなり，治療方針に影響を与えることもある．その点CBCTは，患歯に発生した病的変化や周囲構造物との関連性が3次元的に把握できるため，その画像診断に飛躍的な進歩をもたらしてきた．また，本項では取り上げなかったが，CBCTは上顎大臼歯の第4根管ある

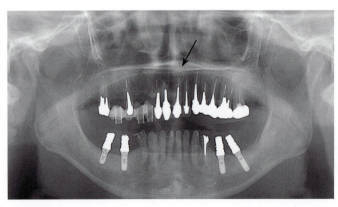

図26　術前のパノラマエックス線画像（56歳女性）．
1⏋の根尖部周囲に類円形の不透過像が観察されるが，1⏋との関連性は不明であった（矢印）．

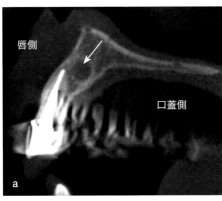
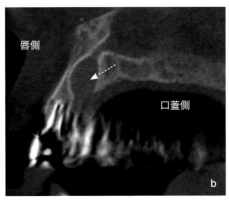

図27 図26の症例のCBCT画像（矢状断（a：1̲歯根中央部，b：正中部）．
パノラマエックス線画像で観察された不透過像は，1̲の根尖孔との連続性が認められず（左，実線矢印），切歯管に連続していることが確認できたため（右，破線矢印），切歯管（鼻口蓋管）囊胞と画像診断された．

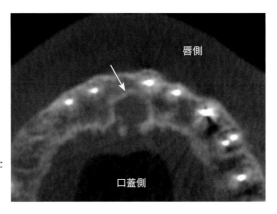

図28 図26の症例のCBCT画像（軸位断）．
切歯管（鼻口蓋管）囊胞の水平的な進展の状況が確認できた（矢印）．

いは下顎大臼歯における樋状根管，歯内歯，彎曲した歯根および根管の形態確認や，歯根の破折および病的吸収，穿孔など，個々の歯に生じた解剖学的形態の変化を3次元的に観察するためにも有益なツールである[2〜4,30]．したがって，複雑な状況を有する難症例の感染根管治療を実施するにあたっては，従来の画像検査に加え，被曝を十分に考慮したうえで適宜CBCT撮影を実施し，治療方針の立案に有効活用することが望ましい．

参考文献

1) Patel S, Dawood A, Pitt Ford T, Whaites E：The potential applications of cone beam computed tomography in the management of endodontic problems. Int Endod J, 40：818-830, 2007.
2) 柴田直樹，内藤宗孝，有地榮一郎，中田和彦：歯科用コーンビームCT．日歯内療誌，37：75-89, 2016.
3) 中田和彦，柴田直樹，内藤宗孝：歯内療法における歯科用CBCTの活用．日本歯科評論，78（2）：33-68, 2018.
4) 特定非営利活動法人　日本歯科放射線学会：歯科用コーンビームCTの臨床利用指針（案）第1版（2017年9月29日版）．http://www.dent.niigata-u.ac.jp/radiology/guideline/CBCT_guideline_170929.pdf, 2017.
5) Uraba S, Ebihara A, Komatsu K, Ohbayashi N, Okiji T：Ability of cone-beam computed tomography to detect periapical lesions that were not detected by periapical radiography：A retrospective assessment according to tooth group. J Endod, 42：1186-1190, 2016.
6) Davies A, Mannocci F, Mitchell P, Andiappan M, Patel S：The detection of periapical pathoses in root filled teeth using single and parallax periapical radiographs versus cone beam computed tomography-a clinical study. Int Endod J, 48：582-592, 2015.
7) Cheung GSP, Wei WLL, McGrath C：Agreement between periapical radiographs and cone-beam

computed tomography for assessment of periapical status of root filled molar teeth. Int Endod J, 46：889-895, 2013.

8）Hashem D, Mannocci F, Patel S, Manoharan A, Brown JE, Watson TF, Banerjee A：Clinical and radiographic assessment of the efficacy of calcium silicate indirect pulp capping: a randomized controlled clinical trial. J Dent Res, 94：562-568, 2015.

9）山口博康，別部智司：難治性慢性歯原性疼痛の診断法. 慢性疼痛，33：45-50，2014.

10）Leung CC, Palomo L, Griffith R, Hans MG：Accuracy and reliability of cone-beam computed tomography for measuring alveolar bone height and detecting bony dehiscences and fenestrations. Am J Orthod Dentofacial Orthop, 137（4）：S109-S119, 2010.

11）Low KM, Dula K, Bürgin W, von Arx T：Comparison of periapical radiography and limited cone-beam tomography in posterior maxillary teeth referred for apical surgery. J Endod, 34：557-562, 2008.

12）Bornstein MM, Wasmer J, Sendi P, Janner SF, Buser D, von Arx T：Characteristics and dimensions of the Schneiderian membrane and apical bone in maxillary molars referred for apical surgery: a comparative radiographic analysis using limited cone beam computed tomography. J Endod, 38：51-57, 2012.

13）Maillet M, Bowles WR, McClanahan SL, John MT, Ahmad M：Cone-beam computed tomography evaluation of maxillary sinusitis. J Endod, 37：753-757, 2011.

14）Lavasani SA, Tyler C, Roach SH, McClanahan SB, Ahmad M, Bowles WR：Cone-beam computed tomography: anatomic analysis of maxillary posterior teeth-impact on endodontic microsurgery. J Endod, 42：890-895，2016.

15）桜井　徹，陳　昭栄，楊　栄展，大庭　健：上顎洞底部における外骨症のX線学的検討. 日口腔科会誌，32：131-134，1983.

16）Alkurt MT, Peker I, Demirel O, Akay G, Gungor K, Ucok O：The prevalence of antral exostoses in the maxillary sinuses, evaluated by cone-beam computed tomography. J Dent Sci, 11：225-230, 2016.

17）Naitoh M, Suenaga Y, Kondo S, Gotoh K, Ariji E：Assessment of maxillary sinus septa using cone-beam computed tomography: etiological consideration. Clin Implant Dent Relat Res, 11（1）：e52-e58, 2009.

18）末永祐敬，内藤宗孝，中原季乃，村上　弘，有地榮一郎：歯科用コーンビームCT画像による上顎洞隔壁の観察. 愛院大歯誌，49：463-468，2011.

19）Kamburoğlu K, Kiliç C, Ozen T, Yüksel SP：Measurements of mandibular canal region obtained by cone-beam computed tomography: a cadaveric study. Oral Surg Oral Med Oral Pathol Oral Radiol Endod, 107（2）：e34-e42, 2009.

20）Bürklein S, Grund C, Schäfer E, Bowles WR：Relationship between root apices and the mandibular canal: a cone-beam computed tomographic analysis in a german population. J Endod, 41：1696-1700, 2015.

21）von Arx T, Friedli M, Sendi P, Lozanoff S, Bornstein MM：Location and dimensions of the mental foramen: a radiographic analysis by using cone-beam computed tomography. J Endod, 39：1522-1528, 2013.

22）中原季乃，内藤宗孝，久保田幸伸，森田光子，末永祐敬，吉田和史，有地榮一郎：マルチスライスCT画像における副オトガイ孔の分析. 愛院大歯誌，53：71-76，2015.

23）Katakami K, Mishima A, Shiozaki K, Shimoda S, Hamada Y, Kobayashi K：Characteristics of accessory mental foramina observed on limited cone-beam computed tomography images. J Endod, 34：1441-1445, 2008.

24）吉田和史，内藤宗孝，泉　雅浩，有地榮一郎：パノラマ画像における副オトガイ孔の観察：擬似パノラマ画像を用いた乾燥下顎骨の検討. 日口腔インプラント誌，26：418-424，2013.

25）岡田裕之，横山　愛，大塚一聖，小川高廣，影島友久，鈴木亜沙子，芹澤多恵，豊田健一郎，五味聖佳，浅川龍人，山本浩嗣：鼻口蓋管嚢胞の臨床的および病理組織学的研究. 日大口腔科学，35：109-113，2009.

26）高橋喜久雄，山木　誠，齋藤謙悟，川畑彰子，田中千恵子：鼻口蓋管嚢胞17例の臨床病理学的検討. 日口腔外会誌，51：11-17，2005.

27）音成実佳，佐野　司：歯科用コーンビームCTが広げる歯科臨床の世界—その2　歯科用CBCT検査の適応と有用性. 補綴臨床，46：402-408，2013.

28）Pontes FSC, Fonseca FP, Souza de Jesus A, Alves ACG, Araújo LM, Silva do Nascimento L, Pontes HAR：Nonendodontic lesions misdiagnosed as apical periodontitis lesions: series of case reports and review of literature. J Endod, 40：16-26, 2014.

29）Faitaroni LA, Bueno MR, Carvalhosa AA, Mendonça EF, Estrela C：Differential diagnosis of apical periodontitis and nasopalatine duct cyst. J Endod, 37：403-410, 2011.

30）柴田直樹，中田和彦：歯科用CBCTの歯内療法領域での活用—CBCTとデンタルエックス線撮影の有効性の比較. 北村和夫，木ノ本喜史，佐藤暢也，澤田則宏　編：最新　歯内療法の器具・器材と臨床活用テクニック，18-25，ヒョーロン・パブリッシャーズ，東京，2015.

6．修復物や根管充填材などの除去

木ノ本喜史 KINOMOTO Yoshifumi

Retreatmentの前に行う各種除去について

Retreatment（感染根管治療）においては感染している根管の清掃，拡大形成を行うが，根管に到達するまでに各種修復物や根管充填材などの除去が必要となることが多い．

修復物としては，コンポジットレジン，アマルガム，セメントなどの成形修復材料，インレー，クラウンなどの形態の金属鋳造物，セラミック系材料，ハイブリッドレジン系材料，そして支台築造として，ファイバーポストや金属スクリュー，既製金属ポストなどを使用したコンポジットレジン築造，鋳造した金属体を使用するメタルポストなどが使用されている．根管充填材としては，ガッタパーチャポイント，コア材付きガッタパーチャポイント，セメント，MTAセメント，ポリプロピレン製ポイントなどが使用されている．本項では，これらの修復物および根管充填材の除去について解説する（**表1**）．

表1　Retreatmentの前に行う除去の種類

種類	使用される材料
成形修復材料	コンポジットレジン，アマルガム，セメントなど
インレーや冠形態の間接法修復物	金属鋳造物，セラミック系材料，ハイブリッドレジン系材料など
支台築造	ファイバーポストや金属スクリュー，既製金属ポストなどを使用したコンポジットレジン築造，鋳造した金属体を使用するメタルポストなど
根管充填材	ガッタパーチャポイント，コア材付きガッタパーチャポイント，セメント，MTAセメント，ポリプロピレン製ポイントなど

＜各種の除去に対する心構え＞

除去の方法として，全体を切削するもの，一部を切削して変形させて除去するもの，振動を併用したほうが効率がよいもの，挿入方向の逆に力を加えて除去するもの，溶解させることができるものなど，さまざまな対応が考えられる．事前の診断により，どのような方法が利用できるか，そして効果的かについて判断する．また，実際に処置を始めてから術中診断に至ることも多いので，術前の予測と異なる場合は次善の策を講じることをいつも考慮することが重要である．

成形修復材料の除去

コンポジットレジン，アマルガム，セメントなどの成形修復材料は基本的に，ダイヤモンドポイントやカーバイドバーで切削して除去することで問題はない．特に，アマルガムやセメントは歯質への接着強さはほとんどないため，窩壁から容易に剝がれてくる．しかし，コンポジットレジンは，しっかりと歯質と接着していると剝がれにくいことがある．その場合は乾燥させるとレジンが白く浮き上がって見えるので，残存する位置を確認しておき，注水下で削除する．レジンの層が薄い場合は，乾燥状態でラウンドタイプのカーバイドバーで削除していけば，マイクロスコープやルーペの拡大視野下での処置が可能となり，過剰な切削や取り残しが生じにくい．修復物下のう蝕を取り残さないことが除去するうえでの注意点となる．

コラム①：前装冠の切削のコツ

メタルの切削にはカーバイドバーが適しているが，セラミックスやレジンの前装冠撤去の際に前装部をカーバイドバーで切削すると，すぐに刃こぼれが生じる．そして，メタルが出たときにはすでに切削能力が低下している．前装部はダイヤモンドポイントで切削するのが無難である．

コラム②：ジルコニアの切削の実際

ジルコニアは硬いので，バーで切削すると火花が出るといわれることがある．しかし実際は，新品のダイヤモンドポイント（粗いコースでなく，レギュラーでも十分）で切削すると，容易に削れる．ただし，ダイヤモンドが落ちたバーを使用すると火花が出ることも考えられる．

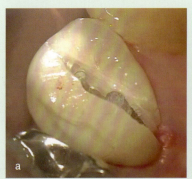 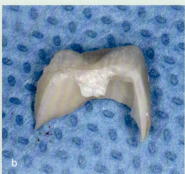

図A　ジルコニア冠の切削．
a：遠心のセラミックスが破折した|4 のジルコニア冠にスリットを形成して削除中．
b：削除したジルコニア冠の断面．レギュラーのダイヤモンドポイントで削除した．

インレー，クラウンなどの形態の間接法修復物

　セラミック系材料とハイブリッドレジン系材料はコンポジットレジンの除去に準じる．金属鋳造物の場合は，インレー形態は削り取ることも可能であるが，いかに最少の切削量でインレーの除去が可能かを考慮することが，患者の負担軽減や歯質保存につながる（図1）．

　金属製クラウンの除去は，歯頸部から歯冠部までスリットを入れて，その間にマイナスドライバーを挿入してクラウンをこじることにより変形させ，セメントラインを崩壊させる方法が一般的である．スリットの深さ，長さは修復物の高さや幅，維持孔の有無，メタルの厚みなどにより異なる．ただし，スリットの幅が大きくなるとドライバーの力が冠に対して効率的に伝わらないので，スリットの形成時にバーのブレがないように気をつける．スリットの形成が不十分な状態でドライバーによりクラウン

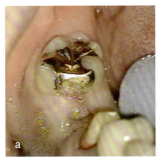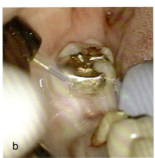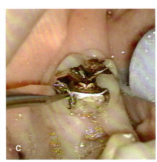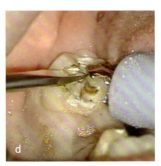

図1　7̲のインレー除去．
ブリッジの支台になるため，インレーを除去する必要があった．う蝕は認めなかった．咬合面の鳩尾型による維持が強力でなさそうだったので，近心からインレー体を押し上げることで除去できると予測して，除去を行った．

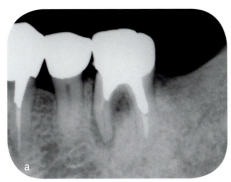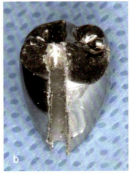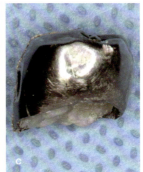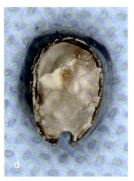

図2　クラウン除去時に歯頸部において破折した症例（68歳女性，5̲）．
6̲の近心根を抜去後にブリッジ修復を行うため，5̲のクラウンを除去中に歯冠が折れたとして前医より紹介された（a：術前のデンタルエックス線写真）．クラウンにスリットを入れ，ドライバーで広げて除去しようと試みたが，歯頸部で破折したという．頬側から咬合面の1/3程度しかスリットが形成されておらず，この状態ではクラウンは変形しない．クラウンが変形しなければセメントラインは崩壊しないため除去はできない．この歯は歯頸部に大きなCR充填があり，さらに歯頸部付近の根管が石灰化していたため，クラウンに力を加えたときに歯をこじる形になり，歯頸部で折れたと考えられた．

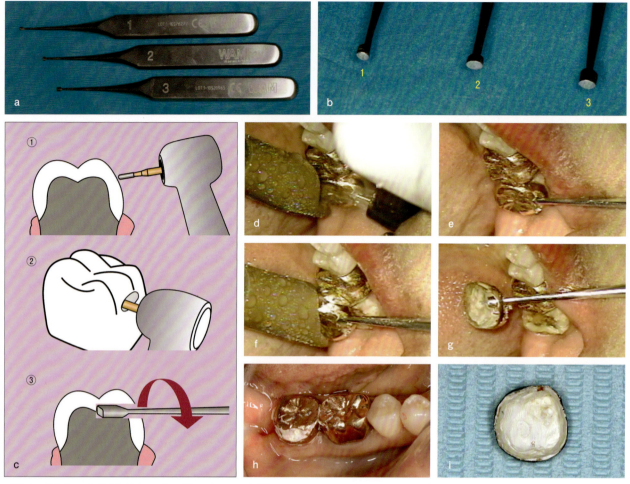

図3 ワムキー クラウンリムーバー（クロスフィールド）．
a・b：ワムキーのセット．3本からなる（写真は旧型だが，新型では1の先端部の形状が2・3と同じに改良されている）．クラウンと支台歯の間に差し込み，回転されることによりクラウンを押し上げる機構である．こじって使うものではない．
c：使用手順（メーカーカタログより）．クラウンと支台歯の間にスリットを形成して，そこに差し込んだワムキーを回転させて取り外す．
d〜i：臨床例（d〜g：ワムキーによる生活歯のクラウン除去，h：カルボセメントで仮着した状態，i：2週間後に仮着を除去した際のクラウン内面．仮着セメントはほとんど溶出していない）．

をこじると，メタルが変形せず歯頸部に大きな力が発生する．歯頸部にう蝕があったりセメントなどにより築造されていると，歯頸部での破折を招くことがある（図2）．右手でドライバーを使用する場合は，左手の指で除去するクラウンの咬合面を触れておき，無理な力がクラウンに掛かっていないか感じることが大切である（右利きの場合）．

その他に，ワムキー クラウンリムーバー（クロスフィールド，図3），イージークラウンリムーバー（フォレスト・ワン，図4）などの専用のクラウン除去器具を使う方法がある．いずれもメタルの切削量がスリットにドライバーを入れてこじる方法より少なく済むため，除去したクラウンを暫間冠に使用することが可能な場合が多い．根管治療中の挺出や傾斜などの歯の移動の防止のために，金属製の暫間冠として除去したクラウンを使用できることは非常に有用である．

6. 修復物や根管充填材などの除去　89

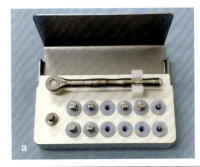
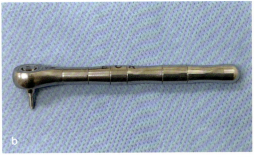
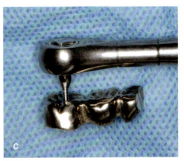
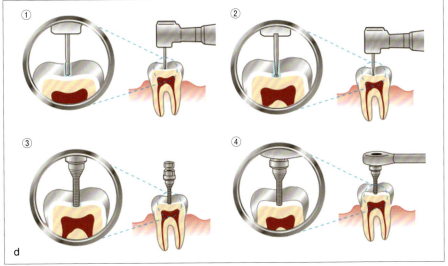

図4　イージークラウンリムーバー（フォレスト・ワン）
a・b：セット内容．スペーサーとメタルリムーバーとラチェットからなる．
c：臨床例．ブリッジで片方の支台歯のクラウンだけがセメントの溶出により浮いていたので，外れていない側のクラウンをイージークラウンリムーバーで除去した．
d：使用手順（メーカーカタログより）．
①カーバイドバーでアクセスホールを形成する．
②スペーサーで作業部を確保する．
③メタルリムーバーを装着する．
④ラチェットを用いて取り外す．

ファイバーポストや金属スクリュー，既製金属ポストなどを使用したコンポジットレジン築造の除去

　基本的な除去手順は，まずコンポジットレジンを削除していき，ポストを露出させる．そして，現れたポストが金属スクリューや既製金属ポストの場合は，スクリューポストの逆回転やエアースケーラーなどで振動を加え，緩んで外すである．しかし，根管にポストがしっかりと適合していると，スクリューポストに逆回転や振動を加えてもびくともしない場合もある．振動はポスト周囲のコンポジットレジン自体あるいは歯質との接着を破壊させる目的で加えるが，ポストと周囲のレジンと根管の適合が良好な場合は，振動が歯根に吸収され，エネルギーが歯根の生理的な動揺に逃げてしまうからである．そこで，2方向から振動を加えることで，効率的にポストに振動エネルギーを加える方法として，ダブルバイブレーションテクニック（DVT）がある[1]（図5）．チェアーに備え付けのエアースケーラーを右手に，左手に超音波装置（P-Max2，エナック，バリオス，ソルフィーなど）を持ち使用することが多い．いずれにしても，振動を数十分などの長時間与え続けることは，歯根破折を招く恐れがあるので避けるべきである．

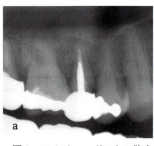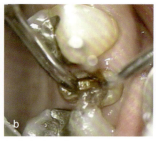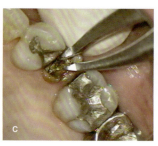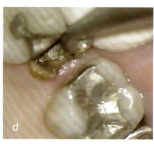

図5　スクリューポストの除去（63歳女性，5)）.
a：長いスクリューポストが根管にしっかりと適合している（パノラマエックス線写真の一部）.
b：クラウンとスクリューポスト周囲のレジンを除去した後，2方向から振動を加えた（DVT）.
c：スクリューポストが緩んできたので，ホープライヤーで逆回転を加えてさらに引き出した.
d：レジンが根管壁にしっかりと接着しており，その中にスクリューのネジ山が入り込んでいる場合は，最後のネジ山が外れるまで気を抜かないことが重要である.

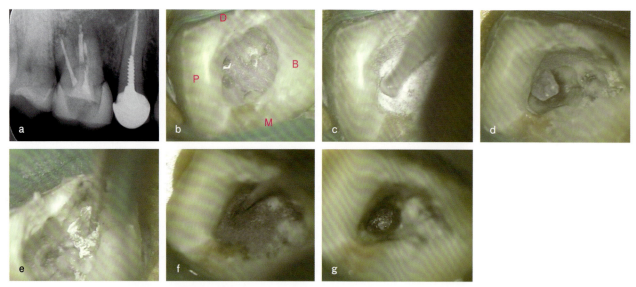

図6　ファイバーポストの除去（47歳女性，6)）.
a：デンタルエックス線写真．口蓋根管にファイバーポストが入っている.
b：髄床底の上の白い部分がコンポジットレジンである．象牙質は黄色く見える．口蓋根管にファイバーポストの断面が見える.
c：ファイバーポストをカーバイドバーで切削していく.
d：ファイバーポスト周囲のレジンがほとんどなくなり，ファイバーポストの断面のみが見える．頬側にはガッタパーチャが見える.
e：超音波装置に装着したファイルで頬側のガッタパーチャに振動を加えて軟化させる.
f：超音波装置に装着したファイルでファイバーポストに振動を加えると，ファイバーポストが粉砕され，ファイルのメタルが削れて削片が黒くなる.
g：ファイバーポストを先まで粉砕すると，その下のガッタパーチャが見えてきた.

　一方，ファイバーポストの場合は，回転や振動では外れないので，切削して掘り進めることになる．ファイバーポスト自身はコンポジットレジンより切削感が柔らかいので，カーバイドバー[*1]で容易に切削可能である．また，ダイヤモンドコーティングしたチップなどを装着した超音波装置によっても，選択的にファイバーポストを切削することができる（図6）．ポスト孔に充填されているレジン中央のファイバーポストを切削した後，その周囲のコンポジットレジンを崩壊させるという感覚で除去することが，根管壁の過剰な切削を避けるために重要である.

*1　金属を切削するときほど高回転は必要でないため，筆者はファイバーポスト切削用のカーバイドバーとして，エンジン用コントラに装着するラウンドバータイプを使用している.

鋳造した金属体を使用するメタルポストの除去

　鋳造体のメタルポスト除去は，"こうすれば安全・確実に除去できる"という方法がないため難しく，術者もなるべくなら避けたい処置の1つであろう．
　除去の方法としては，**切削する**，**振動を加える**，**引き抜く**の3通りが考えられる．まず，切削による除去は，誰でも思いつく方法であるが，ポストは根管内にあるので切削している部位を直視することが難しい．また，ポストを切削していくと除去用バーの先端で切削せざるを得なくなってくるが，バーの先端の切削能力は低いためバーがポストにはじかれることが多い．ポストのメタルは根管壁の象牙質より硬いため，切削中にバーがはじかれると容易に根管壁を削ってしまう．また，切削方向を確認しようとして直視を試みると，かえって切削方向を誤り，側壁や分岐部に穿孔することがある．
　ポストを根管の奥まで切削していく場合には，ロングネックと呼ばれる全長が28mm程度の長いカーバイドバーが最適である（図7）．そして，数回のオートクレーブ処理を経て切削能力が劣ったカーバイドバーはメタルにはじかれやすいので，切れのよいバーを使用することが大切である．
　ポストに振動を加える目的は，ポスト周囲のセメント層の破壊である．ただし，セメント層が崩壊したとしても，ポストの平行性が高い場合には，ポストが抜けてくることは稀である．浮き上がって抜けてくるまで数十分も振動を与え続けるのは，歯根へのダメージを考えると避けるべきであろう．2方向から振動を加えるDVTもやはり有効である．
　引き抜く方法としては，専用の器具を使用する方法と2本のドライバーを使用する方法がある．よく用いられている専用の器具として，鉗子形態の器具（兼松式合釘抜去鉗子，図8）とネジ式の器具（リトルジャイアント，図9）がある．
　兼松式合釘抜去鉗子は，内側の爪でコアを把持して外側の爪をスライドさせる．コ

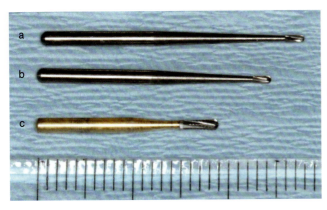

図7　除去用カーバイドバー．
a：コア除去に適したロングネックのバー．サージカルバー（28mm，#330，マニー）．28mmがお勧め．
b：コア除去に適したロングネックのバー．サージカルバー（25mm，#330，マニー）．
c：クラウン除去などに使用する19mmのバー（GW2：SS White／茂久田商会）．

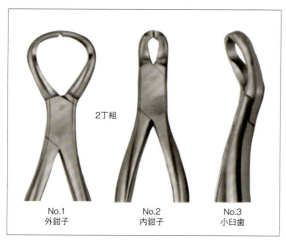

図8 兼松式合釘抜去鉗子（木村鉗子製作所）．

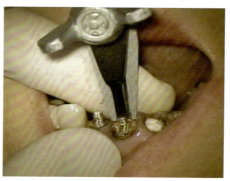 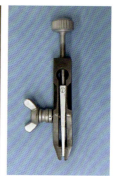

図9 リトルジャイアント（山添デンタル．現在，入手困難）．

アを把持した内側の爪を，外側の鉗子が狭めることで根面から引き上げる機構である（**図8**）．力加減が難しく感じられるが，うまく力が加えられると，瞬時に除去が可能である．

一方，リトルジャイアントは，内側の爪でコアを把持した状態で根面を押す方向に力が作用するように外側の爪を位置付けた後，ネジを回して歯を押す力を加え，その反作用でポストを引き抜く機構である（**図9**）．コアの形態を整えて内側の爪でしっかりコアを把持する，根尖方向に力が伝わるように根面に外側の爪を位置付ける，ネジを締めるときは全体が動かないようにしっかりと把持するなどのコツが必要である．なお，リトルジャイアントは全長が10 cmほどあるので，大臼歯での適用は困難である．

2本のマイナスドライバーを使用してポストを除去するダブルドライバーテクニック（DDT）[2]は，リトルジャイアントと同じく，歯面を押す力の反作用でポストを根管から引き上げる方法である（**図10**）．コアの側面に相対する2方向からスリットを形成し（前歯では近遠心側，臼歯では頬舌側），そこにドライバーを挿入してそれぞれ同時に反対向きに回転させる．このとき，歯面を押すことに意識を集中して力を調整することが重要で，ドライバーの回転により生じる歯を押す力の反作用でポストが浮き上がってくる．わずかに浮き上がればセメント層は破壊されるので，ドライバーの回転角度は30〜45°程度で十分である（**図11・図12**）．また，セメントライン近辺のメタルを細いバーで切削したり，DVTで振動を加えたり等を繰り返してポストを緩める，あるいはメタルを切削して根管に埋まっている部位を減らしておいて，最終的にDDTでポストを除去することも有効である[3]．

6．修復物や根管充填材などの除去　93

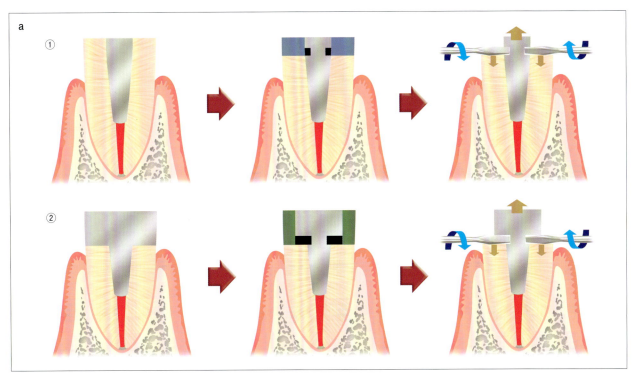

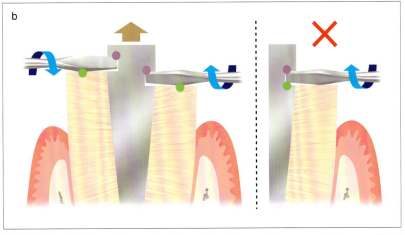

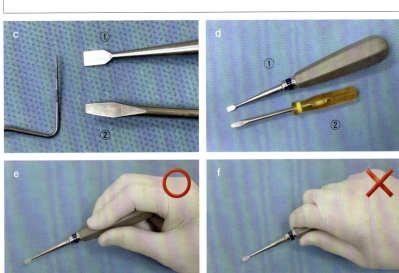

図10　ダブルドライバーテクニック（DDT）．
a：DDTでコアに形成するスリット．コアの大きさや残存歯質の量にかかわらずDDTは適用可能である．①は歯質に埋まり込んでいるコアの場合で，青の部分は削除する歯質，黒の部分は削除するメタルである．②は残根のコアの場合で，緑の部分は最初に削除するメタル，黒の部分は次にスリットとして削除するメタルである．
b：DDTを効率よく安全に行うためには，支点と作用点を理解しておくことが重要である．支点は歯質に，作用点はコアのスリットの中になる．支点もコアの中に設けるとポストをこじる力となってしまう（支点を緑，作用点を紫で示す）．
c・d：各種のマイナスドライバー．筆者の診療室で使用している，①リムービングドライバーS（YDM）と②マイナスドライバー．
e・f：ドライバーの先端部が狙ったところにしっかりと掛かっているかどうかを判断しながらドライバーを回すため，繊細な動きが必要であり，ドライバーの保持はパームグリップではなく3本指による保持がよい．

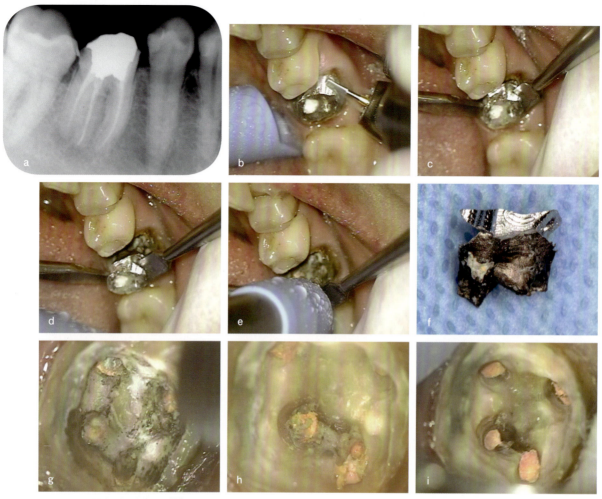

図11 メタルコアの除去（40歳女性，6⏌）．
a：術前のデンタルエックス線写真．ポストは長くはないが，髄腔にフィットしたメタルコアが入っていることが確認できる．
b：DDTのため，頰舌側にスリットを形成する．
c：2方向からドライバーをスリットにあてがい，相対する方向にドライバーを回転する．このとき，コアを押し上げるのではなく，歯を押す感覚が重要である．
d：セメントラインが崩壊すればよいので，ドライバーの回転の角度は45°程度で十分である．
e：ポストコアが奥に落ちることがあるので，必ずバキュームで受ける準備をしておく．
f：撤去されたポストコア．切削した部分はきれいなメタルの色をしているが，髄腔内に入っていた部分は黒変していた．
g：髄床底にはセメントが残ったが，黒いカビのようなものが付着していた．
h：セメントを除去したところ，近心舌側の根管口には印象用寒天が残っていた．
i：脱灰した象牙質をほぼ除去した状態．近心根のイスムスが確認できる．この後ラバーダムを装着して根管内の処置に進む．

ガッタパーチャの除去

　ガッタパーチャは溶解剤により溶かすことができるが，溶けた材料が根管壁にこびりつくと，その除去がさらに大変困難になる．したがって，なるべく機械的な除去を優先するのがよい．

　器具としては，各種ガッタパーチャ除去用ファイルが市販されている（図13～図15）．また，ラルゴリーマーや太めのニッケルチタン製ファイル（0.06テーパーの30号など）でも除去は可能である．いずれも回転により生じる熱でガッタパーチャを軟

6．修復物や根管充填材などの除去　95

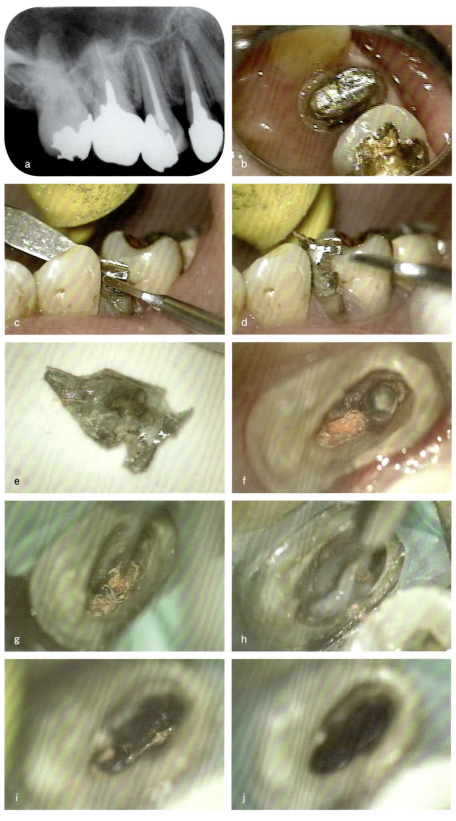

図12　メタルポスト除去とガッタパーチャ除去（45歳女性，4̲｣）．
a：術前のデンタルエックス線写真．根側病変があったので，感染根管治療を行った．
b：メタルポストの状況．
c・d：頬舌側にスリットを入れて，DDTでメタルポストを除去した．所要時間は3分だった．
e：除去したメタルポスト．長さはあったが，根管壁と接着している様子は全くなかった．
f：除去直後の根管．ポスト孔の周囲にガッタパーチャがあり，ポストの維持や感染防止の観点から，根充時のガッタパーチャの処理が十分ではないと判断された．
g：超音波装置にステンレス製のファイル形態のチップ（AMファイル，白水貿易）を装着して，無注水でガッタパーチャを除去していく．ガッタパーチャは振動による発熱で軟化する．
h：ある程度，根尖に近づいてきたら，薬液（次亜塩素酸ナトリウム液）を入れて振動を加え，根尖近くのガッタパーチャが浮き上がることを期待する．
i：根尖部分だけにガッタパーチャが残存している．
j：根尖までガッタパーチャを除去した状態．

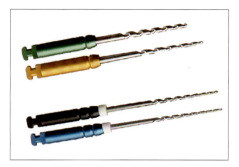

図13 GPR（マニー）.
500〜1,500rpmでコントラ用エンジンに装着して効率的にガッタパーチャを除去するファイル.

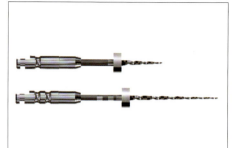

図14 D-レイス（FKG／白水貿易）.
600〜1,000rpmで使用する.

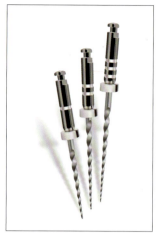

図15 プロテーパーリトリートメント（デンツプライシロナ）.
300〜500rpmで使用する.

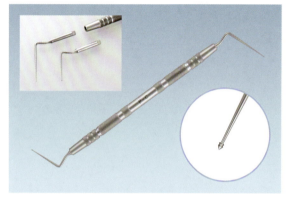

図16 GPリムーバー スピアー（YDM）.
先端が矢じり型をしている.

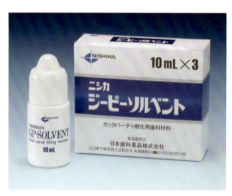

図17 ニシカジーピーソルベント（日本歯科薬品）.

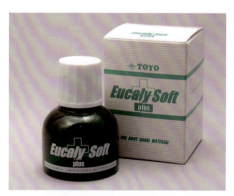

図18 ユーカリソフトプラス（東洋化学研究所）.

化させて削り込んでいくため，1,000回転/分程度のスピードで使用される．

　一方，超音波装置にファイルタイプのチップを装着して無注水で振動させると，ガッタパーチャに生じる熱で軟化することができる（図12）．軟化したところに矢じり型をしたGPリムーバー スピアー（YDM，図16）を押し込んだ後，引き抜くことでガッタパーチャがポイントの形態のまま除去が可能な場合もある．根尖近くの除去にも有効であるが，実際はガッタパーチャがちぎれることが多いので，軟化，引き抜きを繰り返すことが多い．

　溶解剤としては，ニシカジーピーソルベント（日本歯科薬品，図17）とユーカリソフトプラス（東洋化学研究所，図18）が市販されている．いずれも根管内から生体側に漏れると刺激が強いため注意が必要である．貼薬剤としての使用は控えたほうがよい．なお，ガッタパーチャはクロロフォルムによっても溶解するが，クロロフォルムは生体為害性が高いのみならず高揮発性のため，診療室の環境汚染の面からも使用は控えるべきである．

　また，単に根尖部までガッタパーチャが除去できればよいのではない．根管の彎曲部やイスムス，フィン，あるいは根管のアンダーカットの部位に残存するガッタパーチャの下には多くの感染源が存在する．器

コラム③：ガッタパーチャを除去するまでに，髄室の感染源を確実に除去する

　根管口にガッタパーチャが見えればすぐに除去したくなるが，髄室の壁の象牙質が見た目には変色していなくても脱灰して感染していることが多い．少しでも象牙質が軟らかい，あるいは湿っていると感じたときには，う蝕検知液で染め出して確認したほうがよい．いったん根管内を触り出すと，髄室の感染に気づくことは少ないので，いつも意識しておくことが重要である．

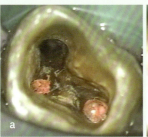 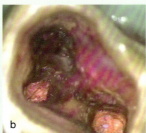 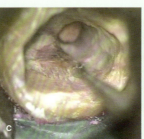 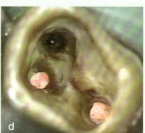

図B　感染根管治療（44歳女性，⎣6）．
　a：レジンコアを除去した状態．髄床底が軟らかく感じた．
　b：う蝕検知液で染め出すと，かなり染まった．
　c：ラウンドバーで軟化象牙質，つまり感染源を除去した．
　d：軟化象牙質を除去した後の状態．これからガッタパーチャの除去を行う．

コラム④：ガッタパーチャは，エックス線写真で写っていなくても，根管内に残っていることがある

　肉眼で治療していて"根管内のガッタパーチャを除去できた！"と思ってマイクロスコープで確かめると，必ず根管内にはガッタパーチャがへばりついている．マイクロスコープを覗いたことがない先生はこの体験をする機会がないまま，根充などの操作に進んでいると思われる．そして，マイクロスコープがない場合は，デンタルエックス線写真を撮ってガッタパーチャの除去を確認するかもしれない．しかし，エックス線写真で写っていなくても，ガッタパーチャが根管内に残っていることがある．薄い膜のようになって根管壁にへばりついているガッタパーチャやイスムスなどに入り込んだガッタパーチャ，あるいは充填後時間が経ち変質したガッタパーチャなどは，エックス線写真に写らないのである．薄い膜のように根管壁にへばりついているガッタパーチャ自体の為害性は少ないかもしれないが，そのガッタパーチャと根管壁との間にはかなりの感染源が存在することが多い．マイクロスコープを使用していなかった従来法の感染根管治療の成功率がそれほど高くなかった理由は，古いガッタパーチャの除去が確実に行えないことが原因の1つかもしれない．

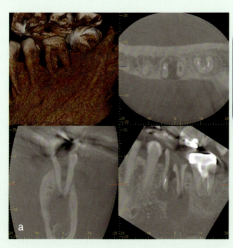 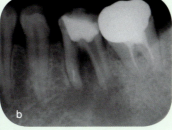 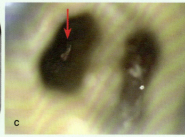

図C　エックス線写真に写らないガッタパーチャ．
難治性根管治療のため紹介で来院された47歳女性の⎣6の遠心根．遠心根管がかなり大きく拡大形成されていることがわかる．デンタルエックス線写真でも，CBCTでも根管内に不透過像は認めなかったが，マイクロスコープで根管内を確認すると根管壁のアンダーカットにガッタパーチャがへばりついていた（矢印）．

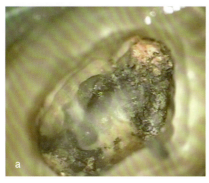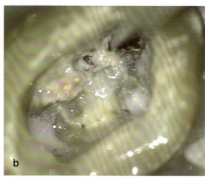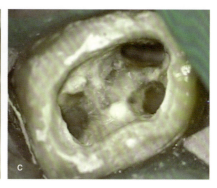

図19 ガッタパーチャの除去と感染源の除去は同時進行することが多い（53歳女性）．
a：メタルポストとセメントを除去した状態．
b：近心頬側根管のガッタパーチャをファイルタイプのチップを装着した超音波装置で除去中．薬液は次亜塩素酸ナトリウム液．ガッタパーチャの除去と同時に口蓋方向への根管形成も考え，操作している．以前の治療で触れられなかった部位から感染源を除去する．
c：根管の拡大形成後の状態．

具を上下させただけでガッタパーチャがすべて除去できるわけでなく，一通り除去した後にマイクロスコープによる明視下で確認して，さらに丁寧に除去を続けることを専門医は行っている．"ガッタパーチャの除去に王道はない"というのが現状である．

各種の除去はRetreatmentの第一歩

クラウンやインレーの除去はそれほど苦でないかもしれないが，支台築造やガッタパーチャの除去は難しいと感じている歯科医師が多いと思われる．歯質の過剰切削を避ける，力をかけ過ぎて歯根破折を招かない，穿孔に注意するなど，歯内療法の偶発症といわれる事象を招かないように，さまざまなテクニックを理解して，適材適所に応用できる能力を身に付けることが，確実なRetreatment（感染根管治療）の第一歩である．

そして，これらの除去と感染源の除去は一体にして考える．きれいな修復物が入っていたとしても，どこかに感染源が存在するためRetreatmentが必要になったはずである．クラウンやコア，根管充填材を除去していく過程で感染源も除去するという意識を持つべきである．特にガッタパーチャの周囲の根管壁は脱灰していることが多い（**図19**）．それが感染根管治療の処置の第一歩である．

本項をきっかけに，さまざまな除去について術式の幅と深さを身に付けていくことを期待したい．

参考文献

1）木ノ本喜史：ダブルバイブレーションテクニック―2方向からの振動による効率的なポスト除去法．ザ・クインテッセンス，34（11）：3-5, 2015.
2）木ノ本喜史：メタルポスト除去のためのダブルドライバー・テクニック（DDT）―歯質への侵襲を最小限に考えたポスト除去法―．ザ・クインテッセンス，33（1）：158-171, 2014.
3）木ノ本喜史：コア分割＆DDT＆DVTによるメタルポスト除去．ザ・クインテッセンス，36（8）：3-5, 2017.

7. Retreatmentにおける ラバーダム防湿法

和達礼子 WADACHI Reiko

Retreatmentとラバーダム防湿法

Retreatment（感染根管治療）は，初戦敗退後の敗者復活戦だ．前回と同じ戦法では勝利は期待できない．われわれはあらゆる手立てを講じ臨まねばならない．とはいえ，常に高度な技術，高額な機材，多大な時間が投入できるとは限らない．その中で，ラバーダム防湿法は歯学部生でもできる簡便で安価で効果の高い戦法の1つである．Van Nieuwenhuysenらは，Retreatmentの治癒におけるラバーダム防湿法の有用性を示している[1]．

抜髄と感染根管治療では，ラバーダム防湿法の目的も手順も変わらない[2]．しかし，感染根管治療の際には留意すべき点がいくつかある．以下に，感染根管治療歯ならではの問題点，およびそれらの対策を示す．

問題点：残存歯質が少なく，クランプがかからない

Retreatmentの対象となる歯は，抜髄と比較し残存歯質が少ないことが多い．すでに支台および冠を装着された歯に根尖性歯周炎が生じ，Retreatmentを実施するケースでは，しばしば歯質が歯肉縁下になる．頬舌の歯質が歯肉縁下になると，クランプがかかりにくくなる．

このような場合，真っ先に思いつく対策は，隔壁の作製だろう．しかし，まずは他の方法がないか検討することを提案する．たしかに隔壁の作製には材料，時間，労力を要するにもかかわらず，保険診療では別途費用の請求はできないが，"だから隔壁を作製しない"というのではない．そもそも隔壁は歯肉縁下の歯質に対し行われるので，十分に乾燥させたつもりであっても歯面が出血や組織液で濡れ接着が阻害されやすい．せっかく作製した隔壁が脱落した経験は，誰しも一度や二度ではないだろう．脱落せずとも治療期間中に漏洩が生じれば根管内は汚染し，それまでの苦労は水の泡

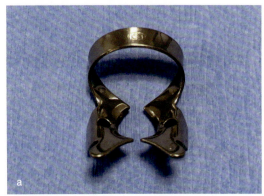
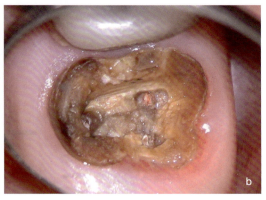
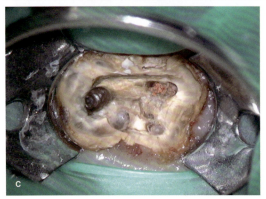

図1 歯肉縁下の歯質にクランプをかける．
頬舌側の歯質が歯肉縁下になると，クランプの爪がかかるところがなくなる．
a：爪が鋭利で下向きになっているクランプ．歯肉縁下の歯質には，爪が鋭利で下向きになっているクランプがかかりやすい．
b：残根の患歯．遠心頬側の歯質が歯肉縁下になっている．
c：クランプを装着．クランプの爪を歯周ポケット内に挿入して，歯肉縁下の歯質にかける．意外と痛みもなくかかることがある．漏洩が生じる場合は，この後に歯冠周囲を軟性レジンなどで封鎖する．

になってしまう．また，隔壁に用いた材料により根管が埋まってしまい，根管を見落とすことがある．さらに，その後の築造形成の際に，除去するつもりが取り残してしまうこともある．より簡便な代替案があるのであれば，無理して不確実なことをするよりは，他の方法を選択したほうが合理的である．

●対策その1：歯肉縁下にクランプをかける

クランプをかけるときには，痛みを与えないように歯肉を避けるものだが，思い切って歯周ポケット内に挿入するようにすると，意外と痛みもなくかかることがある．特に，爪が鋭利で下向きになっているクランプがかかりやすい（**図1**）．手元にないときには，プライヤーで爪の向きを変えるのも有効である．

●対策その2：両隣在歯にクランプをかける

両隣在歯が存在する場合は，患歯ではなく両隣在歯にクランプをかけると，容易に装着できる．複数歯をラバーダムシート上に出すかけ方は，小児や歯冠修復処置の際に行われるが，それらとはやや異なり，穴をつなげて開ける．口腔粘膜が押し寄せてこないように，頬側，時には舌側にもロールワッテを置くとよい（**図2**）．

この方法は，一部歯肉が露出する．唾液の浸入や根管洗浄剤の漏洩を心配するむきがあるが，顎堤の高さがあれば唾液は侵入しにくい．根管洗浄剤は，先の細いバキュームにより髄室内で速やかに吸引することで回避できる（**図2**）．避けがたい場合は，

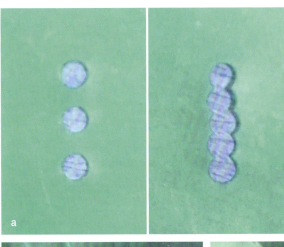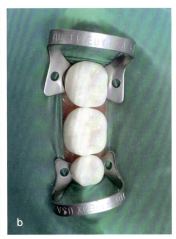

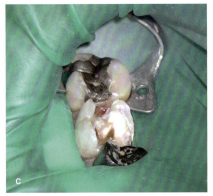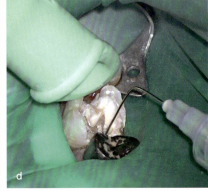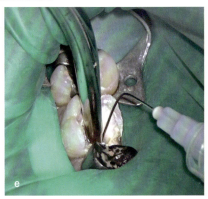

図2　両隣在歯にクランプをかける.
両隣在歯が存在する場合は，患歯ではなく両隣在歯にクランプをかけると，容易に装着できる.
a：ラバーダムシートの穴の開け方．左は小児や充填処置の場合．独立した穴を複数開ける．右は根管治療の場合．連続した穴を4～5個開ける．歯数よりも多めに開けるとかけやすい．
b：模型での例示．歯肉が一部露出するが，頬堤の高さがあれば多くの場合，唾液は侵入しない．あるいは軟性レジンなどで封鎖する．
c：臨床例．本症例では前方のクランプが器具操作を妨げないよう，クランプを使用せずデンタルフロスでラバーダムシートを固定した．
d：通常のバキューム．先端が太いため，患歯に近寄ることができず，根管洗浄剤が漏洩しやすい．
e：先の細いバキューム．患歯の髄室に挿入するよう用いることができるため，根管洗浄剤の漏洩の心配が少ない．

　ラバーダムシートと患歯の間隙を埋める．濡れていても使用可能な専用の材料（オラシールJ，ウルトラデントジャパン）が市販されている．即時重合レジンやシリンジタイプの光重合軟性レジン仮封材も利用可能である（図3）．
　時に，前方の歯にかけたクランプの弓に器具がぶつかり，操作を妨げることがある．このような場合は，クランプをかけずにデンタルフロスやラバーダム固定用コード（Wedjets，Hygenic／タカラベルモント）を歯間に通し，最大豊隆部下にラバーダムシートを押し込み固定する（図2・図4）．
　ところで，特に自費の歯冠修復物が装着されている場合は注意を要する．これらは，一般的に豊隆が強く冠のマージンが歯肉縁下にある．そのため，クランプの爪が歯肉に食い込み，痛みを生じやすい．また，クランプの爪がちょうど冠のマージンと歯質の間に入り込み，冠が脱離してしまうことがある．歯科医師にしてみれば，この程度のことで脱離する修復物にはすでに漏洩が生じているのだから，むしろう蝕が進

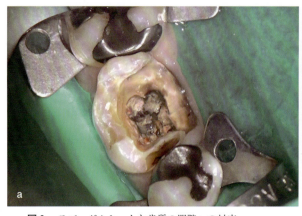 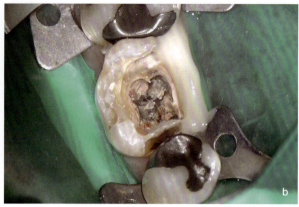

図3 ラバーダムシートと歯質の間隙への対応.
唾液が侵入する場合は，ラバーダムシートと歯質の間隙を封鎖する.
 a：封鎖前．舌側歯質が歯肉縁下であり，かつ顎堤が低いため，舌側から唾液が侵入する.
 b：封鎖後．シリンジタイプの光重合軟性レジン仮封材（例：テンポフィル2（茂久田商会），エバダインプラス（ネオ製薬工業），クイックスフロー（ビーエスエーサクライ））で間隙を封鎖．即時重合レジンよりも操作性が良く，軟らかくアンダーカットに入っても撤去が容易である.

行する前に発覚してよかったと思うのだが，患者にしてみれば「外された」となり，トラブルの原因になる．起こってからではなく事前に，こういうこともあり得ると一言伝えておけば，トラブルは回避できる．これらのトラブルが予想される場合は，前述のようにクランプを使用しない固定法を選択する（図4）.

●対策その3：歯肉にクランプをかける

顎堤の高さがある場合は，局所麻酔下で歯肉にクランプをかけることで，ラバーダムを装着することができる．普段，できるだけ痛みを与えないように繊細な処置を心がけている先生方は抵抗を感じるかもしれないが，歯肉は速やかに治癒するので，根管治療の質の確保を優先する．ただし，毎回局所麻酔を行い歯肉を傷つけることになるので，1〜2回で済まないような複雑な症例や術者の技術レベルでは勧めない.

問題点：支台歯形成されていてクランプがかからない

支台歯形成されていた歯は，たとえ歯質が十分に残存しているように見えても，アンダーカットがないためクランプがかかりにくい.

●対策その1：大臼歯に前歯・小臼歯用のクランプを用いる

支台歯形成されている大臼歯は，サイズが一回り小さくなっているので，前歯・小臼歯用のクランプのほうがピッタリすることがある（図5）．臨床は症例による差異があり，学生時代の試験のように画一的な対応では済まない．ラバーダムはより良い結果を導くための手段であり，その目的を達成できればよい．大臼歯だから大臼歯用のクランプを使うという先入観は捨て，自由に取り組む.

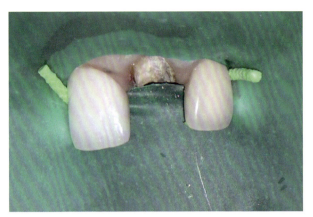

図4　クランプを使用しないラバーダムシートの固定法．クランプではなくWedjets（Hygenic／タカラベルモント）を用いてラバーダムシートを固定している．

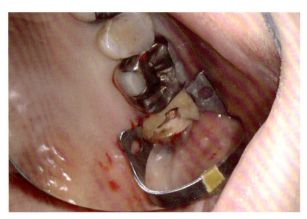

図5　冠が装着されていた患歯のクランプの選択．大臼歯に前歯・小臼歯用のクランプを試適している例．支台歯形成されている大臼歯は，一回り大きさが小さくなっている．

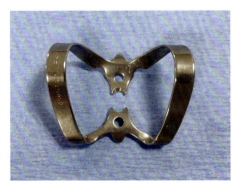

図6　両翼の前歯用クランプ．

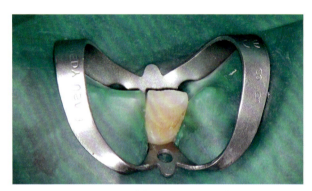

図7　両翼の前歯用クランプの装着例．

●対策その2：両翼の前歯用クランプを用いる

支台歯形成されている歯では，通常のクランプがゆるくなり，かからない．この場合，両翼の前歯用クランプ（図6・図7）がマッチすることがある．

●対策その3：歯肉縁下にクランプをかける

支台歯形成のマージンよりも根側にクランプの爪をかける．前述の「歯肉縁下にかける」と同様の対応をする．

●対策その4：溝を付与する

根管治療後の支台歯形成の妨げにならないようであれば，クランプの爪がかかるように，ごく小さなラウンドバーにより切削量の範囲内で支台歯に溝を付与するのも一考である．

●対策その5：クランプの爪がかかる部位にコンポジットレジンを盛り上げる

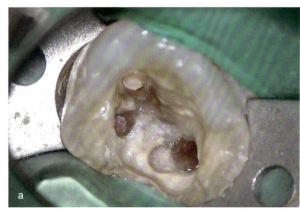
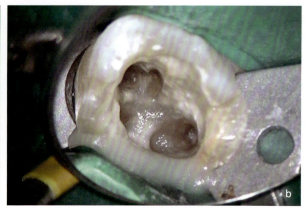

図8 遠心の歯質とラバーダムとの間隙.
近遠心の歯質が乏しい場合は，クランプはかかるがラバーダムシートと歯質の間の隙間から漏洩が生じる.
　a：封鎖前．遠心の歯質が歯肉縁下でラバーダムシートとの間に隙間がある．
　b：封鎖後．光重合軟性レジン仮封材で間隙を封鎖した．

問題点：近心あるいは遠心壁が歯肉縁下で漏洩してしまう

　近遠心の歯質が少なくマージンが歯肉縁下になる場合は，クランプはかかるが，ラバーダムシートと歯質の間の隙間から，唾液の浸入や根管洗浄剤の漏洩が生じる．特に遠心は，次亜塩素酸ナトリウム液の漏洩によるインシデントの発生要因となりやすい．

●対策：
　前述のように，ラバーダムシートと歯質の間隙を塞ぐ（図8）．治療のたびに付与することになるが，隔壁を作製するよりも簡便であり，治療期間中に脱離する危険性もない．

隔壁を作製する場合

　前述の方法が不可能な場合は隔壁を作製する（図9）．近年，シリンジタイプの光重合型フロアブルコンポジットレジンのような操作性ならびに接着力が優れた製品が登場し，従前よりは確実な隔壁を簡単に作製することができるようになった．ただし，流れが良すぎると根管口まで流れて覆ってしまうことがあるため，フロアブルコンポジットレジンは粘性が高く液垂れしにくいタイプがよい．
　以下に，隔壁作製の際に考慮すべき点を記す．

●隔壁をその後レジンコアとして使用するか
　根管治療後にレジンコアを作製する場合，隔壁を残してレジンコアとして使用するのか，それとも隔壁はすべて除去し新たにレジンコアを作製するのか，議論が分かれる．

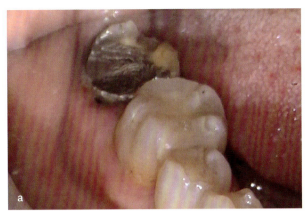
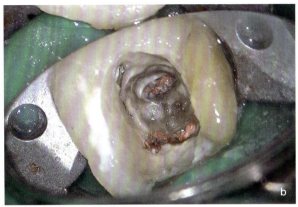

図9 隔壁.
a：隔壁作製前．患歯は７｜．頬側の歯質が歯肉縁下でクランプがかからない．後方の隣在歯はない．顎堤が低くかつ幅径が広く，歯肉にもかからない．
b：隔壁作製後．シリンジタイプの光重合型フロアブルコンポジットレジンにて，頬側に隔壁を作製した．

　　結論は隔壁の信頼性による．たとえば，歯肉圧排を行い歯肉からの水分を断って作製された隔壁であるのならば，レジンコアとして使用してよいだろう．ただし，修復物のマージンがレジンコアの根尖側の接着界面を覆うことが必要である．さらに可能であれば，フェルール効果が得られることが望ましい．しかし，そこまででない隔壁であるのならば，すべて除去して新たにレジンコアを作製するか，間接法で作製するべきである．「隔壁をレジンコアとして使用する」のではなく，「レジンコアとして使用することを前提として隔壁を作製する」のが正しい．除去する予定であれば，取り残しが生じないように歯質と異なる色のレジンを選択するのがよい．

● 仮封冠が必要な場合
　　上顎前歯のように，審美性を保たなければならない症例では，根管治療中の仮封冠が必要になる．ポストタイプの仮封冠は，脱離していなくても漏洩が生じやすい．即

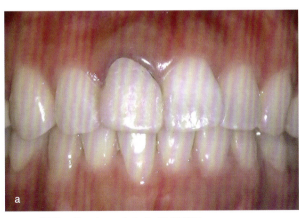
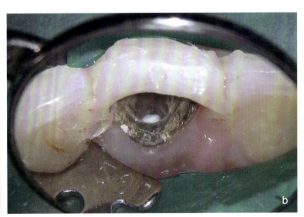

図10　ポンティックタイプの仮封冠．
両隣在歯に接着したポンティックタイプの仮封冠は，除去せずにラバーダムを装着し根管治療を行うことができる．
　a：唇側面観．
　b：ラバーダムシート装着後の口蓋側面観．

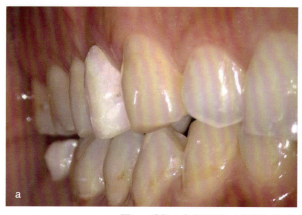
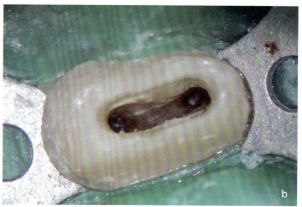

図11　残根の患歯に隔壁を作製し仮封冠を装着した例．
残根の根管治療中に，仮封冠による審美性の向上が求められる場合に適応する．
a：仮封冠装着時．
b：ラバーダム装着時．

日に根管充塡まで行うのでなければ，避けることが望ましい．両隣在歯に接着材料がよく接着するのであれば，ポンティックタイプの仮封冠を接着し，両隣在歯にクランプをかけてラバーダムを装着するという方法もある（**図10**）．両隣在歯が陶材焼き付け冠のような接着が悪いものであれば，隔壁を作製し被覆タイプの仮封冠を仮着すれば，漏洩のリスクは減少する（**図11**）．

歯冠長延長術・挺出[2]

　歯質のマージンが歯肉縁下あるいは骨縁下にある歯の歯冠修復の際には，歯冠長延長術や挺出を施すことがある．根管治療に先立ち実施すれば，クランプがかかるようになる．言い換えれば，ラバーダムシートがかかるかどうかは，適切な補綴処置ができるかどうかの判断基準にもなる．症状があり根管治療が優先される場合は，前述の手法によりラバーダムシートを装着し，根管治療を優先する．

ガッタパーチャ溶解剤の影響

　Retreatmentの場合，ほとんどの症例でガッタパーチャの除去が必要となる．ラバーダムシートの中には，ガッタパーチャ軟化用歯科材料，いわゆるガッタパーチャ溶解剤により溶解してしまうものがある（**図12**）．迅速に溶解する製品はすぐに気づくのでむしろよいが，緩慢に溶解する製品では唾液の進入や根管洗浄剤の漏洩に気づきにくいので注意を要する．

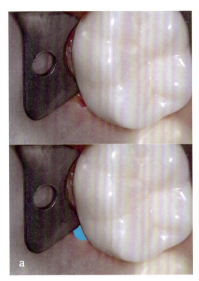
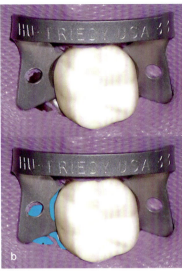

図12 ガッタパーチャ溶解剤によるラバーダムシートへの影響.
ラバーダムシートの中には，ガッタパーチャ溶解剤により溶解するものがある．1滴滴下から10秒後に溶解した状態を示す（下の写真は溶解した部分を青色で示す）．
a：A社製品．よく見ると，わずかに溶解しているのが確認できる．
b：B社製品．滴下直後より速やかに溶解した．

ラバーダム，プライスレス！

　ラバーダムの必要性を列挙されたところで，根管治療の保険点数を考えると，使用を躊躇される先生もいらっしゃるかもしれない．特に，Retreatmentでは残存歯質の形態により注意が必要なことがあり，余計面倒に感じられるだろう．しかし，治療成績の側面のみならず，患者満足度を上げる戦略のひとつとして，ラバーダムを導入しない手はない．

　昨今は，ラバーダムを使用しているかどうかを電話口で聞かれることがある．ラバーダムは，医院のレベルを測る判定基準になっているのである．それどころか，驚くべきことにラバーダムはしばしば顕微鏡よりも患者に感心される．「こんなに楽な根の治療は初めて」と口を揃えて言う．

　そう考えると，ラバーダムはプライスレスだ．

参考文献

1）Van Nieuwenhuysen JP, Aouar M, D'Hoore W：Retreatment or radiographic monitoring in endodontics. Int Endod J, 27：75-81, 1994.
2）木ノ本喜史：根管治療における感染制御．抜髄 Initial Treatment，ヒョーロン・パブリッシャーズ，東京，2016.

TIPs #5

歯肉切除術は歯肉の切除だけで十分か？

歯肉縁下までう蝕が進行している場合，歯肉が歯質にかぶさり，防湿や感染防止が困難になる．また，根管充塡が完了したとしても，支台築造や充塡を行う環境が得られない．このような場合，歯肉切除術が適用されることが多いが，歯肉切除術の言葉どおりに歯肉のみを切除しても，傷が治るとまた歯肉が盛り上がってくることが多い．

これは歯肉の傷が治ると，歯頸部の軟組織は「生物学的幅径」といわれる生理的な状態に復元しようとするからである．歯肉が歯質に盛り上がっているのは，そこが歯肉のあるべき場所だからである．したがって，歯肉だけを切除しても歯肉は元に戻り，歯にかぶさるのである．

歯肉切除術は歯肉の切除とともに歯槽骨整形を行い，生物学的幅径を回復することが必要である．

（木ノ本喜史）

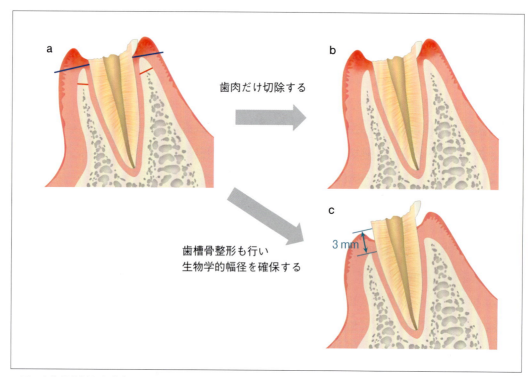

図　生物学的幅径を考慮した歯肉切除術．
う蝕は歯質があれば進行するので，歯槽骨の位置に関係なく歯根方向に進行する．そして，歯槽骨縁の高さ，あるいはそれより根尖側までう蝕が進んでいると，歯肉切除術の言葉どおりに歯肉のみを切除しても，傷が治るとまた歯肉が盛り上がってくることになる（b）．歯肉の傷が治ると，生物学的幅径といわれる生理的な状態に復元しようとするのである．したがって，歯肉の切除とともに歯槽骨整形が必要である（c）．aの青線が歯肉切除の位置，赤線が歯槽骨整形の位置．

8. 感染源の貯留しやすい部位に対する治療

木ノ本喜史 *KINOMOTO Yoshifumi*

感染源はどこにある？

　感染根管治療とはその名のとおり，細菌などに感染している根管系に対して感染除去を行う治療である．根尖周囲組織にいわゆる病変を認めたとしても，それらは"根管内に存在する感染物質が根尖孔外に影響して，それに対する免疫反応により生じている"と考え，根管系の感染除去を優先する．したがって，感染根管治療を効果的に進めるためには，根管系に存在する感染源の存在場所を明確にし，機械的清掃および化学的清掃を駆使して，感染源を効率的に除去することが重要である．

　筆者は以前発表した，根管系において感染源が貯留しやすい部位を念頭に置き，感染根管治療を行っている（**図1**）．すなわち，感染源が貯留しやすい部位を歯冠側から順に，歯冠部および根管口付近のう蝕，見逃された根管，イスムス，フィン，アンダーカット，トランスポーテーションした部位，側枝，象牙細管，そして根尖孔外バイオフィルムと分類している[1]．そして，これらの感染源が存在する，あるいは存在可能な部位は，歯冠側ほど容積が大きいので，感染源が多く存在する歯冠側の部位から除去を開始する．

　たとえば，根尖付近に感染物質や感染歯質を見つければ早く除去したくなるところであるが，根尖付近だけを清掃しても，それよりも歯冠側にさらに大量の感染源が存在すれば，処置中や仮封中に根尖付近は再度汚染されてしまう．また，取り残した感染源は時間とともに増殖するので，歯冠側から順序よくシステマティックに感染源の有無を判断し，確認できた感染源を除去することが，効率的な感染根管治療になると考えている．この考え方は歯冠側から感染の除去を開始するため，「クラウンダウン」法と表現できる．本来，「クラウンダウン」とは根管形成に関して使用される用語であるが，感染根管治療における感染除去の考え方としても有効であると感じている（**図2**）．

　また，既根管充填歯の場合は根管壁にへばりついたガッタパーチャの裏側に感染源

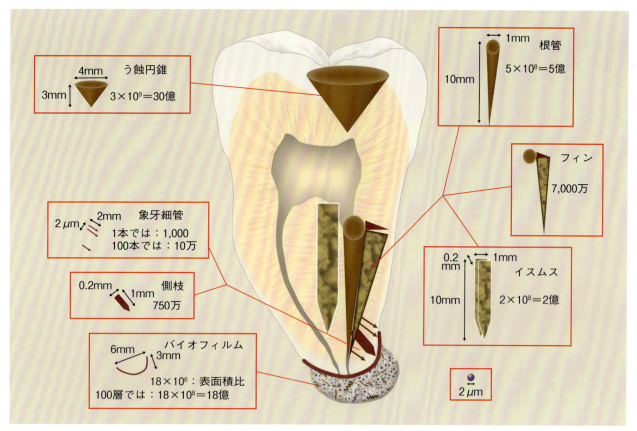

図1 根管系において感染源が貯留しやすい部位.
直径2μmの細菌がいくら存在できるかを，単純な体積比で計算した．根尖表面のバイオフィルムを除いて，歯冠側のほうが存在できる細菌数が多いことがわかる．

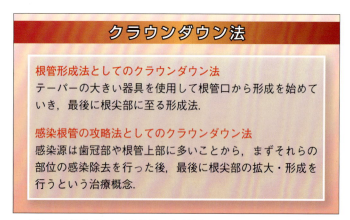

図2 根管形成法と感染根管の攻略法としてのクラウンダウン法．

が存在することが多い．通法に従ってファイルで除去してもイスムスやアンダーカット部，トランスポーテーションした部位などにガッタパーチャポイントは残存するので，臨床ではそれらの部位を意識しながら残存しているガッタパーチャを狙い除去することが重要である．

　本項では，それぞれの部位について感染源を発見するコツや効果的な除去法について解説する．

歯冠部および根管口付近のう蝕

感染根管治療において見逃しやすいう蝕として，修復物を外さずに治療した場合の修復物下のう蝕と根管口付近のう蝕が挙げられる（既刊の『歯内療法成功への道　抜髄 Initial Treatment』（ヒョーロン・パブリッシャーズ刊）の第12項にう蝕を含めた感染制御について記載しているのでご参照ください）．

修復物辺縁からの漏洩により歯冠の内部から脱灰が進んでいたり，根管治療が長期にわたり仮封が不良になっていたなどの原因により，根管口付近の象牙質が脱灰して軟化していることがある．しかし，脱灰していても象牙質はそれほど変色していないことが多いので，意識して触らなければ脱灰して感染していることに気づきにくい（図3）．根管口付近の軟化した部分は太めのファイルを使った全周ファイリングにより削除することも多いが，軟化の程度が進んでいる場合は，ラウンドバーを用いることも効果的である（図4）．また，元来，根部象牙質はあまり硬くないため切削しても軟化の程度がわかりにくいので，感染歯質を明示するためにはう蝕検知液の使用が望ましい（図4）．

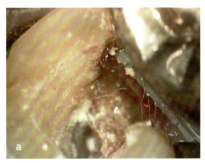 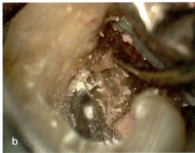 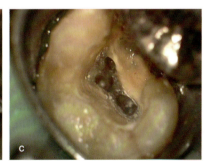

図3　7⏌の抜髄治療途中（67歳女性）．
a：近心の歯肉側に湿った歯質を認めた．
b：エキスプローラーで触ると，軟化した象牙質が剥がれてきた．見た目の色だけでは軟らかさの程度はわからないため，実際に触れてみることが大切である．
c：軟化した歯質を除去した後に，根管形成を行った．

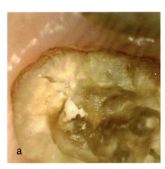 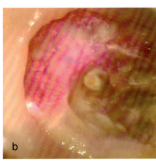 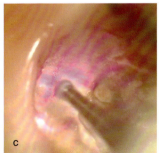 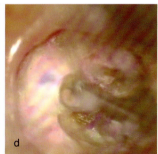

図4　7⏌の感染根管治療におけるう蝕除去（58歳女性）．
a：歯肉縁下にう蝕を認めた．まず，歯の保存が可能か判断するために，軟化象牙質の除去を試みた．
b：う蝕検知液で染め出した．
c：ラウンドバーでう蝕の除去中．
d：軟化した部分がほぼ取りきれたため，歯肉切除を行うことで歯の保存的処置が可能と判断した．

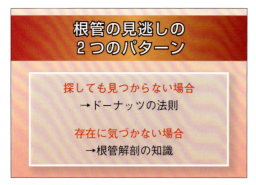

図5　根管の見逃しの2つのパターンと対処法.

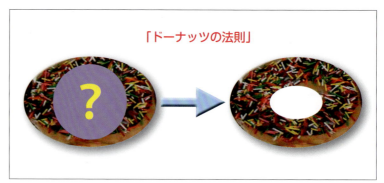

図6　ドーナッツの法則[2].
歪んだドーナッツを見たときに，内側の穴の形を想像することはたやすい．同じく，歯根の外形と根管の形態には相関があるので，歯根の外形を参考にすると根管の探索が容易になる．これが，歯内療法の「ドーナッツの法則」である（これは筆者の造語である）．

見逃された根管

本来存在している根管が見逃されるパターンとして，根管を探しても見つからない場合と初めから見逃してしまう場合が考えられる（図5・図6）．

●探しても見つからない根管

加齢や外傷により根管狭窄が生じ，根管が見つからないことがある．デンタルエックス線写真で根管口付近は狭窄しているが，根中央部より根尖寄りに根管が見える場合は，歯頸部の根の断面をイメージしてその中央を切削して進んでいくことを勧める（図7）．なぜなら根の成長を考えると，根管は根の断面の中央に存在するはずだからである[2]．その際，根の断面が完全な円形であることは稀で，ほとんどは楕円形や細長い形態をしているので，根管探索のために掘り進んでいくバーは根尖方向に一直線に押すだけでなく，断面の長軸方向にバーを前後させて動かすと，バーの切削効率もよくなり，さらに根管の一部が現れる確率が高くなる．

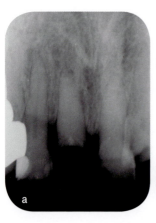
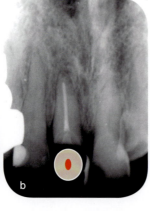

図7　かなり以前に打撲の既往があり，根管が狭窄して見つからないとのことで，紹介され来院された（64歳男性，1｜）．
a：初診時のエックス線写真．根管が痕跡程度に見えている．
b：根管充填後．ほぼ根の断面の中央に根管は存在した．根管探索は楕円形に行った．

8．感染源の貯留しやすい部位に対する治療　113

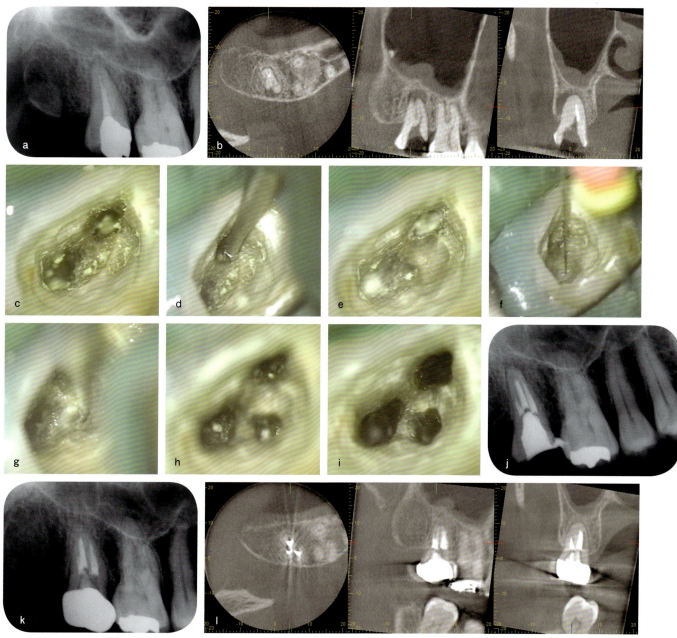

図8　以前の治療で見逃された根管を有する 7」の感染根管治療（53歳女性）．
a：術前のデンタルエックス線写真．1根管のみが充填されているが，歯根膜腔の写りより，他にも根管が存在していそうであった．
b：根尖が上顎洞にも近接していたため，CBCTを撮影した．デンタルエックス線写真では明らかでなかった根尖病変と上顎洞底の粘膜の肥厚，および3根管を認めた．
c：ガッタパーチャを除去したところ．近心頬側根管と口蓋根管は容易に明示できた．
d：存在するはずの遠心頬側根管を探索するために，ラウンドバーで切削した．
e：ある程度ラウンドバーを進めると，切削した底の部分に白い部分が出てきた．根管に切削粉が詰まった状態と判断した．
f：白い部分に穿通用のファイルを挿入すると入っていった．
g：根管口付近を超音波装置に装着したファイル（AMファイル，白水貿易）で拡大した．
h：3つの根管口を明示したところ．
i：根管形成完了時の根管口付近．
j：根管充填後のデンタルエックス線写真．
k：根管充填後1年4カ月のデンタルエックス線写真．根尖付近の透過像は消失しているように見えた．
l：根管充填後1年4カ月．上顎洞の状態が気になるとのことでCBCTを撮影した．上顎洞底の粘膜の肥厚は一部存在していたが，根尖部の透過像は消失しており，歯根膜腔も回復しているように見えた．

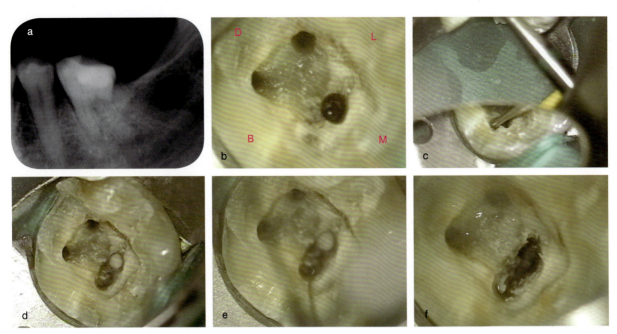

図9 [6 の感染根管治療（67歳女性）.
a：歯髄壊死の後に根管治療を開始したが，打診痛と違和感が持続したため，紹介にて来院した．
b：近心根管が未達であったため，まず根管口が見つかった根管をニッケルチタンファイルで形成した．根管がきれいに円形に形成された．
c：下顎第一大臼歯の近心根が円形であることはないので，頬側寄りの根管口を探索するためにラウンドバーで切削した．
d：フィンのように頬側につながる筋が見つかった．
e：根管の方向を確認するために，見つかった筋の部分にファイルを挿入した．Kファイルをハンドルの付け根部分で切断しブローチホルダーに装着した器具を使用している．
f：超音波装置で根管口とフィンと思われる部位を全周ファイリングして清掃した．

● 見逃してしまう根管

　たとえば，下顎第一小臼歯の根管の数は1本であると思い込んでいると，2本目の根管が存在したとしても見逃してしまう．根管解剖の知識が不十分であると起きやすいエラーである．最近はCTを利用した日本人の歯の根管分類に関する研究も増えてきている．各歯種に存在する根管の数の情報を整理して覚えておくとよい．もちろん，根管数の割合も必要な情報であるが，それよりも"1根管なのか，2根管なのか"など可能性がある根管の数を理解しておくことが重要である．

　臨床においては，CBCTで確認することで根管の見逃しを回避できることも多い．見つかった根管の位置に違和感を感じたら，CBCTで確認することが有効である（図8・図9）．

イスムス，フィン，アンダーカット

　「見逃された根管」の項にも記したとおり，根管の形態は基本的に根の水平断面の形態と相似形である．根の断面形態が完全な円形でない限り，根管の断面も円形ではなく，楕円形や筋状の根管である．そこに以前の根管治療により器具が挿入され操作

8. 感染源の貯留しやすい部位に対する治療　115

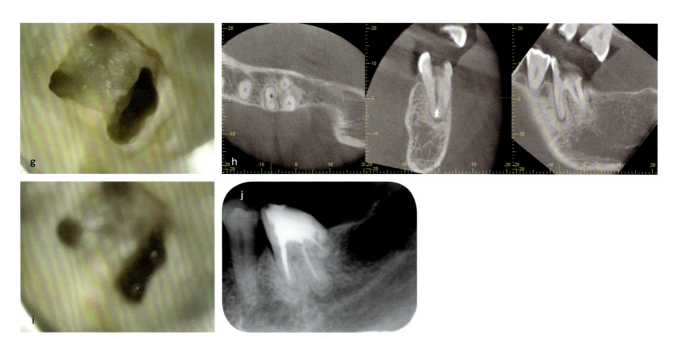

g：洗浄を行い，根管が明瞭になった状態．根管口がかなり頬舌方向に広がった．
h：しかし，根管の幅はまだ狭いと感じたため，CBCTを撮影した．触れられていない近心頬側根管が見つかった．
i：CBCTで存在が明らかになったので，自信を持って近心頬側根管の探索を行い，形成が終了した状態．
j：根管充填後のデンタルエックス線写真．臨床症状も消失した．

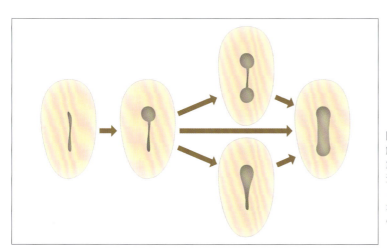

図10　細い筋状の根管の場合に，根管形成を行っても触れられない部分．根管の断面を図示した．
筋状の根管を形成した場合，器具の入った部分だけが形成できる．触れられなかった部位はイスムスやフィンとして残る．最終的には右端の状態まで形成しなければ，触れられていない根管壁を残すことになる．この形成に全周ファイリングが有効である．

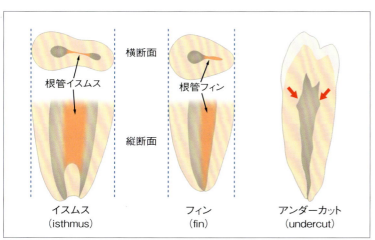

図11　根管に存在するイスムス，フィン，アンダーカット．

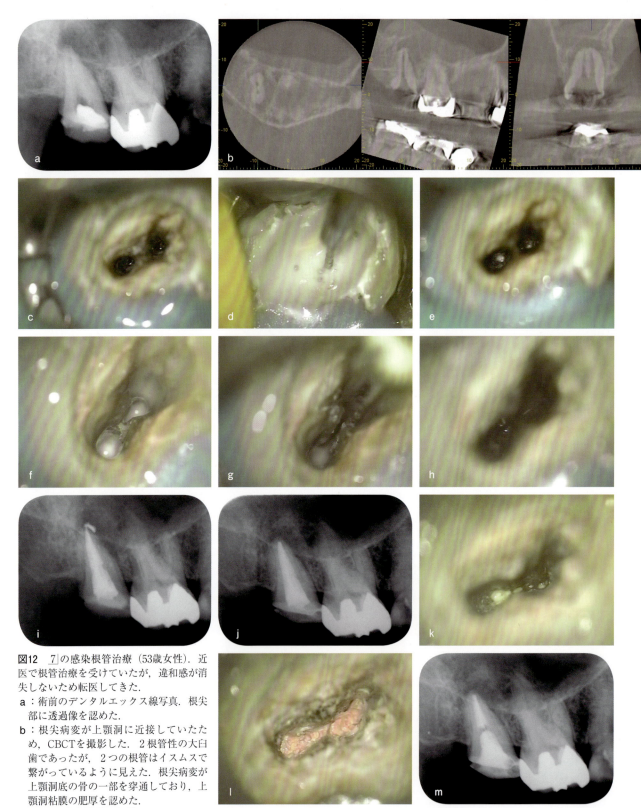

図12 7⏋の感染根管治療（53歳女性）. 近医で根管治療を受けていたが, 違和感が消失しないため転医してきた.
　a：術前のデンタルエックス線写真. 根尖部に透過像を認めた.
　b：根尖病変が上顎洞に近接していたため, CBCTを撮影した. 2根管性の大臼歯であったが, 2つの根管はイスムスで繋がっているように見えた. 根尖病変が上顎洞底の骨の一部を穿通しており, 上顎洞粘膜の肥厚を認めた.
　c：CBCT撮影直後の根管口.
　d：次亜塩素酸ナトリウム液を満たして, 超音波装置に装着したファイルでイスムスを清掃した. 根管壁は軟らかく, 次亜塩素酸ナトリウム液は発泡してきた.
　e：根管の間の歯質が狭くなった.
　f：さらに根管清掃を続けると, イスムスの部分は軟組織のみの状態になった.
　g：超音波装置に装着したファイルでイスムスの部分を選択的に形成した.
　h：最終的に根管形成が完了した状態. 断面がひょうたん型の根管になり, 根尖部に肉芽組織を認めた.
　i：根尖部の石灰化を期待して, 根尖まで緊密にビタペックスを貼薬した.
　j：ビタペックス貼薬3カ月後のデンタルエックス線写真. 根尖部の透過像の縮小が認められ, 臨床症状も消失した.
　k：ビタペックスを除去した状態. 根尖部に肉芽組織は見えず白い石灰化物を認めた.
　l：側方-垂直加圧根管充填法で根管充填を行った.
　m：根管充填後のデンタルエックス線写真. 術前と比較すると上顎洞も明瞭になっていた.

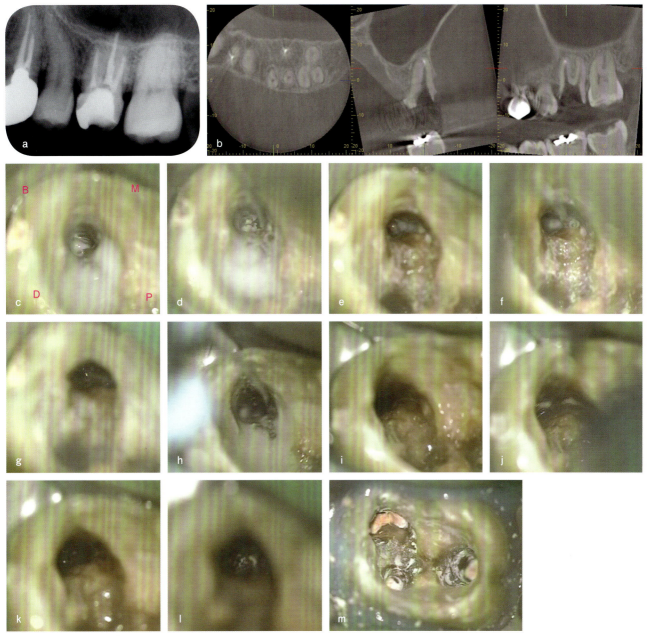

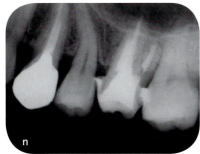

図13 セラミック修復を希望されて来院された（51歳女性，6⏌）．打診痛はなかったが違和感を訴えていた．

　a：術前のデンタルエックス線写真．根管充填は良好で根尖部は正常に見えた．
　b：ガッタパーチャをあらかた除去した後，精査のためにCBCTを撮影した．近心頬側根が扁平であることが確認できた．
　c：近心頬側根管のガッタパーチャを除去した後．口蓋側に少しつながるフィンのような構造が見えた．
　d：超音波装置に装着したファイルでフィンの部分を選択的に拡大形成した．
　e：フィンの部分は触れた感じも軟らかく，口蓋方向に広がった．
　f：次亜塩素酸ナトリウム液を満たして，さらに拡大を続けた．
　g：きれいに見える暗い状態の根管壁が現れてきた．しかし，まだ筋状のフィンが続いているのが確認できた．
　h：さらに超音波装置で拡大を続けた．
　i：まだ，フィンに入り込んだ白い削片が確認できた．
　j：さらにフィンの部位だけを選択的に拡大形成した．
　k：扁平な近心頬側根管の形成が完了した状態．根管口付近．
　l：扁平な近心頬側根管の形成が完了した状態．根尖付近．
　m：根管充填後の状態．近心頬側根管の形態が明瞭にわかる．
　n：根管充填後のデンタルエックス写真．

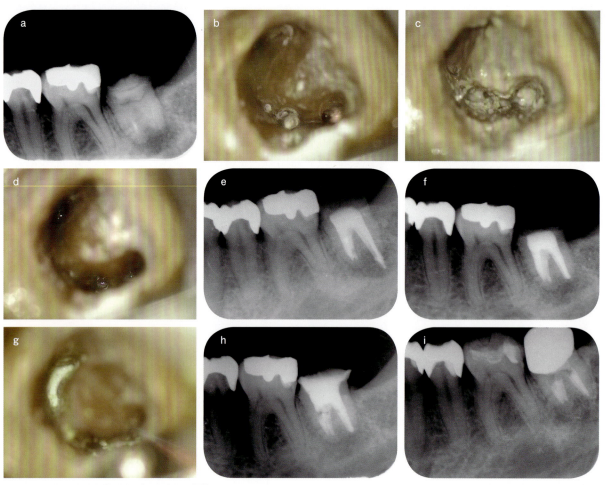

図14 樋状根の感染根管治療（39歳女性，7̄）．
a：術前のデンタルエックス線写真．根尖部が吸収し，歯冠大の透過像を認めた．根の形態から樋状根と推察された．
b：マイクロスコープで観察した根管の状態．やはり樋状根であった．
c：超音波装置に装着したファイル形態のチップで根管を清掃している途中．軟化した根管壁が削れてくる．
d：根管の清掃が完了した状態．
e：ビタペックスを貼薬した．遠心根管の根尖が開いていたため，このまま2カ月経過観察することとした．
f：貼薬2カ月後のデンタルエックス線写真．溢出していたビタペックスは認めず，根尖周囲の透過像が縮小していた．
g：ビタペックスを除去したところ，根尖に石灰化物を認めた．
h：根管充塡直後．
i：根管充塡後3年3カ月．根尖部の状態は異常なく，臨床症状も認めていない．

されていると，多くの場合，根管の一部だけが拡大形成され，器具が当たらない部位ができている（**図10**）．ニッケルチタンファイルを使用しても根管のすべての面の形成は困難で，40％程度触れられない部位が残ると報告されている[3]が，それは主にイスムスやフィン，アンダーカットなどの部位である（**図11**）．形成前の根管の形態，さらには幼若永久歯だった頃の根管形態を意識して取り残された軟組織やガッタパーチャなどの感染源除去が重要である．

ニッケルチタンファイルを使用すると根管の彎曲に沿った形成が可能であるが，ロータリータイプや反復回転タイプのファイルの場合，形成した根管は丸くほぼ正円形に仕上がる．切削した象牙質壁面が丸くなっている部分もあるが，イスムスやフィンに削片

や軟組織が押し込まれて丸くなっている部分もある（**図9・図12・図13**）．全周ファイリングで軽く根管壁を探り，削片が入り込んでいる部分を選択的に清掃する必要がある．筆者はこの操作を主に超音波装置に装着したKファイル形態のチップ（AMファイル，白水貿易）で行っている．

イスムス，フィン，アンダーカットが多く存在する根管形態が樋状根である（**図14**）．近心根管と遠心根管の間にはイスムスとフィンがあり，また根尖が舌側へ彎曲しておりアンダーカットが生じやすい．最終的な清掃が終了した状態をイメージして，根管の拡大形成を行う．ファイルを手で持って操作するだけでは，形成前の根管形態に沿った形成は難しい．マイクロスコープと超音波装置が有効である．

トランスポーテーションが生じた部位

ほとんどの根管は彎曲していると報告されている[4]．彎曲根管に金属製器具を入れて操作すると，根管にトランスポーテーションが生じる．ニッケルチタンファイルでもトランスポーテーションは生じるが，わが国においてはステンレススチール製ファイルの使用が一般的であることを考えると，多くの既根充歯においてトランスポーテーションが生じていると考えられる．

近遠心方向にトランスポーテーションした部位はエックス線写真で見えるが，頰舌方向は見えないので，気づきにくい（**図15・図16**）．頰舌方向への彎曲に対する見えない方向へのトランスポーテーションを意識して精査，処置することが重要である．

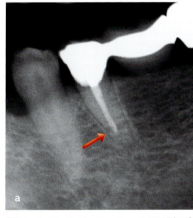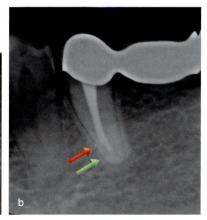

図15 トランスポーテーションが予測できた症例（58歳女性，|5 ）．
a：ブリッジ装着後に歯髄壊死になり，根管治療を受けたが，違和感が消失しないとのことで，転医してきた．根管充填まで終了していたが，根尖付近の根管充填材の不透過像が近心に寄っているのが確認できた．トランスポーテーションが生じている可能性が高いと判断した．
b：ファイルに遠心向きのプレカーブを付与して根尖を探索したところ，作業長が1.5mm伸びた．症状が消失した後に，根管充填を行った．赤矢印が術前の根管充填材の先の部分，緑矢印が治療後の根管充填材の先の部分．

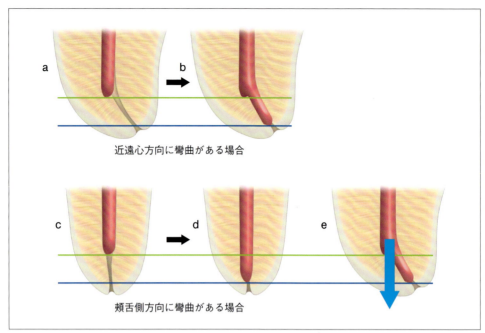

図16 根管内におけるトランスポーテーションの方向による見え方の違い．
頬舌側方向に彎曲が存在する場合は，デンタルエックス線写真では彎曲は見えず，以前の治療が少し短いように見える．それを無理に長さだけ伸ばそうとすると，根尖部穿孔を引き起こすので注意が必要である．eはdを近遠心方向から見たイメージ図．青矢印のようにならないよう注意する．

側　枝

　現実問題として，側枝を選択的に清掃する方法はないと考えられる．EDTAなどでスミヤー層を除去しても，側枝の中まで入り込む器具はなく，洗浄液であっても効果は薄いとされている[5]．また，垂直加圧根管充填法により側枝までシーラーやガッタパーチャが入っているようにデンタルエックス線写真で見えていても，実際は側枝の中は感染源とガッタパーチャが混ざり合っている状態であると報告されている（図17）[6]．そこで現在は，埋葬（entombment）や化石化（fossilization）により側枝内に感染源を閉じ込めてしまい，感染源が存在したとしても歯根周囲組織に為害性を発

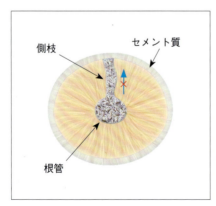

図17 側枝のイメージ図．洗浄液も側枝の中まで入っていかないとされている．

揮させないようにする，と考えられている[7]．

　筆者は側方加圧根管充塡法を使用しているためか，側枝が存在するとされている確率に比べると，根管充塡後に側枝まで造影性のある材料が入っているケースはわずかである．それでも多くの感染根管治療において良好な経過を得ている．これは多くの臨床家が感じているのではないだろうか．主根管の感染源を確実に除去して，側枝への感染や水分・栄養分などの供給を阻止することが現実的な臨床の目標であろう．

象牙細管

　「2．感染根管における細菌感染の実態」の項で示されたMatsuoらの報告[8]にあるように，感染根管の象牙細管には，根管壁から歯根表面に向かい細菌が侵入している．側枝よりさらに細い象牙細管の中を清掃する方法はないため，細管内の細菌を選択的に除去する方法はない．したがって，もし細菌が残存すれば感染根管治療は治癒しないと仮定すると，象牙細管を含む象牙質ごと削除する必要がある．しかし，*Fusobacterium nucleatum*や*Eubacterium nodatum*などは象牙細管の奥，つまり歯根表層近くまで侵入しているとの観察結果があるため，細菌をすべて除去するとすれば歯質をすべて削り取ることになる．これでは歯の保存にはならず，抜歯すれば根尖病変は治癒することと同義になる．

　根管が長時間オープンの状態のまま放置された残根のケースなどでは，歯根の象牙細管内まで感染が波及していると推察される．臨床的には根管壁の脱灰程度，つまり軟らかさを目安に，う蝕検知液による染色も指標にしながら，感染歯質を削除するが，その操作によって象牙細管内の細菌が完全に除去できるとは考えられない．したがってこの場合も，上記の側枝に対する対応と同じく，埋葬（entombment）や化石化（fossilization）の考え[7]に基づく治癒機転に期待することになる．

根尖孔外バイオフィルム

　根管内にも細菌はバイオフィルムの状態で存在するとされているが，根管内では切削や化学的洗浄，貼薬などによりバイオフィルムに直接作用することができる．しかし，根尖孔外にバイオフィルムの状態で感染が存在した場合，根尖孔までの根管を治療対象部位とする通常の感染根管治療では，その感染の除去は期待できない．したがって，根尖孔外にバイオフィルムが存在している感染根管治療は，"難治性根尖性歯周炎"というくくりに含まれることが多い[9,10]．

　しかし，実際には根尖孔外にバイオフィルムが存在するかどうかを調べる方法は確立されていない．臨床的には根管内培養法で根尖孔外の試料を採取するか，根尖孔が拡大している症例で根尖孔まで確実に感染源を除去してもなお，排膿や瘻孔などの臨

床症状が消失しない場合に，根尖孔外の感染が疑われる．また，エックス線写真で根尖部に吸収を認める場合は，バイオフィルムが存在している可能性が高いと考えてもよいかもしれない．

　筆者の臨床では，2回，3回と根尖孔まで確実に感染源の除去を行ったが，瘻孔が消えなかったり，根尖からの排膿が止まらない場合に，根尖孔外の感染が重篤である，つまり根尖孔外に病原性を有するバイオフィルムが存在する可能性が高いと判断している．それに対する治療法は，歯根端切除術や再植などの外科的歯内療法が一般的であるが，根尖孔外までを積極的に清掃して，根尖孔の石灰化を期待する方法（「11. **根尖部が開いている症例に対する治療——水酸化カルシウム製剤の応用**」の項を参照）や生体親和性の高いバイオセラミックスを使用する方法（「12. **根尖部が開いている症例に対する治療——MTAの応用**」の項を参照），マイクロスコープを使用して根管内から根尖孔外の感染源を除去し充塡するインターナル・アピコエクトミー（「17. **Internal Apicoectomy**」の項を参照）などの対処法も現在試みられてきている．

その他の清掃が困難な部位

　その他に器具が到達せず清掃が困難な部位としては，根管内で破折した器具の先の根管，根管穿孔部の周囲および歯根表面，根管に生じた微小亀裂，歯内−歯周病変などが挙げられる．まずは，最初に述べたクラウンダウンの考え方で可能な限り感染源を除去した後，これらの清掃が困難な部位にアプローチする．そして，感染の除去が達成できればよいが，困難な場合は，そこに存在する感染源の為害性を判断して，外科的処置を含むさらに積極的な治療が必要か，あるいは経過を観察していくことも可能かを判断する．

効率的な感染根管治療のために

　「2. **感染根管における細菌感染の実態**」の項に示された象牙細管内への細菌の侵入を見ると，感染根管における100%の無菌化は不可能であると思わざるを得ない．しかし，日常臨床においては，かなりの確率で感染根管治療も治癒に導かれていることを経験している．ということは，100%の感染源除去が達成できなくても，臨床的な治癒は期待できるのではないかと考え，効率的な感染源の除去のための戦略として，冒頭の「クラウンダウン」の感染根管の攻略法を考えた．狭い部分の感染源は除去が困難であるが，狭い部分は根尖近くに存在し，残る感染源の容積は小さく，かつ，その上部の緊密な封鎖，つまり根管充塡することが可能である．これはちょうど，埋葬（entombment）や化石化（fossilization）することで感染源の不活性化を期

待するのと同じ機序となる．保険診療では不採算部門と考えられがちな感染根管治療を少しでも効率化するために，「クラウンダウン」攻略法は有効であると考えている．

　感染根管治療におけるマイクロスコープとCBCTの効果は絶大である．そして，根管解剖の知識がその前提として必須であることはいうまでもない．ただし，マイクロスコープやCBCTをまだ使用されていない方も，まず根管解剖を理解して感染源が存在する部位を見極めて効率的に攻略すれば，治療の効果はみるみる向上すると考えられる．そして，さらに精度高く感染根管治療を行おうと考えたときには，それらの機器を導入されることが望ましい．歯科医師そして患者にとり，本項が効率的な感染根管治療に役立つことを期待したい．

参考文献

1）木ノ本喜史：歯内療法成功への道 臨床根管解剖—基本的知識と歯種別の臨床ポイント．80-82，ヒョーロン・パブリッシャーズ，東京，2013.
2）木ノ本喜史：歯内療法における「ドーナッツ」の法則—歯根の外形と根管との関係を臨床に活かす．日本歯科評論，73（8）：107-119，2013.
3）Peters OA：Current challenges and concepts in the preparation of root canal systems: a review. J Endod, 30：559-567, 2004.
4）Pineda F, Kuttler Y：Mesiodistal and buccolingual roentgegnographic investigation of 7,275 root canals. Oral Surg Oral Med Oral Pathol, 33：101-110, 1972.
5）Senia ES, Marshall FJ, Rosen S：The solvent action of sodium hypochlorite on pulp tissue of extracted teeth. Oral Surg Oral Med Oral Pathol, 31：96-103, 1971.
6）Ricucci D, Siqueira JF：Fate of the tissue in lateral canals and apical ramifications in response to pathologic conditions and treatment procedures. J Endod, 36：1-15, 2010.
7）Yoo JS, Chang SW, Oh SR, Perinpanayagam H, Lim SM, Yoo YJ, Oh YR, Woo SB, Han SH, Zhu Q, Kum KY：Bacterial entombment by intratubular mineralization following orthograde mineral trioxide aggregate obturation: a scanning electron microscopy study. Int J Oral Sci, 6：227-232, 2014.
8）Matsuo T, Shirakami T, Ozaki K, Nakanishi T, Yumoto H, Ebisu S：An immunohistological study of the localization of bacteria invading root pulpal walls of teeth with periapical lesions. J Endod, 29：194-200, 2003.
9）Noiri Y, Ehara A, Kawahara T, Takemura N, Ebisu S：Participation of bacterial biofilms in refractory and chronic periapical periodontitis. J Endod, 28：679-683, 2002.
10）Chavez de Paz LE：Redefining the persistent infection in root canals: possible role of biofilm communities. J Endod, 33：652-662, 2007.

TIPs #6

全周ファイリング

　Retreatment症例における根管内の感染源除去の対象は，単なる根管内に浮遊した細菌ではなく，根管壁の象牙質の脱灰した部位に侵入した細菌塊や根管のアンダーカットに存在する細菌バイオフィルム，感染したガッタパーチャ，イスムスやフィンの部位に残存する歯髄組織や細菌バイオフィルムなどであり，薬液による洗浄だけでは除去することはできない．したがって，何らかの方法で積極的に切削して除去するが，回転運動を基本とするニッケルチタンファイルでは根管を円形に拡大するだけで，上記の部位はほとんど触れられることなく残存する．ただし，根管口から根尖までの道筋をつけるという点でファイルによる根管形成には意味があり，その後に根管を側方に拡大していくというイメージを持つのがよい．

　そこで，脱灰した根管壁や根管のアンダーカット，イスムスやフィンの部分の石灰化程度の低い根管壁などを，選択的かつ網羅的に削除する方法として全周ファイリングが有効である．特に根管口付近においては有効であるが，根管口付近の清掃が終了した後にさらに根尖側を全周ファイリングすることで，物理的に器具が届く範囲の清掃を行うことが可能になる（この考え方も，「クラウンダウンによる感染源除去」（「8．**感染源の貯留しやすい部位に対する治療**」の項を参照）である）．そして，症例によっては根尖孔まで全周ファイリングすることもある．感染していると考えられる部分はすべて除去しなければ治癒しないと考えられるので，根尖孔が広がったとしても拡大形成する場合がある．

　全周ファイリングを行う際には，根管内を薬液（通常は次亜塩素酸ナトリウム液かEDTA）で満たし，ファイル（手用ファイルの場合は，KファイルかHファイルの25号が器具のこ̇し̇とし̇な̇り̇において使いやすいサイズである．超音波装置に装着したファイル形態のチップはマイクロスコープやルーペを用いて明視下で確認しながらの形成が可能となるので有用性が高い）で根管壁を360°，全周こするようにファイリングする．ファイルを作業長の長さまで挿入してファイリングすると根尖付近においてトランスポーテーションが生じるので，作業長からは2〜3mm短めにファイルを挿入する．動きは全周であっても，根管壁に積極的に力を加えるのは，触感が柔らかい部位や楕円形の根管の長軸方向である．根管壁が脱

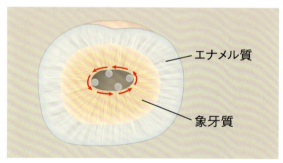

図1　全周ファイリング（circumferential filing）．
根管壁に沿いながらノコギリを挽くように全周をファイリングする．ステンレスファイルの25号などのややしなりを期待できる器具を用いて，力を入れすぎないのがコツである．手指の感覚を研ぎ澄ませて操作すると，軟らかい根管壁を感じることがある．また，次亜塩素酸ナトリウム液を入れておくと発泡してくる．感染源や象牙前質などの壁自体が軟らかい場合や，イスムスやフィンなどの形態に入り込んで軟らかい場合がある．

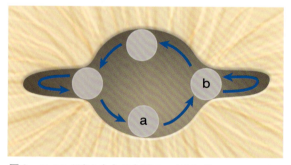

図2　フィンがあるときの全周ファイリング．
すでに形成されたaのあたりでは壁は硬いが，形成されていないフィンの部分（b）は壁が軟らかい．フィンに入り込むサイズのファイル（通常25号以下）を使用する．全周に沿ってファイルを動かすが，根の断面の形態から根管の形態をイメージすることが大切である．

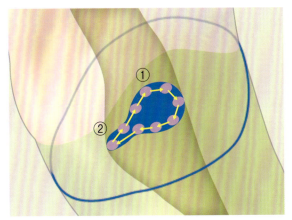

図3 下顎犬歯にフィンが存在する場合の全周ファイリング．根管の拡大が終了した①の部分は根管壁が硬く感じられるが，フィンにファイルが入ると軟らかく感じられる（②）．ただし，使用するファイルのサイズによってはフィンにファイルが入らない場合もあるので，注意が必要である．

灰したり，石灰化程度が低い場合は，根管壁が容易に削除されて根管内が洗浄液と切削された象牙質片でドロドロとした状態になる．切削と洗浄を数回繰り返すと，軟化した部分が削除されて，根管壁が全周にわたって同じ硬さになることがわかってくる．イスムスやフィンを形成する場合も，全周ファイリングを行う感覚で器具を操作するとよい．全周ファイリングは感染根管治療における必須の操作法である．

（木ノ本喜史）

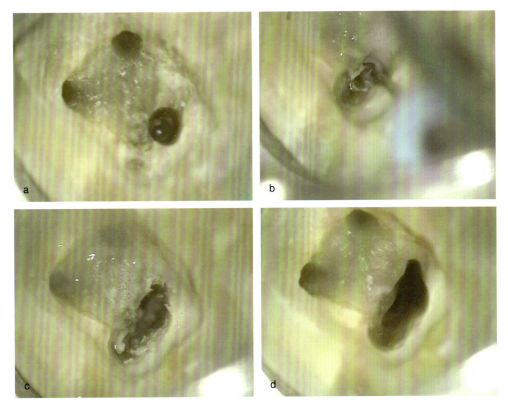

図4 6̅ 近心根管の拡大形成手順（67歳女性）．
 a：以前の治療によりニッケルチタンファイルで円形に根管形成がされていた．
 b：下顎大臼歯の近心根が中央に円形の1根管であるとは通常考えられない．超音波装置に装着したファイル形態のチップで，次亜塩素酸ナトリウム液を満たして，全周ファイリングを行った．
 c：根管の側方への全周ファイリングの途中．
 d：全周ファイリングが完了した近心根管．

TIPs #7

咬合面の削除と痛みの関係

　根管治療を行う際に，上下の歯が咬合しないように咬頭を削除する，いわゆる咬合面の削除は術後の痛みと関連するのだろうか．いくつかのランダム研究が報告されている中で，Retreatmentに関する報告はほとんどないが，Initial Treatmentの症例においてはあまり効果がないとする研究が多い（効果なし[1~4]，効果あり[5]）．ただし，多くの研究ではブラキシズムやくいしばりがある患者や動揺がある歯を対象から除外している．したがって，臨床的なさまざまな要素をできるだけ排除したうえで，咬合面の削除と術後痛（自発痛や咬合痛など）との関係に限って調べると，削除の効果はないといえそうである．

　しかし臨床では，生活歯であっても咬合性外傷によって打診痛や咬合痛が生じることをよく経験する．根管治療中の歯も咬合により過度な力が作用し続けば，痛みが現れたり，長引いたりすることは容易に想像できる．咬合により歯に動揺を認める場合は，咬合調整や咬合面の削除を治療の一手と考えてよいだろう．また，う蝕や修復物を除去した後に咬頭が細く残ったり，象牙質の裏打ちがなくなり薄くなった場合に，咬合により冠部歯質に破折が生じることもあり，時には歯冠－歯根破折が生じ，歯を抜かざるを得なくなることもある．さらに，咬合面を平坦にすることで，作業長を設定する際の基準点が決めやすく，ストッパーの位置確認が行いやすいという利点もある．

　一方，咬合面の削除を行っても，患歯や対合歯の挺出により再び咬合する可能性や，根管治療が長期に及ぶと挺出により咬合平面の乱れを招く恐れがある．咬合による生理的な歯根膜への刺激を遮断するという意見もある．

　エビデンスと臨床的な判断を総合すると，患歯に過度な力が働いておらず，歯冠部歯質が十分に存在し，術前の打診痛や咬合痛が顕著でない場合は，必ずしも咬合を削除する必要はないかもしれない．しかし，これらの条件を満たすのはかなり限られた症例になるので，臨床的には咬合面の削除を行う割合は多い，と考えてよいのではないだろうか．

（木ノ本喜史）

参考文献

1 ）Creech JL 3rd, Walton RE, Kaltenbach R：Effect of occlusal relief on endodontic pain. J Am Dent Assoc, 109：64-67, 1984.

2 ）Parirokh M, Rekabi AR, Ashouri R, Nakhaee N, Abbott PV, Gorjestani H：Effect of occlusal reduction on postoperative pain in teeth with irreversible pulpitis and mild tenderness to percussion. J Endod, 39：1-5, 2013.

3 ）Arslan H, Seckin F, Kurklu D, Karatas E, Yanikoglu N, Capar ID：The effect of various occlusal reduction levels on postoperative pain in teeth with symptomatic apical periodontitis using computerized analysis: a prospective, randomized, double-blind study. Clin Oral Investig, 21：857-863, 2017.

4 ）Emara RS, Abou El Nasr HM, El Boghdadi RM：Evaluation of postoperative pain intensity following occlusal reduction in teeth associated with symptomatic irreversible pulpitis and symptomatic apical periodontitis: a randomized clinical study. Int Endod J, 52：288-296, 2019.

5 ）Rosenberg PA, Babick PJ, Schertzer L, Leung A：The effect of occlusal reduction on pain after endodontic instrumentation. J Endod, 24：492-496, 1998.

9. 根管洗浄と根管貼薬

前田英史 MAEDA Hidefumi　　友清　淳 TOMOKIYO Atsushi

根管洗浄と根管貼薬を見直してみませんか？

　根管治療を成功に導くうえで，根管内に残存した歯髄組織や壊死した組織，また細菌とその毒性産物を除去することは，きわめて重要なポイントである．これを達成するためには，根管の徹底した拡大清掃と根管の無菌化が必須となる．しかしながら，根管の形態は複雑であり，器具による根管拡大が到達する範囲は60％程度であることが報告されている[1]．そこで，たとえ近年改良がめざましいニッケルチタンファイルを用いて拡大形成を行ったとしても，フィンやイスムス，アンダーカットなどファイルが届かない部位が存在するため，このような目標を完遂することはできない．こうした部位には，細菌がバイオフィルムを形成し[2]（図1），持続的な為害性を発揮するうえ，緊密な根管充塡を行うことができないため，根尖性歯周炎が治癒に至らない，あるいは再発する原因となってしまう．そこで，機械的拡大が終了した根管内を浄化するために，根管洗浄および根管貼薬は治療の重要なステップとなる．

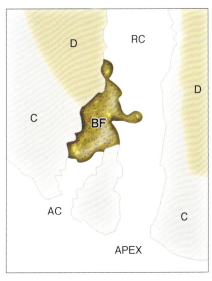

図1　切除した根尖孔付近の側枝に残存したバイオフィルムのイメージ（文献[2]より）．
機械的拡大が行われた根管から分かれた側枝内に，除去できなかったバイオフィルムが残留している．
AC：側枝
APEX：根尖孔
BF：バイオフィルム
C：セメント質
D：象牙質
RC：根管

根管洗浄

表1 根管洗浄剤に求められる機能性

①殺菌作用を持つ
②有機質溶解作用を持つ
③無機質溶解作用を持つ
④機械的拡大時に潤滑作用を持つ
⑤生体への為害作用がない

●目　的

　機械的清掃が及ばなかった感染根管に残留した，細菌やその毒性産物，壊死歯髄組織，感染歯質，そしてこれらを含んだスミヤー層などの感染源の除去，ならびに機械的清掃の操作を補助することが目的である．根管洗浄剤に求められる機能性について表1にまとめた．

●根管洗浄剤

　根管洗浄剤のうち，単独ですべての機能性を有する洗浄剤はない．そのため，確実な根管洗浄を行うためには2種類以上の薬剤を併用する必要がある．わが国では，根管洗浄の際，1943年にGrossmanによって推奨された次亜塩素酸ナトリウム液（NaClO）と過酸化水素水（H_2O_2）による交互洗浄法[3] が一般的に用いられてきた．しかしながら，1981年には，この混合液には殺菌効果がないことが報告された[4]．一方，1985年にNaClOとエチレンジアミン四酢酸（EDTA）による根管洗浄が，NaClO単独での根管洗浄よりも有意に細菌数を減少させることが報告され[5]，それ以降NaClOとEDTAを併用した根管洗浄が一般的となっている．以下に現在使用されている根管洗浄剤について述べる．

1．NaClO（次亜塩素酸ナトリウム液）（表2）

　NaClOは，1936年に根管洗浄剤として応用が報告[6] されて以来，今日まで，その高い殺菌効果と有機質溶解作用により，必須の洗浄剤として用いられている．その殺菌作用は，水との反応で生成する次亜塩素酸（HClO）および次亜塩素酸イオン（ClO^-）によって生じる．また，NaClOの殺菌作用や有機質溶解作用は，濃度の上昇とともに増強するが，高濃度のNaClOはsodium hypochlorite accident[*1]を誘発する危険性を伴う．そのため，臨床では0.5～10%の範囲で使用されることが多い．さらに

*1 sodium hypochlorite accident：洗浄時に根尖孔から溢出したNaClOが原因となり，洗浄後に自発痛，浮腫，血腫，組織壊死等が生じること．

表2　国内で使用されている次亜塩素酸ナトリウム液

製品名	製造販売元	濃　度
ハイポーゲン	Premier／白水貿易	2.5%
クロルシッドJ	ウルトラデントジャパン	3%
歯科用アンチホルミン	日本歯科薬品	3～6%
ネオクリーナー「セキネ」	ネオ製薬工業	10%
キャナルクリーナー歯科用液10%	ビーブランド・メディコーデンタル	10%

表3 国内で使用されているEDTA製剤

製品名	製造販売元	濃度	pH
スメアクリーン	日本歯科薬品	3%	9〜10
モルホニン歯科用液	昭和薬品化工	14.3%	7.0〜7.6
グライド	デンツプライシロナ	15%	2.75〜3.25
RCプレップ	Premier／白水貿易	15%EDTA-2Na	
ファイルケア EDTA	Zipperer／茂久田商会	15%	2.7〜3.2
17%EDTAリキッド	ペントロンジャパン	17%	7.3
17%EDTAクリーナー	ビーエスエーサクライ	17%	7.3
ウルトラデントEDTA18%	ウルトラデントジャパン	18%	非公開
ファイリーズJ	ウルトラデントジャパン	19%	非公開

NaClOは，温度によっても軟組織の溶解作用が異なっており，1%の濃度であっても60℃であれば，20℃の5.25% NaClOよりも溶解作用が高い[7].

2．EDTA（エチレンジアミン四酢酸）（表3）

EDTAは，1963年に根管洗浄剤としての応用が報告された[8].EDTAを根管洗浄に使用することで，ハイドロキシアパタイトに含まれるカルシウムイオンがキレート化され，スミヤー層が根管壁や象牙細管内から除去される．また根管洗浄時のEDTAの作用時間は1〜2分が望ましいと考えられる[9].

3．H₂O₂（過酸化水素）

主に3〜5%の濃度で用いられており，細菌やウィルスに効果があるとされているが，NaClOと比較するとその効果は低い．また前述したような理由により，利用頻度が低下しているが，最近の研究では，超音波または紫外線やLED照射によって生じるヒドロキシラジカルによる殺菌効果が検証されており[10]，生体への安全性などの面が明らかにされれば，新規の根管洗浄法としてH_2O_2の利用が再び増す可能性がある．

●根管洗浄法

現在実施されている洗浄方法を表4にまとめた．大きく分けると，手用器具または機械器具を用いた方法になる．

1．手用タイプ
1）シリンジ洗浄

根管洗浄には，洗浄針を接続したシリンジを用いることが一般的である．根管全体

表4 根管洗浄法

方　法	器具・器機	製　品
手用器具	シリンジ・ニードル	ロック式シリンジ，ニードル（エンドベント，サイドベント，フラットエンドなど）
	ブラシ	エンドブラシ，ナビチップFX
	manual dynamic agitation（MDA）	拡大号数に適合したガッタパーチャポイント
機械器具	ロータリーブラシ	Ruddleブラシ，Canalブラシ
	ロータリー器具による洗浄	Quantec-E，F-File
	音波	バイブリンジ，EDDY，Rispisonicファイル，EndoActivator，GentleWave
	超音波	ProUltra PiezoFlow PUI（スムースワイヤーチップ）
	根管内吸引洗浄	EndoVac，RinsEndo
	レーザー活性化洗浄	Er:YAGレーザー

＊国内未承認の器具も含む

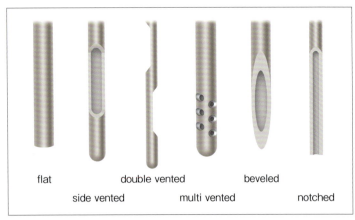

図2　形状の異なる根管洗浄用洗浄針．

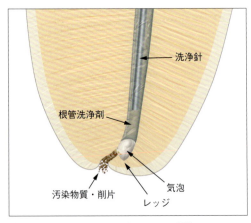

図3　ヴェイパーロック（vapor lock）[11]．
根管の拡大形成が狭く液の循環がよくない場合，洗浄しても根尖部に気泡が留まってしまうことがあり，適切に洗浄できない．

を確実に洗浄するには洗浄針を根尖付近まで挿入する必要がある．このため，直径の小さい30Gの洗浄針の使用が推奨されている．一方で，根尖付近までの洗浄針の挿入による，根尖孔外への切削片や洗浄液の溢出を防止するため，先端がさまざまな形状の洗浄針が販売されている（図2）．注意点としては，根尖部に閉じ込められた気泡が洗浄液の浸透を阻害する「ヴェイパーロック」の発生が挙げられる（図3）[11]．シリンジ洗浄では，高頻度でヴェイパーロックの発生が認められるので，シリンジ洗浄を行う際には気泡を抜くことを意識する必要がある．

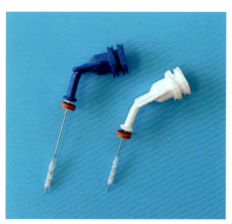

図4 根管洗浄用ブラシ（ナビチップFX，ウルトラデントジャパン）.

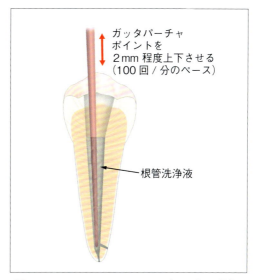

図5 manual dynamic agitation（MDA）の操作.

2）ブラシ（図4）

　根管用ブラシにて手動で根管壁を擦る方法と，コントラアングルに装着した根管用ブラシを根管内にて回転させる方法がある．いずれの方法を行う場合にも，あらかじめ根管内を洗浄液で満たす必要がある．ブラシの接触により，根管壁のスミヤー層が効果的に除去されるだけでなく，ブラシの運動が生み出す水流により，非接触部位の洗浄も期待できる．手動でのブラシ洗浄と，コントラアングルを応用したブラシ洗浄は，同程度の洗浄効果を示し，いずれもシリンジ洗浄と比較して高い洗浄効果を示す．一方で，根管と適合しない直径のブラシを使用した場合には，根尖付近にデブリ[*2]が押し込まれてしまう危険性がある．

*2　デブリ（debris）：無機物である象牙質削片と，有機物である細菌，象牙芽細胞突起，および壊死歯髄組織が混ざり合ったもの．

3）manual dynamic agitation（MDA）（図5）

　洗浄液を満たした根管内にガッタパーチャポイントを挿入し，手動にて作業長付近で2〜3mm上下させる方法である．ポイントの上下運動により発生した水流により，スミヤー層の物理的な除去が期待できる．特別な器具を必要としないことから，MDAは簡便で費用対効果に優れた洗浄法であるとして評価されている[12]．しかしながら，注意して実施しなければ，音波洗浄や超音波洗浄よりも多くの洗浄液を根尖孔外へ溢出してしまう可能性がある．

2．機器応用タイプ

1）ロータリーブラシ

　洗浄液を満たした根管内で，コントラアングルに装着した根管用ブラシを用いる方法である．効果は，上記「2）ブラシ」に記載したとおりである．

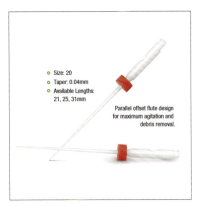

図6 プラスチック製ファイル（Finishing File, Engineered Endodontics, 国内未承認）.

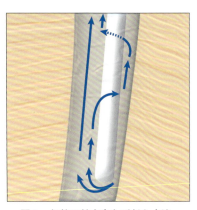

図7 根管の軸方向と平行な水流.

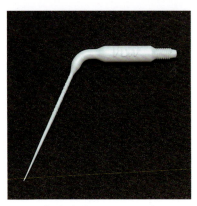

図8 音波洗浄用チップ（EDDY, VDW／茂久田商会）.

2）ロータリー器具による連続的洗浄

　プラスチックロータリー洗浄は，ロータリーエンジンに装着したプラスチック製ファイルを，洗浄液を満たした根管内で回転させる方法である（**図6**）．ファイルの回転によって，洗浄液に根管の軸方向と平行な水流が生じることで，根管内の細菌やデブリが効率的に除去される（**図7**）．そのため，音波洗浄や超音波洗浄と同等の洗浄効果を示すとの報告がある[13]．また，プラスチック製ファイルは非常に高い柔軟性を示すことから，根管深部までの挿入が可能であり，さらに根管壁へ与える侵襲もきわめて少ない．

3）音波洗浄

　一般的に20～20,000Hzの周波数を音波と呼び，この範囲内で振動する器具を用いて行う根管洗浄を音波洗浄と呼ぶ．振動により根管内で環流された洗浄液によって，スミヤー層やデブリを物理的に除去する．そのため，音波洗浄はシリンジ洗浄よりも高い洗浄効果を示す．一方，音波洗浄では根尖孔外への薬液の溢出量が少なく，さらに超音波よりも振動数が少ないため洗浄時に生じるせん断応力が小さいことから，根管壁表面へ与える侵襲が少ないので，比較的安全性の高い洗浄法である．最近市販された音波洗浄用チップEDDY（VDW／茂久田商会，**図8**）は，ポリアミド樹脂製であることから非常に高い柔軟性を示し，根管壁への侵襲がきわめて少なく，超音波と同程度にスミヤー層が除去できる．

4）超音波洗浄

　20,000Hz以上の周波数を超音波と呼ぶことから，20,000Hz以上で振動する器具を用いて行う根管洗浄を超音波洗浄という．超音波は，振動によって洗浄液中にacoustic streamingを発生させることで，スミヤー層やデブリを物理的に除去する．また超音波洗浄の際には，攪拌による洗浄液の局部的な減圧が起こり，真空気泡（キャビテー

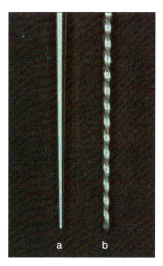

図9 超音波洗浄に用いられるチップ.
a：超音波用エンドファイル#25（マニー）
b：U-ファイル#25（Zipperer／茂久田商会）

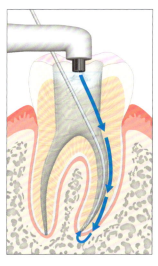
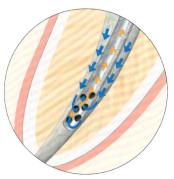

図10 根管内吸引洗浄.

ション）が形成される．キャビテーションは大気圧に戻る際に圧壊するが，このときに発生する衝撃波がスミヤー層やデブリに対する除去効果を持つ．このキャビテーション効果とacoustic streamingの発生により，超音波洗浄はシリンジ洗浄より高い洗浄効果を示す．

　超音波洗浄は，洗浄時に根管壁を切削するultrasonic instrumentation（UI）と，切削しないpassive ultrasonic irrigation（PUI）の2種類に大別される（図9）．UIは，切削量のコントロールが難しく，彎曲根管では容易にレッジや穿孔を生じてしまう．一方PUIは，器具を根管壁に接触させずに根管洗浄を行う方法であるため，洗浄中に穿孔を生じる危険性が低い．PUIはUIよりも高い洗浄効果を示す．

5）根管内吸引洗浄（図10）

　根管内吸引洗浄は，根尖付近まで挿入した吸引針から吸引を行うことで，根管上部から供給される洗浄液を根管全体へ到達させる洗浄法である．現在，根管内吸引洗浄器具としてEndoVac（Discus dental，国内未承認）が製品化されている．根管内吸引洗浄により，根管上部から根尖付近まで確実に洗浄することができ，また根尖孔外への洗浄液の溢出やヴェイパーロックの発生も抑制することができる．しかしながら，根管内にデブリが多量に存在する状態で使用すると，吸引針に目詰まりが生じやすい．

6）レーザー活性化洗浄

　レーザー活性化洗浄（laser-activated irrigation：LAI）は，Z2 Endolase Tip（Biolase，国内未承認）等の平坦型チップを根尖付近まで挿入したのちレーザー照射を行い，洗浄液中にキャビテーションを発生させ，それらから生じる衝撃波によってスミヤー層やデブリを物理的に除去する洗浄法である．

また近年，Er:YAGレーザーを応用した新しいLAIとして，photon-induced photoacoustic streaming technique（PIPS）が考案された[14]．PIPSではR14-Compatible Fiber Tip（Fotona，国内未承認）等の円錐型チップを根管口付近に挿入した状態で照射を行い，前方に加え側方へもキャビテーションの成長を促し，結果的に根管全体に三次元的な水流を発生させる．また根尖から離れた位置で照射を行うことにより，根尖からの薬液の溢出を抑制することができる．

▉ 根管貼薬

● 目　的

抜髄根管における根管貼薬は，抜髄後疼痛や根尖周囲組織の炎症反応を抑えることが主な目的となるが，感染根管における根管貼薬の目的は，根管拡大形成後の根管内に残留した組織の除去や殺菌，再感染の防止，そして根尖周囲の炎症を抑え治癒を促進することが主体となる．感染根管治療における根管貼薬剤に求められる効果について**表5**にまとめた．

● 種　類（表6）

現在国内で用いることが可能な貼薬剤は，**表6**に挙げたように主に，
①水酸化カルシウム製剤
②フェノール製剤
③ホルムアルデヒド製剤
④ヨード製剤
⑤フッ化ジアミン銀液
に分けられる．それぞれの特徴について述べる．

表5　根管貼薬剤に求められる効果

①根管内の壊死組織を除去する．
②広いスペクトラムの抗菌作用を持つ．
③耐性菌を作らない．
④細菌由来の毒素を不活化する．
⑤根管系に浸透する物理化学的特性を持つ．
⑥仮封材の隙間からコロナルリーケージが生じた場合のバリアーとなる．
⑦根尖周囲組織の炎症を抑える．
⑧炎症で破壊された根尖周囲組織の修復を促す働きを持つ．
⑨根管からの除去がスムーズに行える．
⑩生体に為害作用がない．

9．根管洗浄と根管貼薬　　135

表6　根管貼薬剤の種類

貼薬剤	薬品名	製品名	製造販売元
水酸化カルシウム製剤	水酸化カルシウム	カルシペックスⅡ カルシペックスプレーンⅡ マルチカル ウルトラカルXSJ	日本歯科薬品 日本歯科薬品 Pulpdent／茂久田商会 ウルトラデントジャパン
	水酸化カルシウム・ヨードホルム	ビタペックス カルビタール	ネオ製薬工業 ネオ製薬工業
フェノール製剤	フェノール・カンフル	フェノール・カンフル歯科用消毒液「昭和」＊ 歯科用フェノール・カンフル「日薬」＊＊ キャンフェニック「ネオ」 村上キャンフェニック	昭和薬品化工 日本歯科薬品 ネオ製薬工業 アグサジャパン
	パラモノクロロフェノール・カンフル（CMCP）	クロロフェン	アグサジャパン
	グアヤコール	クレオドン	ネオ製薬工業
	パラクロロフェノール・グアヤコール	メトコール	ネオ製薬工業
ホルムアルデヒド製剤	ホルモクレゾール	クリアエフシー ホルムクレゾールFC「ネオ」 歯科用ホルマリンクレゾール ホルモクレゾール歯科用消毒液「昭和」＊	アグサジャパン ネオ製薬工業 日本歯科薬品 昭和薬品化工
	ホルマリングアヤコール	ホルマリン・グアヤコールFG「ネオ」	ネオ製薬工業
	パラホルムアルデヒド・ジブカイン塩酸塩パスタ	ペリオドン	ネオ製薬工業
ヨード製剤	ヨードチンキ	希ヨードチンキ「マルイシ」	丸石製薬
	ヨードグリセリン	歯科用ヨード・グリセリン ヨード・グリセリン歯科用消毒液「昭和」 ヨーグリ	日本歯科薬品 昭和薬品化工 アグサジャパン
	ヨードホルム	ヨードホルム	アグサジャパン
フッ化ジアミン銀液	フッ化ジアミン銀	サホライド・RC液歯科用3.8%	ビーブランド・メディコ―デンタル

＊2017年に販売中止　　＊＊2015年に販売中止

1. 水酸化カルシウム製剤（表7）

1）特　徴

1930年，Hermannによって，「根管貼薬剤として水酸化カルシウムを一定期間用いることで，根管が殺菌されて根尖孔の封鎖が可能になる」ことが報告された[15]．その後，従前より使用されてきた揮発性の薬剤の生体への影響や効果の実体が徐々に明らかにされるにつれて，水酸化カルシウムの歯内療法への応用が拡大し，現在では世界的に第一選択の根管貼薬剤として用いられるようになっている[16]．

水酸化カルシウム貼薬の効果については，殺菌作用，滲出液抑制作用，硬組織形成誘導，有機質溶解作用，歯根吸収抑制作用が挙げられる（**表8**）[17]．特に期待されるのが殺菌効果で，これは水酸化物イオンによってもたらされる強アルカリ環境（pH約12.5～12.8）によるとされるが，そのためには水酸化カルシウムが湿潤な状態で根管壁に密着することが重要である．乾燥した状態では，水酸化物イオンの十分な効果

表7　市販されている水酸化カルシウム製剤

製品名	製造販売元	水酸化カルシウム含有率	仕様
カルシペックスⅡ	日本歯科薬品	24%	シリンジタイプ
カルシペックスプレーンⅡ	日本歯科薬品	48%	シリンジタイプ
マルチカル	Pulpdent／茂久田商会	42%	シリンジタイプ
ウルトラカルXSJ	ウルトラデントジャパン	35%	シリンジタイプ
ビタペックス	ネオ製薬工業	30.3%	シリンジタイプ
カルビタール	ネオ製薬工業	53.4%（根管充填時）	粉液混和タイプ

表8　水酸化カルシウム貼薬の効果[17]

殺菌効果	++～-
滲出液の抑制	+
硬組織形成	+
有機質溶解	+
歯根吸収抑制	+～-

++：非常に期待できる
+：期待できる
-：期待できない

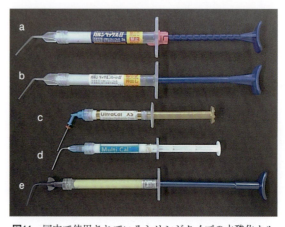

図11　国内で使用されているシリンジタイプの水酸化カルシウム製剤．
a：カルシペックスⅡ（日本歯科薬品）
b：カルシペックスプレーンⅡ（日本歯科薬品）
c：ウルトラカルXSJ（ウルトラデントジャパン）
d：マルチカル（Pulpdent／茂久田商会）
e：ビタペックス（ネオ製薬工業）

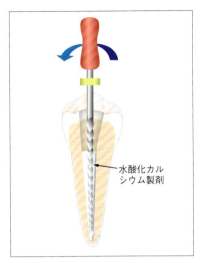

図12 ファイルを根管内で逆回転して水酸化カルシウム製剤を貼薬する方法.

を得ることができない.

現在，国内で使用できる水酸化カルシウム製剤について**表7**にまとめた．湿潤性を維持したペースト状に調整されたシリンジタイプが主流となっている（**図11**）．また，造影剤を含まないタイプ（プレーン）も販売されている．

2）貼薬方法

貼薬の際は，根尖孔からの押し出しを避けなければならない．シリンジタイプを用いてストレートな根管に貼薬する際は，根管洗浄を行うときと同じ要領で，ニードルの先を作業長付近まで挿入し，できれば拡大鏡または顕微鏡下でゆっくりと注入し，根尖孔外への押し出しが起きないようにする．一方，根管が彎曲している場合や，拡大号数がニードルの先よりも低い場合は，ファイルを根管内で逆回転させるか（**図12**），あるいはレンツロを使って，根管内に密に貼薬する方法が推奨される．貼薬を行うにあたって，ファイル，またはレンツロ，ファイルと音波振動を併用した3種類の方法で効果を比較した実験があり，結果はいずれの方法でも差はなかった[18]．

3）除去方法（図13）

水酸化カルシウム貼薬の1つの短所として，根管壁からの完全な除去

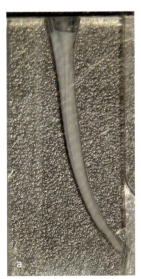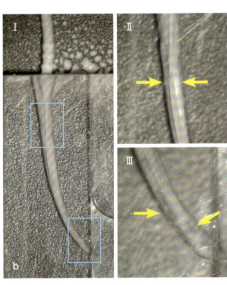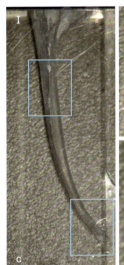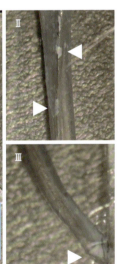

図13 水酸化カルシウム製剤の除去．音波洗浄により，根管内から水酸化カルシウム製剤を除去することができる．しかしながら，完全に除去することは困難である．
a：水酸化カルシウム製剤充填後の根管模型．
b：音波洗浄用チップ「EDDY」（VDW／茂久田商会）による音波洗浄．
　Ⅰ：全体像．Ⅱ：根管上部拡大像．Ⅲ：根尖部拡大像．矢印：EDDYによる洗浄液の攪拌で根管内に生じた気泡．
c：洗浄後の根管模型．
　Ⅰ：全体像．Ⅱ：根管上部拡大像．Ⅲ：根尖部拡大像．矢頭：洗浄後の根管内に残存した水酸化カルシウム製剤．

が困難であることが挙げられる．このため，さまざまな洗浄液や器具の有効性について報告があるが，NaClOやEDTAとともに，超音波を用いたPUI法を用いるのが，効果的であるとの報告が多い．しかしながらいずれも，完全に除去するには至らないとの結論である．筆者らは，マイクロスコープを通して見える範囲を，表面がスムーズな超音波チップで可及的に除去を行っている．

4）留意点

水酸化カルシウムを用いて貼薬する際には，以下のような留意点がある．

①殺菌効果の限界

すべての菌に対して殺菌効果を発揮できるわけではない，ということである．特に，難治性の根管で検出率の高い通性嫌気性菌のエンテロコッカス・フェカーリス（*E. faecalis*）菌やカンジダ（*C. albicans*）菌は，水酸化カルシウムに対する抵抗性が高いことが知られている．

②根尖孔外への押し出しによる為害作用（図14）

水酸化カルシウムを根尖病変内に押し出すことは，治癒を促進するという十分なエビデンスはなく，また根尖周囲組織の良好な治癒を阻害する可能性があるといわれている[19]．さらに，不可逆性の神経障害など重篤な傷害を引き起こす危険性がある．アメリカ歯内療法学会においても，水酸化カルシウムは毒性があるため，根尖孔外への押し出しは，組織の壊死や疼痛を惹起する，とされている[20]．

上顎洞内や後上歯槽動脈，眼窩下動脈内，眼窩下隙，そして下歯槽管内への漏出は，神経麻痺だけでなく，上皮の壊死や潰瘍形成，顎骨壊死などを誘発してしまい，患者のその後のQOLを著しく下げてしまう危険性がある．根尖が吸収，あるいは根尖孔が過剰に拡大された症例では，根尖孔外への溢出が生じやすいため注意が必要である．

一方で，押し出し症例の多くが，シリンジタイプを用いた場合に多いことから，メーカー側も対策をとり，根尖孔外への押出による合併症の防止策として，図15に示す

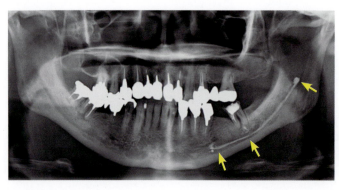

図14 ７根管貼薬の際に押し出された水酸化カルシウム製剤．下顎孔およびオトガイ孔からも溢出が認められ（矢印），左側下歯槽神経知覚麻痺および神経障害性疼痛が生じた．

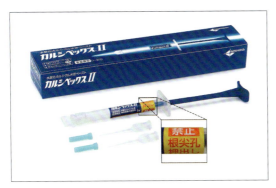
図15 根尖孔外への押出防止を警鐘するラベル.

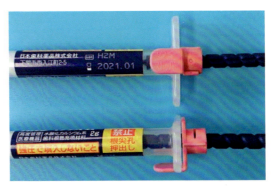
図16 根尖孔外への過剰な押出を防止するための安全ストッパー（ピンク）を装着したシリンジ.

ような適正な使用法を促す表示をシリンジに貼り，また従来のシリンジの形状をアレンジして，根尖孔外への過剰な押出を防止するためのストッパーをつけた画期的なデザインを施したシリンジを開発している（図16）．使用にあたっては，ワンステップが入るが，患者への安心安全な医療の提供という観点に立たなければならないと考える．

③長期的貼薬による歯質の脆弱化

長期に水酸化カルシウムを貼薬した場合に，歯質が脆弱になってしまうということが報告されている．2013年のシステマティックレビューでは，5週間を超えると，機械的特性が低下する可能性が出てくると報告されている[21]．したがって，水酸化カルシウムを長期に貼薬する際は，十分に注意を払う必要がある．

④セメントおよびシーラーの硬化阻害

水酸化カルシウムは，接触した酸化亜鉛ユージノール系セメントやシーラーの硬化を妨げ脆くする[22]．このため，根管内に残留すると，根管充塡の予後に影響すると考えられる．

また水硬性セメント（図17）の硬化を妨げることが，実験結果としての報告はないが，添付文書に記載されている．したがって，貼薬後は根管口に小綿球などを置いた

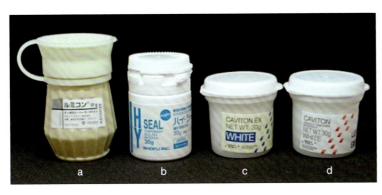

図17 水硬性セメント.
a：ルミコンテンポラリーシーラーホワイト（クルツァージャパン）
b：ハイ-シール（松風）
c：キャビトンEX（ジーシー）
d：キャビトン（ジーシー）

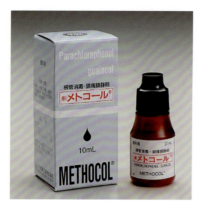
図18 メトコール（ネオ製薬工業）.

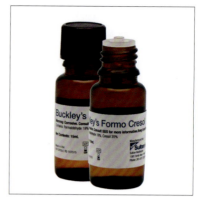
図19 ホルムクレゾール（Dentsply Sirona Restorative）.

上に仮封材を設置し，水酸化カルシウムと直接接触しないように注意して仮封する．

*

水酸化カルシウムの貼薬に際しては，こうした短所をしっかりと把握したうえで適切に用いることで，長所を引き出した治療が可能になると思われる．

2．フェノール製剤（図18）

フェノールやフェノール製剤の根管貼薬剤もまた，以前から根管治療に用いられてきた薬剤である．ホルムアルデヒドと同様に揮発性で，そのガスが複雑に走行する根管や象牙細管に浸透することにより，殺菌効果を期待するものであるが，その半減期は短く，過去の報告では，パラモノクロロフェノールを貼薬した場合，その約90％が貼薬後2日で消失するといわれている[23]．

3．ホルムアルデヒド製剤（図19）

従前より歯内治療において用いられてきたホルムクレゾールは，成分にホルマリンを含んでおり，これは，シックハウス症候群の原因と考えられているほか，WHOの関連機関である国際がん研究機関では「ヒトに対して発がん性がある（Group 1）」に分類されている．

ホルムアルデヒドは，揮発性で，殺菌作用のあるガスを放出することで根管内に残留した組織を固定し，また菌を死滅することで，根管を無害なものとする考えに基づいて用いられてきた．これは，1904年にBuckleyが，壊死した歯髄組織の残渣はホルマリンで固定すれば有害でなくなると報告したことによるが[24]，1970年代後半には，ホルムアルデヒドは，組織を固定できても抗原性は不活化できず，むしろ固定することによって，毒性や抗原性が増し，さらに，慢性炎症を惹起することが示された[25]．また以前の研究で，ネコの歯の抜髄後にホルムクレゾールを貼薬して全身への拡散を調べた実験では，30分後には血清中に検出され，貼薬した歯以外では，とりわ

け肝臓での検出率が最も高く，以下，腎臓，肺の順に検出され，全身に影響を及ぼす可能性が示唆された[26]．

したがって，ホルムアルデヒドを用いた根管貼薬は，微量ではあるものの患者にとってアレルギー反応を惹起するには十分な量であることを周知しておかなければならない．また，長期にわたって使用を続けると根管象牙質に深く浸透して結晶化を起こしてしまい，症状の緩和には至らず，むしろ歯根周囲組織に持続的な傷害を与え，慢性炎症を惹起してしまうリスクが生じることになる．

コラム① : 今後の根管洗浄

根尖周囲組織に為害作用がなく，根管内に残留した歯髄組織や壊死組織，また細菌やその毒性産物を除去する効果を持つことはいうまでもないが，根管象牙質表面のスミヤー層を除去するにあたり，根管口部と根尖付近とでは，除去の効率が異なるため，これらが同程度に除去できることが望まれる．さらにイスムスやフィン，アンダーカットといった部位からも，こうした感染源を効率よく除去できる方法の開発が期待される．

近年，半導体レーザーまたはLEDを用いた，フォトダイナミック抗菌化学療法（antimicrobial photodynamic therapy）による根管内の殺菌法についての報告がみられるようになった．殺菌効果についてNaClOと比較した実験では，一定の効果はあるものの，NaClOよりも劣るということも報告されている[31]．現状では，一定のプロトコールがないまま実施されており，実験段階の範囲を超えるものではないため，今後標準化が必要と考えられている状況である．

また，この数年間で，術後疼痛緩和を目的として，温度が2.5℃の生理食塩水を用いて，EndoVacによる根管洗浄を行った，"intracanal cryotherapy"（根管内冷却療法）に関する報告がいくつかある．その中の臨床研究において，常温の生理食塩水を用いた場合と比較して，非常に効果が高いことが示された[32]．ただし，この治療法には，全身への影響について考慮すべきであるとの警鐘も鳴らされている．したがって，今後の研究の成果を見極める必要があると思われる．

コラム② : バイオフィルムに対応した根管貼薬

「根管貼薬剤に求められる効果」として前述した項目を満たす貼薬剤が求められるが，現状では水酸化カルシウムが満たす項目が最も多い．しかしながら，E. faecalis菌やC. albicans菌などに対しては，効果が低いとされている．このため，水酸化カルシウムにさまざまな化合物や抗菌剤などを添加して，その欠点を補う研究が進められている．

2014年にNairは，根管内に形成されたバイオフィルムに対して，「anti-biofilm strategies」（抗バイオフィルム戦略）を提唱した[2]．これは，バイオフィルムの菌体外マトリックス（extracellular polymeric substances）を弱体化させることで，菌の生存率を下げようと考案されたもので，現在行われている機械的化学的治療法から，「機械的化学的生物学的治療法」を開発することを提案している．近年，生体や細菌でも合成されるD-アミノ酸にバイオフィルム分解作用があることが『Science』誌に発表された[33]．そこで，最近の報告で，"biofilm breaker"としてD-アミノ酸がE. faecalis菌のバイオフィルム形成へ及ぼす影響を調べた研究では，水酸化カルシウムと一緒に投与することで，水酸化カルシウム単味で用いるよりも有意にバイオフィルムの形成を抑制した[34]．

したがって，今後，水酸化カルシウムをベースとした，「根管貼薬剤に求められる機能性」の条件をもっと多く満たした理想的な根管貼薬剤の開発が期待される．

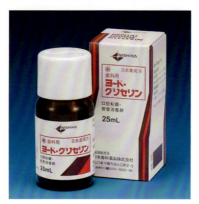
図20　歯科用ヨード・グリセリン
（日本歯科薬品）．

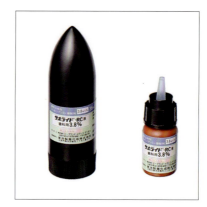
図21　サホライド・RC液歯科用3.8%
（ビーブランド・メディコーデンタル）．

4．ヨード製剤（図20）

ヨウ素は，毒性が低く殺菌効果が高い．ただし，使用に際してはヨードアレルギーに注意しなくてはならない．ヨウ素ヨウ化カリウムを根管消毒に用いた場合は，10～60分程度の短時間で殺菌効果を示すが，その後は減退してしまう[27]．ヨードホルムには殺菌効果がある一方で，免疫反応を惹起してしまう作用がある．

5．フッ化ジアミン銀液（図21）

フッ化ジアミン銀液は乳歯のう蝕抑制剤として古くからよく知られているが，根管治療における有効性について調べた*in vitro*の報告もある．3.8%フッ化ジアミン銀液のサホライド・RC液を使った実験では，*E. faecalis*菌に対してNaClOと同等の殺菌効果を持ち，また3日間の根管貼薬で，根管象牙質表面の約70％が銀化合物で覆われ，さらに象牙細管内にも浸透することが報告されている[28]．ただし，その効果のメカニズムは明らかになっていなかった．しかしながら，最近の報告において，フッ化ジアミン銀液がカテプシンやメタロプロテアーゼといったコラーゲンの分解酵素を抑制し[29]，さらにカルシウムやリンと反応してフルオロアパタイトが生成されることが明らかになった[30]．歯質に応用した場合に変色という短所があるものの，こうした効果は根管貼薬剤として今後評価されていくのではないかと思われる．

6．無貼薬

さまざまな根管貼薬剤を用いても，打診反応のみが消退しない場合に，貼薬剤そのものが刺激となっていることがあるため，無菌的操作の下で，ドライ綿栓またはドライペーパーポイントを置き滲出液の有無など経過をみることが有効な場合もある．

■ 今後の潮流

　根管系は，きわめて複雑な構造をしていることから，根管内の壊死組織や感染した細菌など感染源のすべてを除去してしまうことは不可能である．しかしながら，根管洗浄および根管貼薬を適切に行うことで，機械的拡大によって除去ができなかった部位を補償し，生体の抵抗力が上回るレベルまで感染源を取り除くことができれば治癒に向かうと考えられる．これに加えてマイクロスコープやコーンビームCTを用いることが可能であれば，根管形態の詳細を把握することで，拡大形成の効果を上げ，根管治療の治癒率の更なる向上が期待できる．

　上述したように，より効果的な，かつ効率のよい根管洗浄を行うために，さまざまな方法が検討されている．また本項では，根管貼薬剤として水酸化カルシウム製剤について主に述べた．しかしながら，こうした洗浄方法や根管貼薬剤に対して抵抗性を示すようなバイオフィルムが，側枝やイスムス・フィンなどの部位，または根尖孔外に形成された場合は，通常の根管治療では治癒に至らないことがある．したがって，より効果的で安心安全に使用が可能な根管洗浄法や根管貼薬剤の開発が望まれる．

参考文献

1) Peters OA, Schönenberger K, Laib A：Effects of four Ni-Ti preparation techniques on root canal geometry assessed by micro computed tomography. Int Endod J, 34：221-230, 2001.

2) Nair PN：Endodontic biofilm, technology and pulpal regenerative therapy: where do we go from here?. Int Endod J, 47：1003-1011, 2014.

3) Grossman LI：Irrigation of root canals. J Am Dent Assoc, 30：1915-1917, 1943.

4) Harrison JW, Hand RE：The effect of dilution and organic matter on the anti-bacterial property of 5.25% sodium hypochlorite. J Endod, 7：128-132, 1981.

5) Bystrom A, Sundqvist G：The antibacterial action of sodium hypochlorite and EDTA in 60 cases of endodontic therapy. Int Endod J, 18：35-40, 1985.

6) Walker A：A definite and dependable therapy for pulpless teeth. J Am Dent Assoc, 23：1418-1425, 1936.

7) Sirtes G, Waltimo T, Schaetzle M, Zehnder M：The effects of temperature on sodium hypochlorite short-term stability, pulp dissolution capacity, and antimicrobial efficacy. J Endod, 31：669-671, 2005.

8) Nygaard-Ostby B：Chelation in root canal therapy: ethylenediaminetetraacetic acid for cleansing and widening of root canals. Odontol Tidskr, 65：3-11, 1957.

9) 島 一也，前田英史，後藤康治，畦森雅子，安田善之，和田尚久，藤井慎介，友清 淳，吉嶺嘉人，齋藤隆史，赤峰昭文：EDTAならびにNaOClによる根管洗浄後のSEM観察―超音波洗浄との比較―．日歯内療誌，29：15-19，2008.

10) Ibi H, Hayashi M, Yoshino F, Tamura M, Yoshida A, Kobayashi Y, Shimizu K, Lee MC, Imai K, Ogiso B：Bactericidal effect of hydroxyl radicals generated by the sonolysis and photolysis of hydrogen peroxide for endodontic applications. Microb Pathog, 103：65-70, 2017.

11) 田中利典：最適な根管洗浄法とは．木ノ本喜史編：抜髄 Initial Treatment，309-322，ヒョーロン・パブリッシャーズ，東京，2016.

12) Townsend C, Maki J. An *in vitro* comparison of new irrigation and agitation techniques to ultrasonic agitation in removing bacteria from a simulated root canal. J Endod, 35：1040-1043, 2009.

13) Machtou P：Manual dynamic activation (MDA) technique. Basrani B, ed：Endodontic irrigation: chemical disinfection of the root canal system, 149-155, Springer, 2015.

14) DiVito E, Peters OA, Olivi G：Effectiveness of the erbium:YAG laser and new design radial and stripped tips in removing the smear layer after root canal instrumentation. Lasers Med Sci, 27：273-280, 2012.

15) Hermann BW：Dentinobleration der Wurzelkanalen nach der Behandlung mit Kalzium. Zahnarzl

Rundschau, 21：888-899, 1930.
16）Almyroudi A, Mackenzie D, McHugh S, Saunders WP：The effectiveness of various disinfectants used as endodontic intracanal medications: an *in vitro* study. J Endod, 28：163-167, 2002.
17）前田英史：根管貼薬における水酸化カルシウムの応用について．日歯内療誌, 37：137-143, 2016.
18）Galvão T, Camargo B, Armada L, Alves F：Efficacy of three methods for inserting calcium hydroxide-based paste in root canals. J Clin Exp Dent, 9 (6)：e762-e766, 2017.
19）中田和彦, 中村 洋：水酸化カルシウムを根尖病変内に押し出したほうが治りがよいのか？．デンタルダイヤモンド増刊号／臨床歯内療法　器材・薬剤・テクニックのコンビネーション, 33 (6)：156-157, 2008.
20）Torabinejad M：Root canal irrigants and disinfectants. ENDODONTICS: Colleagues for excellence, American Association of Endodontists, winter, 2011.
21）Yassen GH, Platt JA：The effect of nonsetting calcium hydroxide on root fracture and mechanical properties of radicular dentine: a systematic review. Int Endod J, 46：112-118, 2013.
22）Margelos J, Eliades G, Verdelis C, Palaghias G：Interaction of calcium hydroxide with zinc oxide-eugenol type sealers: a potential clinical problem. J Endod, 23：43-48, 1997.
23）Messer HH, Chen RS：The duration of effectiveness of root canal medicaments. J Endod, 10：240-245, 1984.
24）Buckley JP：The chemistry of pulp decomposition with a rational treatment for this condition and its sequelae. Am Dent J, 3764-3771, 1904.
25）Makkes PC, van Velzen SK, van den Hooff A：The response of the living organism to dead and fixed dead enclosed homologous tissue. Oral Surg Oral Med Oral Pathol, 46：296-306, 1978.
26）Hata G, Nishikawa I, Kawazoe S, Toda T：Systemic distribution of 14C-labeled formaldehyde applied in the root canal following pulpectomy. J Endod, 15：539-543, 1989.
27）Safavi KE, Spangberg LS, Langeland K：Root canal dentinal tubule disinfection. J Endod, 16：207-210, 1990.
28）Hiraishi N, Yiu CK, King NM, Tagami J, Tay FR：Antimicrobial efficacy of 3.8% silver diamine fluoride and its effect on root dentin. J Endod, 36：1026-1029, 2010.
29）Mei ML, Ito L, Cao Y, Li QL, Chu CH, Lo EC：The inhibitory effects of silver diamine fluorides on cysteine cathepsins. J Dent, 42：329-335, 2014.
30）Mei ML, Nudelman F, Marzec B, Walker JM, Lo ECM, Walls AW, Chu CH：Formation of Fluorohydroxyapatite with Silver Diamine Fluoride. J Dent Res, 96：1122-1128, 2017.
31）Diogo P, Fernandes C, Caramelo F, Mota M, Miranda IM, Faustino MAF, Neves MGPMS, Uliana MP, de Oliveira KT, Santos JM, Gonçalves T：Antimicrobial photodynamic therapy against endodontic *Enterococcus faecalis* and *Candida albicans* mono and mixed biofilms in the presence of photosensitizers: a comparative study with classical endodontic irrigants. Front Microbiol, 8：498, 2017.
32）Vera J, Ochoa J, Romero M, Vazquez-Carcaño M, Ramos-Gregorio CO, Aguilar RR, Cruz A, Sleiman P, Arias A：Intracanal cryotherapy reduces postoperative pain in teeth with symptomatic apical periodontitis: a randomized multicenter clinical trial. J Endod, 44：4-8, 2018.
33）Kolodkin-Gal I, Romero D, Cao S, Clardy J, Kolter R, Losick R：D-amino acids trigger biofilm disassembly. Science, 328 (5978)：627-629, 2010.
34）Zilm PS, Butnejski V, Rossi-Fedele G, Kidd SP, Edwards S, Vasilev K：D-amino acids reduce *Enterococcus faecalis* biofilms *in vitro* and in the presence of antimicrobials used for root canal treatment. PLoS One, 12：e0170670, 2017.

10. 根尖部が開いている症例に対する根管充塡の問題点

木ノ本喜史 KINOMOTO Yoshifumi

根管充塡の目的は，Initial TreatmentにおいてもRetreatmentにおいても同じであり，根尖孔を経由して感染が歯周組織に波及しないように，根尖および根管を緊密に充塞することである．これには歯冠側からの漏洩を阻止するとともに，根尖周囲の組織液などを根管内に侵入させないことも目的として挙げられる．感染根管治療においては，一度感染した根管内の感染源を完璧に除去することは困難である．そのような状態において緊密な根管充塡が達成できずに根尖部に死腔が存在すると，滲出液や血液が貯留し残存していた細菌が増殖しやすい環境が成立するため，経過不良の原因となる．

Initial Treatment，特に抜髄においては注意して根管形成を行えば，基本的には根尖孔は治療前と大きく変わることはなく，開くことは少ない．しかし，Retreatmentにおいては，炎症が原因の吸収や感染源除去のための切削などにより，根尖部が開いている症例も多い．根尖部が開いていると，滲出液や出血が止まりにくい，つまり乾燥状態が得にくい，ガッタパーチャポイントやシーラーを作業長で止めるのが難しいなど，根管充塡を行う条件が不利になる．実際，術前の根管形態が維持されている症例より，このような症例の成功率は低いと報告されている[1]．

根尖孔が開いた状態で加圧根管充塡を行うと，根尖孔からガッタパーチャやシーラーが溢出する．根管治療の成功率を調べた論文によると，オーバー根充の成功率は劣る結果が示されているため[2]，できるだけオーバーとなる根管充塡を避ける方法が望まれる．

そこで，以前はapical impression technique[*1]と呼ばれる方法で根尖部の緊密な充塡を目指すことも行われていた．しかし，この方法では根尖孔付近はガッタパーチャではなくシーラーによる封鎖を期待することになり，充塞度の点から考えると不安が残る方法であった．

したがって，根尖部が開いており根尖の乾燥が得られない状態において，通法のガッタパーチャとシーラーを用いた根管充塡を行っても緊密な充塞は期待できない．そこで，根尖部が開いた症例に対する治療として本書では，根尖部の石灰化を獲得して

＊1 apical impression technique：根尖部が開いている根管に対して，根管長から2mm程度手前を目安にアピカルストップを形成する．アピカルストップを作製したファイルの号数と同じ号数のガッタパーチャポイントの先端をガッタパーチャ溶解剤に浸すか，熱した器具を押し当てて表層を軟化する．そして，アピカルストップの形態がガッタパーチャポイントの先端に現れるように，先端を軟化したガッタパーチャポイントを根管に挿入してアピカルストップに押し当てる．この操作が根尖の印象を採っているかのようであるので，apical impression techniqueと呼ばれる．その後，シーラーを用いて側方加圧法で根管充塡を行う方法．

から根管充塡する方法と，生体親和性を有し水和反応で硬化するセメント（MTA）を使用して根管充塡する方法を紹介する．この2つの治療法の違いは，開いている根尖孔の改質を行うか，あるいはその状態においても機能を発揮できる材料を使用するかの違いといえる．

参考文献

1) Gorni FG, Gagliani MM：The outcome of endodontic retreatment: a 2-yr follow-up. J Endod, 30：1-4, 2004.
2) Sjögren U, Hagglund B, Sundqvist G, Wing K：Factors affecting the long-term results of endodontic treatment. J Endod, 16：498-504, 1990.

11. 根尖部が開いている症例に対する治療——水酸化カルシウム製剤の応用

木ノ本喜史 KINOMOTO Yoshifumi

　根管貼薬剤として以前はホルマリン系の薬剤が歯質の深くまで浸透する性質と強い殺菌作用を有することから主流であったが，強烈な組織為害作用を有し，さらに発がん作用も認められているため，最近では使用が控えられるようになっている．実際，根管に貼薬した薬剤が速やかに全身に移行すること[1]を考えると，生体に直接触れる状態での使用は躊躇われる．

　そこで最近，根管貼薬剤として水酸化カルシウムが一般的に用いられるようになってきた．本項では，水酸化カルシウム製剤を治療の間の貼薬剤としてではなく，比較的長期間作用させることにより根尖部の改質を期待する治療法について解説する．

水酸化カルシウムによる根尖部の石灰化療法

　水酸化カルシウムの歯科治療への応用は1800年代から行われており，特に1940年代以降に水酸化カルシウムが硬組織誘導能を有し，根尖部歯周組織の治癒を促進することが報告されている．このうち，硬組織誘導能に関しては，直接覆髄における覆髄剤として第一選択の地位を長期にわたり保ってきたことは周知の事実である．一方，根尖部歯周組織の治癒に関しては，そのメカニズムは十分に解明されているとはいえない．これまでの研究では，Ca^{2+}とOH^-イオンの分離によるイオン活性がさまざまな効果を招くとされている．また，水酸化カルシウムの抗菌作用はその高いpH（12.5～12.8）によるものであり，臨床報告においても効果が示されている[2]が，一部の通性嫌気性菌および真菌など高アルカリ環境にも耐える微生物には殺菌効果が無効であることが示されている[3,4]．さらに，水酸化カルシウムは溶解性がかなり低く，物理的に安定であるので長期の根管貼薬剤として使用される一方で，組織拡散性が低いため，接触した部位には効果を発揮できるが，象牙細管などの細部までの浸透は期待できない．さらに生体為害性がないわけではない．

　根未完成歯に対して水酸化カルシウム製剤を根管に貼薬するとその直下に石灰化が生じ根尖孔が閉じる，という報告はこれまで数多くある．根が伸長して正常な根管形

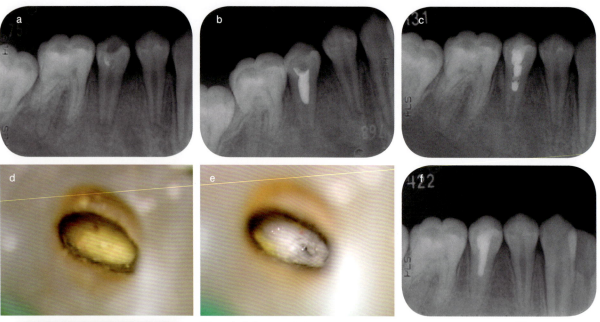
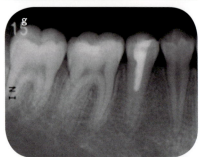
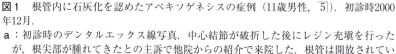
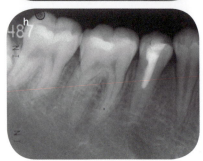

図1 根管内に石灰化を認めたアペキソゲネシスの症例（11歳男性，5|）．初診時2000年12月．
a：初診時のデンタルエックス線写真．中心結節が破折した後にレジン充填を行ったが，根尖部が腫れてきたとの主訴で他院からの紹介で来院した．根管は開放されていたが，根尖部に腫脹を認めた．
b：無麻酔下で根管治療を開始しファイルを挿入したところ，根管口付近に粘稠な出血を認め，根中央部には肉芽組織があり知覚を認めた．根尖部に生活反応があると判断して，その部位まで根管にビタペックスを貼薬し，アペキソゲネシスを期待した．
c：4カ月後，デンタルエックス線写真を撮影したところ，ビタペックスの下に象牙質様のエックス線不透過像を認めた．また，根尖周囲の透過像は縮小していた．ビタペックスを入れ換え，経過観察を続けた．
d：8カ月後，ビタペックスの除去途中．ビタペックス特有の黄色いペーストを認めた．
e：根中央部までビタペックスを除去すると，底に白い石灰化物を認めた．石灰化物の一部に黒い空洞があり根尖側と交通しているように見え，tunnel defectと判断した（tunnel defect：歯髄腔の急激な石灰化に血管などが取り残され，結果として石灰化物の中にトンネルのような空洞ができること）．
f：ガッタパーチャポイントとシーラーによる根管充填後のデンタルエックス線写真．根尖も伸長しているように見え，根尖周囲に透過像は認めなかった．
g：根管充填後1年4カ月のデンタルエックス線写真．さらに根の伸長は進んでいた．
h：根管充填後3年8カ月のデンタルエックス線写真．ほぼ正常な歯根に成長し，根尖孔の閉鎖が認められた．

態に成長すればアペキソゲネシスと呼ばれ（図1），不整形な根尖形態で根尖孔が閉鎖すればアペキシフィケーションと呼ばれる．いずれも根未完成歯が対象であり，幼若永久歯において生じる現象である．また，直接覆髄においても，水酸化カルシウム製剤の下にデンティンブリッジが生じるのはよく知られた現象である．これらのアペキソゲネシスやアペキシフィケーション，また直接覆髄などにおいて，水酸化カルシウム製剤の下にデンティンブリッジの形成を期待する場合は，数カ月の貼薬が一般的である．

一方，根管治療に水酸化カルシウムを貼薬剤として使用する場合，溶出実験の結果[5]

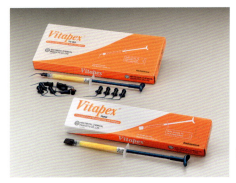

図2　ビタペックス（ネオ製薬工業）．

などから2〜3週おきに貼薬を繰り返すことが多い．筆者も通常の治療において，短期間の貼薬剤として水酸化カルシウム製剤を使用している．

　しかし約10年前に，感染根管治療において根尖孔が開いており肉芽組織が見えた歯に対して，偶然長期にわたり水酸化カルシウム製剤（ビタペックス，ネオ製薬工業，図2）を貼薬する機会があった．4カ月後に根尖孔をマイクロスコープで確認すると根尖孔を埋める石灰化物を認め，その後の経過も良好であった．そこでそれ以降，水酸化カルシウム製剤の長期的な貼薬をさまざまな症例に応用してきた．最近では根尖孔が開いた症例に対してのルーチンの処置法として行い，良好な経過を経験している．

根尖の石灰化に気づいた症例（図3）

　筆者は，知人の歯科医師の根尖孔が開いた臼歯を治療するにあたり，水酸化カルシウム製剤（ビタペックス）を貼薬して，そのまま4カ月経過（意図してではなく，偶然であった）するという経験があった．4カ月後にマイクロスコープ下でビタペックスを除去すると，根尖孔には術前に赤く見えていた肉芽は見当たらず，白い硬組織を認めた．ファイルで触れると硬い組織ではあったが，少し力を入れると削れる程度の硬さであった．臨床症状は認めず，エックス線的にも透過像が縮小していたので，この石灰化物と思われた白い硬組織を除去せず，その上までを緊密に根管充塡した．成人の感染根管治療において根尖が開いている場合でも，水酸化カルシウム製剤により根尖が石灰化する可能性をこの症例は教えてくれた．

　それ以来，根尖が開いた症例においては，水酸化カルシウム製剤（ビタペックス）を3カ月を目途に貼薬している．そして，3カ月後にエックス線写真を撮影して，根尖の石灰化ならびに術前に根尖病変が存在する場合はその縮小を確認したのち，ビタペックスを除去して根管充塡を行っている．根尖部の白い硬組織，つまり石灰化物の確認のためにはマイクロスコープが必須であり，逆にいうとマイクロスコープで観察していたから根尖の石灰化に気づいたと考えている．

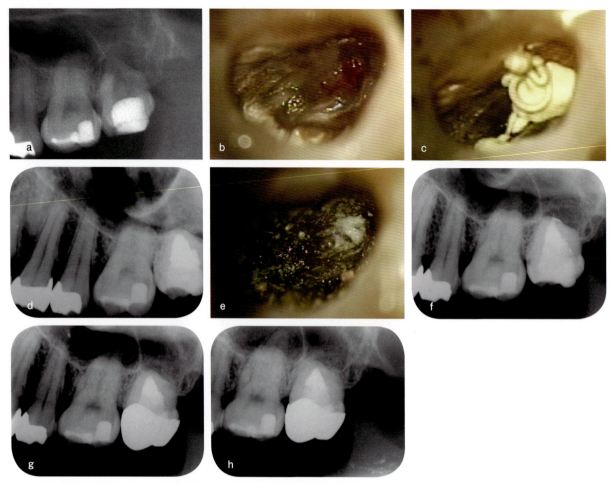

図3 時々違和感を覚える程度の自覚症状があった|7 の感染根管治療（36歳男性）．根尖の石灰化に気づいた最初の症例．
a～c：初診時．歯髄腔は広く，冠部の歯髄腔と根管の境界が明瞭でなかった．髄腔の底の根尖孔に直径1mm程度の肉芽組織を認めた．この状態では緊密な根管充填は不可能であると考え，肉芽組織の痂皮形成を期待してビタペックスを貼薬した．
d～f：患者は歯科医師で，開業準備などもあり，次回の来院が4カ月後になった．デンタルエックス線写真では，根尖部に歯根膜腔を伴う象牙質様の不透過像を認め，根尖周囲の透過像の縮小を認めた．マイクロスコープ下でビタペックスを除去したところ，根尖部に白く硬い物質を認め，肉芽組織は見当たらなかった．根尖孔が石灰化したと考え，白い物質を除去せず，根管を側方加圧充填法により緊密に充填した．根管充填後のデンタルエックス線写真では，根尖孔外へのシーラーの溢出を認めた．
g：根管充填後4年6カ月のデンタルエックス線写真．根尖周囲の透過像は縮小傾向にある．臨床症状は認めない．
h：根管充填後10年5カ月のデンタルエックス線写真．根尖に正常な歯根膜腔を認め，臨床症状はない．

根尖の石灰化を期待する術式（図4～図13）

　根尖部の石灰化を期待して貼薬する前に，可能な限りの感染源除去が必須である．歯冠部から根管口，イスムスやフィン，根管内など髄腔内のすべての感染源を除去する．そして，根尖孔付近にも軟化象牙質が存在すれば，麻酔をした状態で根尖孔付近の根管拡大も行う．根尖の拡大は超音波装置に装着したKファイル形態のチップ（AMファイル，白水貿易）を使用して，マイクロスコープの観察下で行っている．拡大下で超音波装置を使用することにより，狙った部位をピンポイントで拡大，除去できるメリットがある．次亜塩素酸ナトリウム液（NaClO）による化学的洗浄も併用しながら行う．根尖孔を清掃のために拡大すると出血もするが，根尖部の治癒のためには血液

11. 根尖部が開いている症例に対する治療——水酸化カルシウム製剤の応用　151

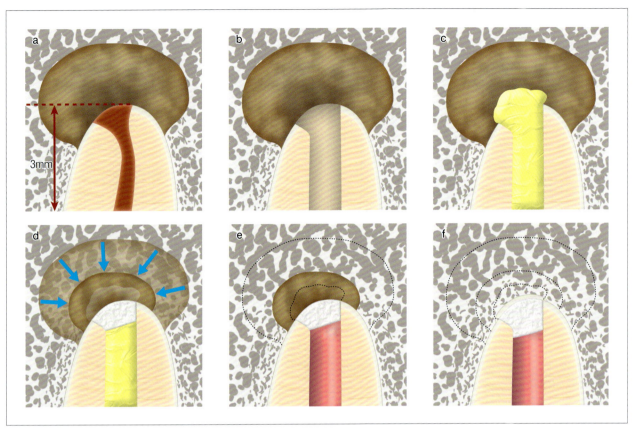

図4 開いている根尖部の石灰化を目指した治療術式.
a：術前. 根尖部が開いて，根尖病変が生じている状態.
b：歯冠部から根管中央部までの感染源を除去した後，マイクロスコープで確認しながら根尖部の感染源を徹底的に除去する. 痛みがある場合は，浸潤麻酔も使用する.
c：根尖部の緊密な充塡を目指して，マイクロスコープで確認しながらビタペックスを貼薬する. なるべく根尖孔外には溢出しないように気をつけるが，根尖孔外には病変があるので多少は根尖孔外に溢出することが多い. ただし，決してアンダー充塡にならないように注意する. デンタルエックス線写真で確認する.
d：3カ月後にデンタルエックス線写真を撮影する. 治癒が生じていれば，根尖孔外に溢出していたビタペックスは消失し，根尖部が象牙質様の不透過像で覆われている. 根尖病変があった場合は，縮小傾向を示す.
e：マイクロスコープ下で根尖部の石灰化物を破壊しないように気をつけながら，ビタペックスを完全に除去する. その後，根尖部まで緊密に根管充塡を行う.
f：予後を観察していくと，次第に根尖周囲の透過像は縮小していき（長い経過の場合は3年以上かかることもある），根尖部の石灰化物が厚みを増す場合もある.

　成分も必要であるため，出血を決して否定的に捉える必要はないと考えている. 術後に痛みが出る場合もあるが，患者には「傷口に砂が入った状態では傷は治らないので，一時的に痛みはあるかもしれませんが，きれいにすることが大切です」と説明している.
　その後，根尖部を満たすようにマイクロスコープで確認しながら水酸化カルシウム製剤（ビタペックス）を緊密に根管に充塡する. アンダーな充塡になると根尖部に空洞ができ，そこに血液や滲出液が入り込んでくる. 感染根管では完全な感染源の除去は難しいため，根尖部に空洞（いわゆる死腔）を作ると，その空洞に細菌などが増殖する可能性があるので望ましくない. しかし，積極的に根尖孔外にオーバーに充塡するとビタペックスの基剤であるシリコーンオイルなどの成分が根尖周囲に悪影響を及ぼす恐れがあ

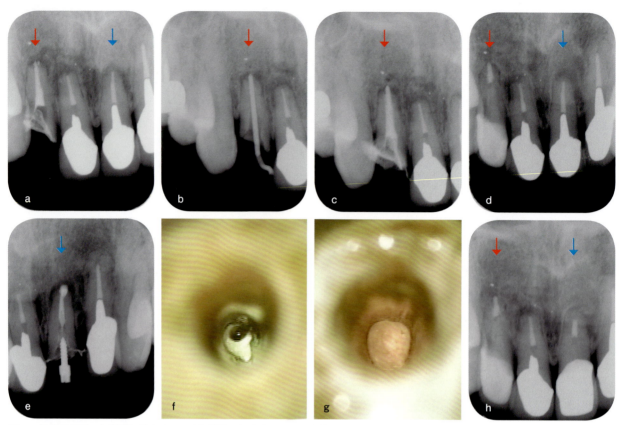

図5 根尖孔が開いた根管に対する2つの処置法．根尖孔が開いた状態で根管充填する方法と根尖の石灰化を待って根管充填する方法（52歳女性）．
a：術前のデンタルエックス線写真．2|（赤矢印）の修復物が脱離したため，感染根管治療を開始した．以前の根管充填材が根尖ちょうどに位置しており，根尖の吸収を認めた．
b：通法に従い，ガッタパーチャポイントを除去して，作業長を確認するためにエックス線写真撮影を行った．
c：根尖まで緊密に側方加圧法により根管充填を行ったところ，根尖からガッタパーチャの溢出を認めた．なお，根管治療はマイクロスコープを用いて行い，根管内の感染源は確実に除去したことを確認した．
d：2年10カ月後，|1（青矢印）の根尖部に瘻孔が出現したために撮影したデンタルエックス線写真．根尖部に透過像を認めた．2|の根尖周囲の透過像は縮小しており，臨床症状もなかった．
e：|1の根管内の感染源を除去した後，ビタペックスを貼薬した．
f・g：貼薬4カ月後，ビタペックスを除去すると根尖に石灰化物を認めた．除去の途中に石灰化物をファイルで突いたため，根尖から出血を認めたが，同日にガッタパーチャとシーラーにより側方加圧法で根管充填を行った．石灰化物やガッタパーチャが反射して映る程度に根管壁が滑沢になっていることに注目．
h：2|の根管充填後6年6カ月，|1の根管充填後3年3カ月のデンタルエックス線写真．いずれも臨床症状はなく，根尖部の透過像は縮小している．2|は根尖からガッタパーチャがオーバーしており，|1は根尖部に象牙質様の不透過像を認める．どちらも治癒していると判断した．

る．したがって，多少のオーバーは容認しているが，決して積極的にオーバーさせるのではなく，緊密な充填を目指している．

　　水酸化カルシウム製剤を充填後の次回来院時に，仮封を除去して貼薬剤の色と性状を確認する．元の黄色が確認できれば，貼薬剤には触らずにそのまましっかりと仮封して3カ月間経過観察とする．歯の挺出などの移動や咬合の維持が懸念される場合は，暫間冠を作製することも多い．もし，貼薬剤がドロドロしていたり，変色して濁っている場合は，根尖付近に感染源が残存しているか，あるいは根尖孔外の感染が甚大であると考え，充填したビタペックスを除去して再度徹底的な感染源の除去を行う．

　　3カ月後にエックス線写真を撮影し，根尖の閉鎖および病変の縮小を確認する．多

11. 根尖部が開いている症例に対する治療——水酸化カルシウム製剤の応用 153

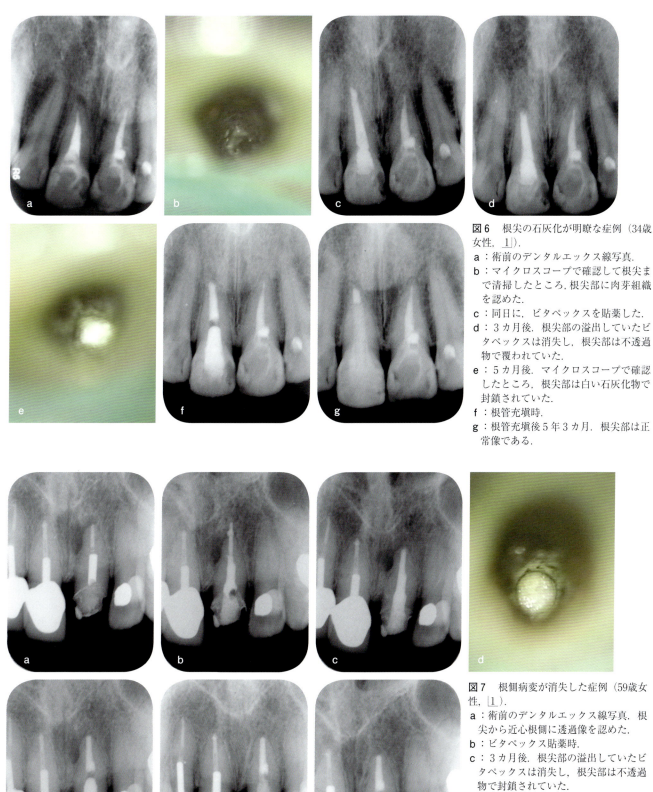

図6 根尖の石灰化が明瞭な症例（34歳女性，1|）．
a：術前のデンタルエックス線写真．
b：マイクロスコープで確認して根尖まで清掃したところ，根尖部に肉芽組織を認めた．
c：同日に，ビタペックスを貼薬した．
d：3カ月後．根尖部の溢出していたビタペックスは消失し，根尖部は不透過物で覆われていた．
e：5カ月後．マイクロスコープで確認したところ，根尖部は白い石灰化物で封鎖されていた．
f：根管充填時．
g：根管充填後5年3カ月．根尖部は正常像である．

図7 根側病変が消失した症例（59歳女性，|1 ）．
a：術前のデンタルエックス線写真．根尖から近心根側に透過像を認めた．
b：ビタペックス貼薬時．
c：3カ月後．根尖部の溢出していたビタペックスは消失し，根尖部は不透過物で封鎖されていた．
d：同日．マイクロスコープにより観察した根尖部．白い石灰化物を認めた．
e：同日．根管充填後．
f：根管充填後2年3カ月．根管充填の状態は良好であるが，根尖部の近心根側の歯根膜腔は少し拡大していた．
g：根管充填後4年4カ月．根管充填の状態は良好であり，根尖部の近心根側の透過像は消失していた．

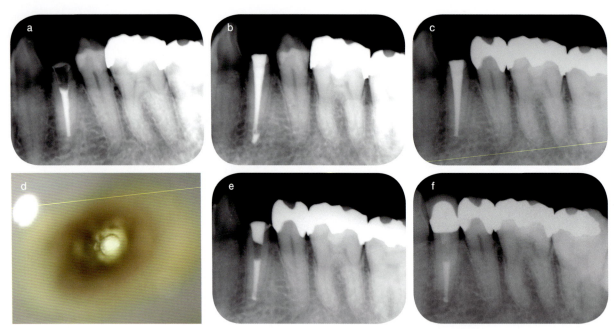

図8 他院で抜髄後，打診痛が持続するためビタペックスを入れて1年経過観察しているが症状に変化がないため転医してきた．ビタペックスを貼薬しても，感染源が取りきれていない，あるいは根尖部を触り続けていると根尖の治癒が生じないことが示唆された症例（59歳女性，4̄）．
a：初診時のデンタルエックス線写真．根管内を確認すると黄色いペースト状のビタペックスと思われる糊剤を認めた．
b：根尖まで確実に清掃した後，ビタペックスを緊密に貼薬した．
c：3カ月後．根尖孔外のビタペックスは消失しており，根尖部には象牙質様の不透過像で覆われていた．打診痛は軽減していた．
d：同日．マイクロスコープで根尖を確認したところ，根尖部に白い石灰化物を認めた．
e：同日．根管充塡を行った．
f：根管充塡後3カ月．自覚症状は消失していた．

少の溢出した貼薬剤はエックス線写真上ではほとんどが消失している．仮封を外し，根尖部の石灰化物を壊さないように気をつけて貼薬剤を丁寧に除去する．確実に除去するにはマイクロスコープが必須である．黄色のビタペックスとは異なる白色の石灰化物が根尖に認められるので，その石灰化物までを根尖側として作業長を設定し，緊密に根管充塡を行う．

長期に水酸化カルシウム製剤を貼薬すると象牙質が脆弱になるという報告もある[6]が，根尖が石灰化することにより，根尖が閉じた形態になる効果もあるためか，筆者は5年経過程度では歯根破折を生じた症例は経験していない．

この根尖部の石灰化を期待する方法は，時間がかかるというデメリットはあるものの，保険適用材料で治療が可能であることや通常根尖孔が開いた歯は痛みを伴っていることが多いので，その痛みの軽減を待つことができるなどのメリットがある．

さまざまな疑問に対する現在の見解

根尖の石灰化を期待する治療法を行うにあたり，自問自答しながら術式が固まってきた．前項の術式において触れた内容も含むが，以下にその要点を記す．

11. 根尖部が開いている症例に対する治療——水酸化カルシウム製剤の応用　155

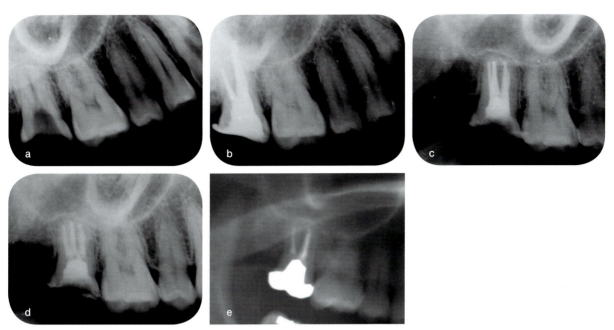

図9　前医で1年間根管治療を行っていたが，自発痛が続いていると紹介にて来院．ビタペックスの吸収により，根尖の閉鎖がエックス線写真で明瞭に確認できた症例（37歳女性，7｣）．
a：術前のデンタルエックス線写真．
b：根管内をマイクロスコープ下にて清掃して，ビタペックスを貼薬した．
c：4カ月後．根尖から約1mm手前にビタペックスが充填されているような像に見えた．軽度の打診痛は持続していたが，自発痛は消失していた．
d：同日に根管充填を行った．
e：根管充填後4年．パノラマエックス線写真の一部．自覚症状はなく経過良好である．

●貼薬剤はビタペックスが必須か

　根尖孔が開いている場合，出血や滲出液が根管内に入り込むことが予想される．貼薬に使用する材料は滲出液などで流されない性質が必要となる．したがって，水酸化カルシウム単味の粉末を精製水で練和して貼薬する方法は，貼薬した成分が溶出する可能性が高いため適当ではない．水酸化カルシウム製剤のカルシペックス（日本歯科薬品）の使用により根尖の石灰化を認めたとの報告[7]もあるので，カルシペックスでも同様の効果は期待できると考えられる．しかし，カルシペックスはエックス線造影剤として硫酸バリウムを含有しているので，根尖孔外に出た場合の影響が気にかかるところである．

　ビタペックスをラットの皮下に埋没した研究において，ビタペックス中の水酸化カルシウムは2週間で化学的に中和され炭酸カルシウムに変化していたと報告されている[8]．したがって，この析出した炭酸カルシウムが開いた根尖孔を閉鎖し，その後，閉鎖部に周囲からセメント質が増殖してくるのではないかと想像している．これを裏付ける臨床的な組織像や動物実験が期待されるところである．

　一方，水酸化カルシウムはその強アルカリ（pH 12.4）環境により抗菌性を発揮するが，アルカリ環境でも生存可能な細菌が存在するため，水酸化カルシウム貼薬自体の効果には限界がある．その点，ビタペックスにはヨードが含まれているので，その殺

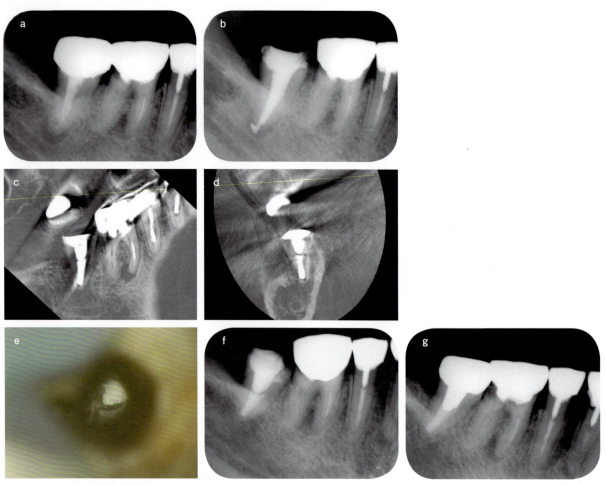

図10 CBCTで根尖の閉鎖が確認できた症例（54歳女性，7⏋）．
a：術前のデンタルエックス線写真．
b：根尖まで清掃してビタペックスを貼薬した．
c・d：他の部位を治療しており，貼薬のまま経過していた．8カ月後，他の部位のために撮影したCBCTに7⏋が含まれた．根尖部に象牙質様の不透過像を認めた．
e：貼薬から9カ月後，マイクロスコープで根尖部を確認したところ，根尖に白い石灰化物を認めた．
f：同日に根管充填を行った．
g：根管充填後3年6カ月．歯根膜腔は正常である．

菌作用も期待できるのではないかと考えている．これは根管内に腐敗臭を認めた症例にビタペックスを貼薬したところ，次回に腐敗臭が消失することが多いという経験にも基づいている．

● 3カ月の貼薬期間は適当か

筆者は，滲出液や出血で湿潤状態にある根尖部に貼付したビタペックスを根尖の石灰化が生じる前に除去すると，ビタペックスの最も底部は根尖部の肉芽に接しており，再び根尖からの出血を認めることがあった．一般には，水酸化カルシウム製剤は定期的に入れ替えることが推奨されているが，適度な粘度を有するビタペックスでは溶出の恐れがないため，入れ替えが必要な理由が明確ではなく，逆に除去の操作により根尖から出血を招くことは，治癒しかけている根尖の創面を再び傷つけているので

11. 根尖部が開いている症例に対する治療——水酸化カルシウム製剤の応用　157

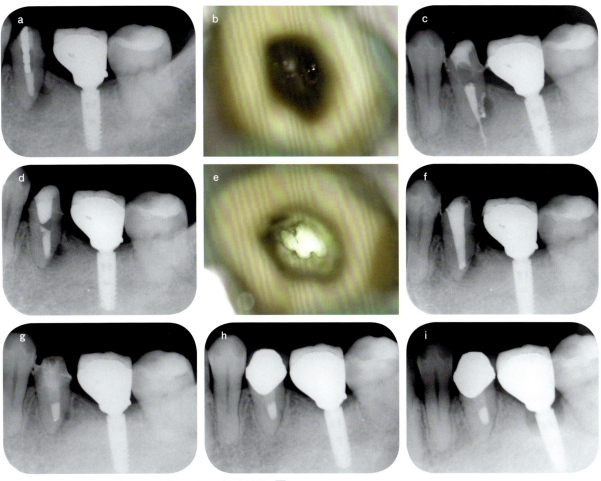

図11 根側の吸収を伴う透過像が消失した症例（49歳男性，<u>5</u>］）．
a：術前のデンタルエックス線写真．根管充填は良好に見えたが，遠心根側に歯根吸収を伴う透過像を認め，瘻孔が生じていた．
b：マイクロスコープ下で根尖まで清掃したところ，根尖に肉芽組織を認めた．
c：根尖まで緊密にビタペックスを貼薬した．
d：3カ月後．溢出していたビタペックスは消失しており，根尖部は象牙質様の不透過像で封鎖されていた．
e：4カ月後．根管内をマイクロスコープで確認したところ，根尖部に白い石灰化物を認めた．
f：同日．根管充填を行った．
g：根管充填後6カ月．自覚症状はないが，根側の透過像はまだ残存していた．
h：根管充填後2年4カ月．根側の透過像を若干認めた．
i：根管充填後5年3カ月．根側の透過像はほぼ消失していた．

はないかと感じていた．

　また，以前どうしても根管の中を見てほしいといわれた患者の望みに従い，6週間目に根尖までビタペックスを除去したときに，根尖の開口部の歯根に接する部分には石灰化を認めたが，中央付近に赤い出血点を認めた．したがって6週間では根尖の石灰化は十分ではないと感じた．また，エックス線による観察でも，根尖部の石灰化は徐々に進行して根尖孔を封鎖する石灰化物の厚みが増すように見えることより，器具によるビタペックス除去の際に，できた石灰化物を破壊しないだけの十分な厚みを得る期間は6週間よりさらに必要だと想定して，3カ月という期間を設定している．もちろん，それ以上の期間でも根尖の治癒に関しては問題ないであろうが，仮封の精度

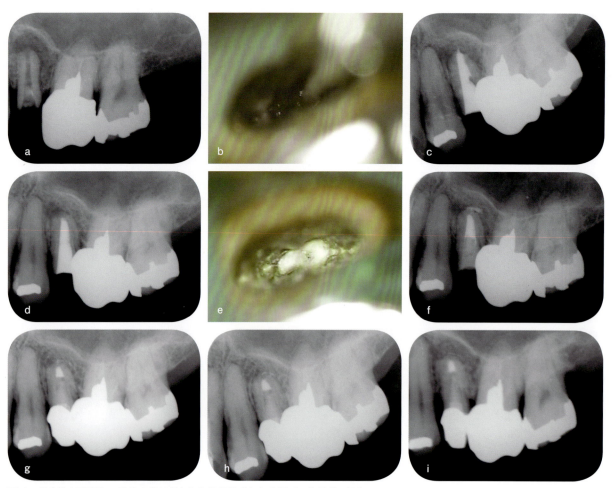

図12 根尖孔が吸収して根尖病変が存在した歯が治癒した症例（49歳男性，⌊5）．
a：術前のデンタルエックス線写真．
b：マイクロスコープ下で根尖部を確認したところ，根尖孔外は肉芽組織で満たされていた．
c：根尖まで緊密にビタペックスを貼薬した．
d：3カ月後．根尖部に不透過像を認め，根尖病変は縮小していた．
e：マイクロスコープで確認したところ，根尖部に白い石灰化物を認めた．
f：根尖まで緊密に根管充塡を行った．
g：根管充塡後8カ月．根尖病変はほぼ消失していた．
h：根管充塡後2年6カ月．根尖部の歯根膜腔はほぼ正常であった．
i：根管充塡後5年4カ月．臨床症状もなく経過良好であった．

や根管の脆弱化を考慮すると，最小3カ月が必要な期間であると考えている．

患者には，「皮膚に傷ができて直接傷に救急絆創膏を貼った場合，かさぶたができあがる前に絆創膏を剝がすと上皮が傷パッドに付着して傷面から出血します．そうすると，再びかさぶたができるまで時間が必要になります．根尖にしっかりとしたかさぶたができあがるまで3カ月かかるので，それまでは根管を触ることなく経過を見ます．もし，根尖部が腫れたり，瘻孔が出現したら連絡をください」と説明して，他に治療部位がない患者の場合は，3カ月後に次回の予約をとるようにしている．

武居らはビタペックスを1～2週間ごとに交換して根尖の石灰化を確認した78根管の結果を発表している[9]．それによると貼薬回数の平均は3.7回で，石灰化物形成日

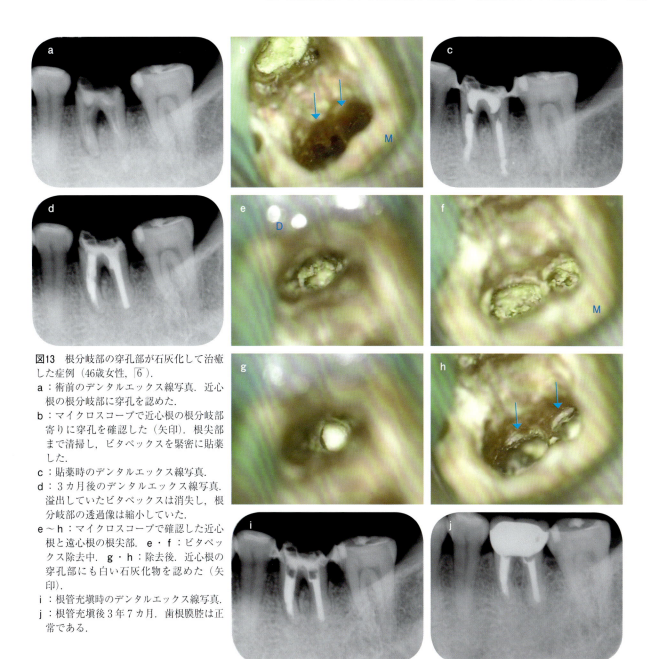

図13 根分岐部の穿孔部が石灰化して治癒した症例（46歳女性，6̄）．
a：術前のデンタルエックス線写真．近心根の根分岐部に穿孔を認めた．
b：マイクロスコープで近心根の根分岐部寄りに穿孔を確認した（矢印）．根尖部まで清掃し，ビタペックスを緊密に貼薬した．
c：貼薬時のデンタルエックス線写真．
d：3カ月後のデンタルエックス線写真．溢出していたビタペックスは消失し，根分岐部の透過像は縮小していた．
e～h：マイクロスコープで確認した近心根と遠心根の根尖部．e・f：ビタペックス除去中．g・h：除去後．近心根の穿孔部にも白い石灰化物を認めた（矢印）．
i：根管充塡時のデンタルエックス線写真．
j：根管充塡後3年7カ月．歯根膜腔は正常である．

数の平均は54.5日であった．しかし，根尖部で徐々に進行している石灰化を阻害することなしに毎回貼薬剤を除去することは非常に困難であると想像される．武居らの報告も考慮すると，ビタペックスを除去せずに貼薬した状態での3カ月間の経過観察は，根尖の石灰化が完了するために十分な余裕を持った期間であると考えている．

🔴感染源の除去はどの程度が必要か

感染源の除去は歯冠側から順に，歯冠部，根管口付近，イスムスやフィン，根管中央部1/3，根尖部1/3，そして根尖孔周辺と進めている．これをクラウンダウンの攻略法として考えている（「**8．感染源の貯留しやすい部位に対する治療**」の項を参照）．

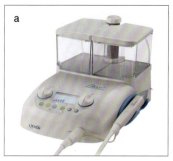 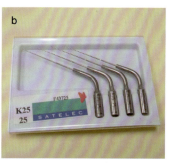 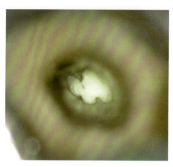

図14 超音波装置（a：スプラソンP-Max2，白水貿易）とKファイル形態のチップ（b：AMファイル，白水貿易）．

図15 根尖にできた白い石灰化物が根管壁に反射して，根尖側1/3の根管壁が白く見えている．マイクロスコープの光源からの光が石灰化物に当たり根管壁に反射して白く見えているわけであるが，根管壁が滑沢であることがわかる．（図11-e再掲）

　1回の治療時間で根尖まで清掃できる場合もあるが，時間的に無理な場合もある．その場合，根尖への影響を考えると，根尖部だけを先に清掃しても，根管上部が汚れていれば再び根尖部が感染する可能性がある．したがって根管上部から清掃している．

　根管壁の感染源除去は，NaClOを満たして根管壁に対する全周ファイリング操作により行っている．その際均一なテーパーをもつ根管形態が目的ではなく，感染し軟化している根管壁の選択的な削除が目的となるため，マイクロスコープ下で超音波装置（スプラソンP-Max2，白水貿易，図14-a）に装着したKファイル形態のチップ（AMファイル，白水貿易，図14-b）により，ファイリングを行っている．根管壁が柔らかいときは，ファイルを壁に当てると表面がモロモロと削れてくる．健全な部分に達すると，壁は削れなくなり，満たしているNaClOの濁りも薄くなってくる．そして，マイクロスコープで見ると，根管壁は滑沢な面として観察できる．ビタペックスを貼薬する際には，根管壁はビタペックスの黄色が根管壁に反射して見える程度の鏡面状態になることが多い（図15）．

　また，感染根管治療で根尖孔が開いている場合，ほとんどの症例において以前に根管の拡大形成が行われ，その結果，根管の直線化が生じている．したがって拡大号数の違いはあるが，ほぼすべての症例において，根尖孔をマイクロスコープで観察することが可能である．

　根尖孔が開いている場合，根尖孔には肉芽組織や持続的な出血，あるい囊胞の場合は空洞を認めるが，根管の最も根尖側寄りの部分が軟化して茶色く変色している場合がある．この根管壁は感染歯質になっていると考えられるので，除去する必要があるが，ファイルを根管内に留まらせた状態で根尖ギリギリの根管壁を削除することは不可能である．したがって，ファイルの先は根尖孔外の肉芽組織まで出ることが多く，洗浄液のNaClOも多少は根尖孔外に出ていると考えている．積極的に根尖孔外の病変内をNaClOで洗浄するという研究も以前から報告されている[10,11]が，組織為害性が強いNaClOを積極的に根尖孔外に溢出させるのは危険を伴うので，なるべく避けたいと

考えている．しかし，適度なNaClOの根尖孔外への溢出は治癒のために有用である可能性が高いので，マイクロスコープ下における根尖付近の感染歯質のファイルによる選択的な機械的な削除と同時にNaClOの化学的清掃効果も期待している．また，根尖を触れる処置の場合には麻酔が必要となる．この場合，もちろん上顎洞や下顎管などの解剖学的形態に注意しなくてはならない．

● 効率的なビタペックスの除去法はないか，すべて除去できるか

貼薬して3カ月後にビタペックスを除去するが，ビタペックスは除去が難しく，また完全な除去は困難ともよくいわれる．筆者はマイクロスコープ下で，手用のKファイルやGPリムーバー スピアー（YDM，図16）でおおまかに除去した後，NaClOを満たして超音波装置に装着したKファイル形態のチップで振動させて除去することが多い．マイクロスコープ下で見えるところはすべて除去する．また，EDTAやクエン酸を洗浄液として使用する方法も研究されている．

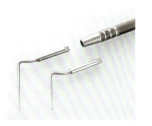

図16 GPリムーバー スピアー（YDM）．

たしかに狭いイスムスや細い側枝に入り込んだビタペックスの完全な除去は困難である．しかし，ビタペックスを貼薬しなければ，そのような部位は空洞のまま残存し感染源が残存したままになる．抗菌性の期待できる材料により満たされることは，抗菌性と空間の封鎖の点から有意義であると考える．また，ビタペックスが入ったおかげでイスムスやフィンが見つかることもある．完全にビタペックスは取れないと諦めることは，感染源の除去は完全にはできないと認めることに近いと考えている．超音波装置に装着したKファイル形態のチップを使用すると，マイクロスコープで見える範囲はすべて除去できるので，ビタペックスの除去は根管清掃の仕上げと捉えている．

● 最終の根管充填材は何が適当か

根尖が石灰化物で封鎖されると，根管は円柱状の窩洞形態と考えることもできるので，充填材料はさまざまな材料が使用可能である．通常は根管充填と考え，ガッタパーチャポイントとシーラーを選択している．筆者は保険診療でこの方法を行っていることが多いので，側方-垂直加圧根管充填法を使用している[12]．しかし，根尖部がしっかりと封鎖している上を弾性の大きいゴム状の材料であるガッタパーチャで根管充填をすることは，根管の緊密な封鎖の点からは疑問が残るところである．さらに根尖部は石灰化しているので，コロナルリーケージを除けば，根管充填材を除去して再根管治療をする可能性はほぼないと考えると，除去できることを前提としているガッタパーチャを使用する意義は少ない．

細い窩洞を緊密に充填すると考えれば，セメントやレジンなども使用可能である．特に最近はMTAセメントを根管充填に使用する方法も広がっている．MTAセメントで根尖をしっかりとまるでコンクリート詰めにすることは感染防止の点から好ましいのかもしれない．

やはりKakehashi論文[13] が基本である

　ここまで本項を読んで，"水酸化カルシウム製剤を根尖に置けば，開いた根尖は石灰化する"と解釈した方は1965年のKakehashi論文を思い出していただきたい．本来，生体に生じた創傷は感染がなければ治癒しようとするのである．感染根管治療においても同じで，感染の除去が第一であり，感染がないか，あるいはある程度以下であれば，治癒が期待できるのである．逆に感染が残っていれば治癒は見込めない（**図8**）．

　開いた根尖孔が閉鎖することを再生療法と捉えると，再生療法の三要素といわれる，組織や臓器をつくるための「細胞」，細胞の動きを指示するシグナル因子となる「生理活性物質」，細胞や生理活性物質が身動きをとるための「足場」の中で，水酸化カルシウム製剤は「足場」としての役割が主で，さらにもしかすると「生理活性物質」の役割も果たすのかもしれない．

　十分な感染源の除去が達成できれば，本法が奏功する確率は高いと筆者は感じている．まず，感染の除去，そののち治癒の足場のための水酸化カルシウム製剤の貼薬と考えると，術式を正しく理解しやすいかもしれない．難治性と呼ばれることが多い根尖孔が開いている感染根管治療においても，歯内療法の基本となるKakehashi論文（1965年）を念頭に置き治療に当たることを期待している．

参考文献

1 ）Hata G, Nishikawa I, Kawazoe S, Toda T：Systemic distribution of 14C-labeled formaldehyde applied in the root canal following pulpectomy. J Endod, 15：539-543, 1989.
2 ）Shuping GB, Orstavik D, Sigurdsson A, Trope M：Reduction of intracanal bacteria using nickel-titanium rotary instrumentation and various medications. J Endod, 26：751-755, 2000.
3 ）Siren EK, Haapasalo MP, Ranta K, Salmi P, Kerosuo EN：Microbiological findings and clinical treatment procedures in endodontic cases selected for microbiological investigation. Int Endod J, 30：91-95, 1997.
4 ）Waltimo TM, Sirén EK, Torkko HL, Olsen I, Haapasalo MP：Fungi in therapy-resistant apical periodontitis. Int Endod J, 30：96-101, 1997.
5 ）Hosoya N, Takahashi G, Arai T, Nakamura J：Calcium concentration and pH of the periapical environment after applying calcium hydroxide into root canals *in vitro*. J Endod, 27：343-346, 2001.
6 ）Yassen GH, Platt JA：The effect of nonsetting calcium hydroxide on root fracture and mechanical properties of radicular dentine: a systematic review. Int Endod J, 46：112-118, 2013.
7 ）永原隆吉，武田克浩，岩田倫幸，柴　秀樹：水酸化カルシウム製剤の長期貼薬後根管根尖部にバリアーが認められた一症例．日歯内療誌，38：171-180，2017.
8 ）田中光郎，国沢重彦，小野博志，佐々木　哲，門磨義則，増原英一：シリコーンオイル加水酸化カルシウム根管充填剤の皮下における組成変化とX線造影性との関連．小児歯科雑誌，23：291-298，1985.
9 ）武居　純，阿部　修，村松　敬：感染根管に水酸化カルシウム製剤を応用した際に認められた根尖部石灰化物の形成期間および臨床成績．第38回日本歯内療法学会学術大会プログラム・抄録集，101，2017.
10）Bhaskar SN：Nonsurgical resolution of radicular cysts. Oral Surg Oral Med Oral Pathol, 34：458-468, 1972.
11）五十嵐　勝，渡辺　学，松村裕子，山口エミ，脇屋礼慈，飯島　正，坂詰理紀，吉崎定夫，田久美弥子，飯島のぞみ，田久昌次郎，川崎孝一：歯根嚢胞の保存療法のための次亜塩素酸ナトリウムによる上皮組織溶解能に関する実験的研究―ラット皮膚への応用．日歯保存誌，32：1466-1472，1989.
12）木ノ本喜史：側方－垂直加圧根管充填法（cold lateral‐warm vertical hybrid condensation method）という考え方．木ノ本喜史編：抜髄 Initial Treatment―治癒に導くための歯髄への臨床アプローチ，350，ヒョーロン・パブリッシャーズ，東京，2017.
13）Kakehashi S, Stanley HR, Fitzgerald RJ：The effects of surgical exposures of dental pulps in germ-free and conventional laboratory rats. Oral Surg Oral Med Oral Pathol, 20：340-349, 1965.

12. 根尖部が開いている症例に対する治療 ——MTAの応用

須藤　享 SUDO Susumu　　吉岡俊彦 YOSHIOKA Toshihiko

MTAの概要

　1998年のProRoot MTA（Dentsply Tulsa／デンツプライシロナ）発売から20年が経った．当初はGrayタイプのみであったが，のちに色調を改善したWhiteタイプが開発され，わが国ではWhiteタイプのみが2007年から発売されている．当時から現在に至るまで，わが国での薬事承認は覆髄材としてのみであり，後発品も同様である．しかし，MTAの臨床応用は覆髄のみにとどまらず，逆根管充塡，穿孔封鎖など多岐にわたる．

　このMTA（mineral trioxide aggregate）という用語は，ProRoot MTAを由来とする歯科用語であり，化学的な名称ではない．後発品には，バイオセラミックスと呼んでいるものがある．メーカーとしては，工業用のポルトランドセメントから重金属等の有害物質を除去し，歯科用に調製されたProRoot MTAなどと異なり，人工合成物のみで構成されたセメントであることを強調したい意図なのであろうが，ケイ酸カルシウムが主成分という点では，MTAもバイオセラミックスも同じである．したがって，セメントとしての基本的な性質や性能に大差はない．本項では，総じてMTAと呼ぶことにする（図1）．

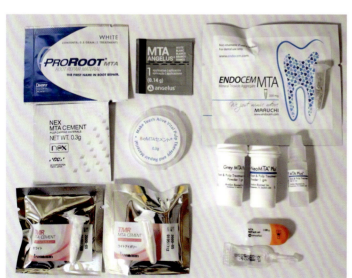

図1　わが国で発売されている粉末タイプのMTA（2018年6月時点）．

MTAの硬化機構と水セメント比

　MTAに含まれるケイ酸カルシウムは，水と混ぜると水和反応による結晶（水和結晶）が表面に生成される．その結晶が周囲の結晶と絡み合っていくことで徐々に硬化していく．水が不足すると結晶生成が不十分となり，結晶同士の絡み合いが弱くなり十分に硬化しない（図2）．プレミクスタイプの場合は，象牙細管経由で水分をMTA内部に取り込み硬化していくものとされている[1]．

　ProRoot MTAは，メーカー指示どおりに添付されている精製水と練和すると約30％の水セメント比（水とMTAの重量比）となる．その他のMTAについては，メーカーからの水セメント比の指定はない．しかし，水セメント比は，MTA硬化体の性質に密接に関係する．異なる水セメント比に対し，MTAの圧縮強度を調べた研究[2]や，硬化時間や溶解度などを調べた研究[3]がある．これらの結果を図3にまとめる．水が少なければ早く硬化し強度は増すが，pHやCa^{2+}放出量は低下する．pHに関しては，MTAはアルカリ性を呈することで，抗菌性を有するとの報告がある[4]．また，Ca^{2+}放出に関連する現象としては，疑似体液と接触させたMTA表面にアパタイト様の結晶が形成されることが報告されている[5]（図4）．

　強度だけを考えると水セメント比は小さいほうが好ましいということになるが，pHやCa^{2+}放出を考えると水セメント比は大きいほうがいいということになる．結局のところ，MTAは許容される水セメント比に幅があり，厳密に管理する必要はない，ということがいえる．

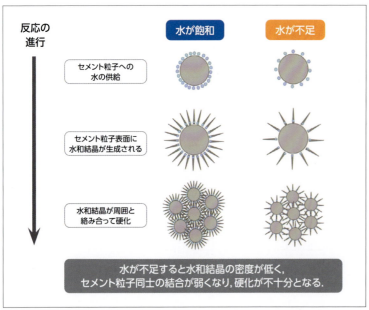

図2　MTAの水和反応（模式図）．

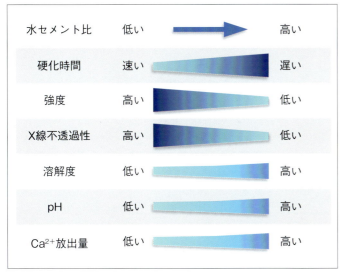

図3　MTA硬化体の性質と水セメント比との関係.

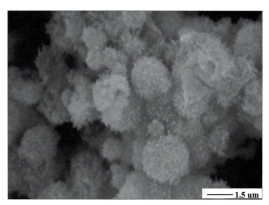

図4　ProRoot MTA表面に形成されたアパタイト様の結晶[5]（東京医科歯科大学大学院・興地隆史教授のご厚意による）.

MTAの根管治療における有用性

　MTAが根管治療において有用と考えられる点を挙げてみたい．

　水和反応で硬化するMTAは親水性材料であり，充塡部位が多少の湿潤状態であっても使用することができる．したがって，完全に乾燥させることが困難な根尖孔や穿孔部，逆根管窩洞でも充塡が行える．ProRoot MTAでの逆根管充塡における漏洩試験によると，逆根管窩洞を血液と生理食塩液に触れさせてからMTAを充塡した場合，汚染のない窩洞にMTAを充塡した場合と比較して，漏洩率に有意差はなかった．しかし，唾液に触れさせてからMTAを充塡した場合，漏洩率が有意に高かった（**図5**）[6]．窩洞内がある程度濡れていても構わないのであるが，唾液の混入防止については十分に留意すべきである．

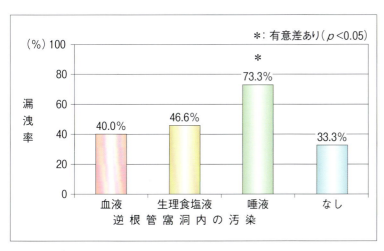

図5　ProRoot MTAでの逆根管充塡に対する漏洩試験結果（文献[6]より）.

充填材料の多くは硬化時に収縮するが，MTAは膨張する．ProRoot MTAのGrayとWhiteに対し，異なる水セメント比で線膨張率（円柱上の供試体の長手方向の膨張率）を計測した実験によると，25時間後にGrayで約2.5%，Whiteで約0.1%膨張した（**表1**）[7]．膨張率に，水セメント比の違いはあまり影響しないようである．MTAは良好な封鎖性を有するとされているが，MTAが硬化時に膨張することが1つの要因となっていることが推察される．

表1　ProRoot MTAの線膨張率（文献[7]より）

水セメント比	ProRoot MTA Gray	ProRoot MTA White
26%	2.42%± 0.324%	0.084%± 0.012%
28%	2.38%± 0.034%	0.058%± 0.044%
30%	2.56%± 0.393%	0.093%± 0.013%
35%	2.15%± 0.337%	0.086%± 0.029%

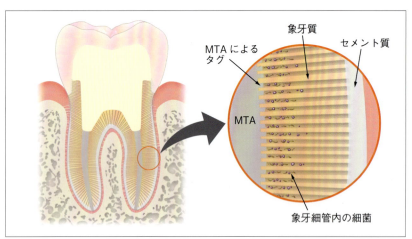

図6　MTAによる象牙細管へのタグ様構造．

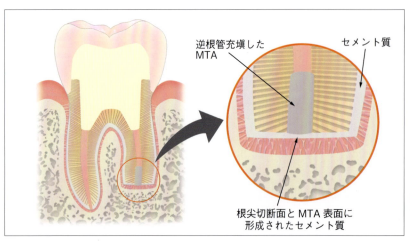

図7　逆根管治療を行った根尖切断面に形成されたセメント質．

また，MTA表面に生じたアパタイト様の結晶が象牙細管に入り込み，タグ様の構造が形成されることが報告されている[8]．これにより良好な辺縁封鎖性，機械的な嵌合力，細菌の封入といった効果が期待されている（**図6**）．この効果は，MTAと根管壁との接触面が増えるほど大きくなることが推察されるが，実際，逆根管窩洞が深くなるほど漏洩が少なくなったという報告がある[9]．

MTAの生体親和性の高さと硬組織誘導能を臨床的に示した報告がある．歯根破折などの理由により抜歯されたMTA Angelus（Angelus／ヨシダ）にて逆根管充填を行った歯の根尖部を観察したところ，根尖切断面のみならずMTA Angelus表面にもセメント質様の硬組織が形成されていた（**図7**）[10]．根管充填や穿孔封鎖においても，MTAを使用することで，同様の治癒形態が期待できる．

MTAの根管充填への応用

逆根管充填や穿孔封鎖で実績のあるMTA[11,12]を，根管充填に応用することについて検討してみる．

MTA Angelusをシーラーとして用いたシングルポイント根充と，レジン系シーラーのAH26（Dentsply Tulsa）による側方加圧根管充填を比較した細菌漏洩試験によると，両者に有意差は認められなかった[13]．

MTA系シーラーであるEndoSequence BC Sealer（Brasseler）を用いたシングルポイント法で根管充填を行った歯の予後報告によると，成功率は全体で90.9%，Initial Treatmentで90.6%，Retreatmentで91.7%であった[14]．それに対し，Initial TreatmentあるいはRetreatmentの成功率に対する要因分析を行った報告では，複数の根管充填法に対し酸化亜鉛ユージノール系シーラーを用いていたが，成功率はInitial Treatmentで89.1%，Retreatmentで85.6%であった[15]．治療の手順と判定基準が異なる報告なので，数字をそのまま比較することはできないが，MTA系シーラーと酸化亜鉛ユージノール系シーラーの成功率に大きな差はない．現状では，MTAをシーラーとして用いることに関しては，他のシーラーよりも優位だとはいえないようである．

しかし，根未完成や過剰拡大，歯根内部吸収などにより，根尖孔が大きかったり，根尖孔に向かって細くなるテーパーを付与できなかったりする場合，ガッタパーチャでの根管充填が難しくなる．このようなケースでは，MTAそのもので根管充填を行うことが有効となる．セメント充填であるため，テーパーの有無は問題とならず，逆テーパーやアンダーカットが存在する場合にも対応可能となる（**図8**）．

ドイツの大学病院で，根尖孔が大きく開いたケース（40号以上）に対しProRoot MTAのGrayで根尖4mmにアピカルプラグを形成して根管充填を行った予後報告によると，成功率は90%であった[16]．全体では高い成功率となっているが，術前に根尖病変が認められた場合，なかった場合に比べて有意に成功率が低かった（**表2**）．ま

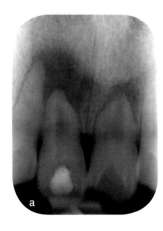
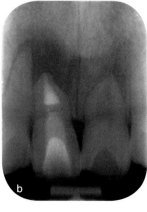

図8　根未完成の上顎中切歯の症例（23歳男性）．
a：術前のデンタルエックス線写真．外傷の既往あり．根管はいびつに広く，根尖孔も大きい．
b：TMR-MTAセメントによる根管充塡後のデンタルエックス線写真．緊密かつ溢出なく根管充塡できている．

表2　根尖孔が大きい症例に対するMTAでの根管充塡についての予後に対する術前要因分析結果①（文献[16]より）

要因	歯数(n)	治癒(%)	失敗(n)	失敗(%)	P value
年齢（歳）					
≦45歳	143	90	15	10	.89
＞45歳	109	91	10	9	
性別					
女性	134	91	12	9	.51
男性	118	89	13	11	
歯根数					
単根	130	89	14	11	.32
複根	122	91	11	9	
歯種					
前歯	94	91	8	9	.84
臼歯	158	89	17	11	
位置					
上顎	153	91	14	9	.88
下顎	99	89	11	11	
根尖孔拡大の原因					
根尖部の吸収を伴う慢性根尖性歯周炎	105	85	16	15	.06
根尖部の過剰拡大	110	94	7	6	
根未完成歯	12	92	1	8	
外傷後の炎症性歯根吸収	25	96	1	4	
術前の症状					
なし	111	90	11	10	.60
あり	141	90	14	10	
術前の歯髄の状態					
生活反応あり	31	90	3	10	.75
生活反応なし	221	90	22	10	
術前の根尖の状態					
根尖性歯周炎なし	114	96	4	4	.003
根尖性歯周炎あり	138	85	21	15	（有意差あり）
根管治療の状況					
Initial Treatment	170	90	17	10	.55
Retreatment	82	90	8	10	

た，術者の経験によっても有意差が認められた（**表3**）.

　また，根未完成歯のアペキシフィケーションに対するMTAと水酸化カルシウムを比較したメタアナリシスによると，成功率はMTAで93%から100%，水酸化カルシウムで87%から100%であり，両者に有意差はなかった．しかし，根尖部が硬組織で閉鎖されるまでに要する期間は，MTAで3.0カ月から4.5カ月，水酸化カルシウムで7.0カ月から7.9カ月であり，MTAのほうが有意に短かった[17].

　以上より，根尖孔が大きいケースでMTAによる根管充塡が有効であることは間違いないだろう．しかし，MTAを用いれば何でも治るということではなく，治癒を困

表3　根尖孔が大きい症例に対するMTAでの根管充塡についての予後に対する術後要因分析結果②（文献[16]より）

要　　因	歯数 （n）	治癒 （%）	失敗 （n）	 （%）	P value
治療回数					
2回以下	96	96	4	4	.04
3回以上	156	87	21	13	（有意差あり）
MTAでのアピカルプラグより上の根管充塡方法					
側方加圧根管充塡	31	87	4	13	.81
熱可塑性ガッタパーチャ	152	88	18	12	
MTAのみで根管充塡	13	100	0	0	
コンポジットレジン充塡	55	95	3	5	
その他	1	100	0	0	
根尖孔外へのMTA溢出					
なし	209	91	19	9	.05
あり	43	86	6	14	（有意差あり）
施術者					
歯内療法専門医の指導を受けた卒後研修医	30	90	3	10	.02
一般歯科医	124	85	18	15	（有意差あり）
歯内療法専門医	98	96	4	4	
根管治療後の歯冠補綴の質					
問題なし	249	91	22	9	―
不良	0	0	0	0	
歯冠修復					
仮封	1	100	0	0	.19
コンポジットレジン充塡	116	91	10	9	―
全部被覆冠（アクセスキャビティ部をコンポジットレジン充塡）	62	87	8	13	―
全部被覆冠/部分被覆冠	70	94	4	6	―
根管治療後のポストあるいはスクリューによる支台築造					
なし	222	91	21	9	.47
あり	27	96	1	4	―

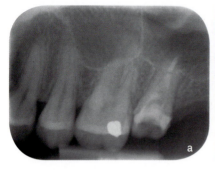
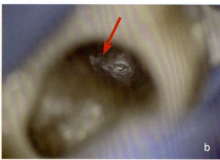

図9 他院にてマイクロスコープ下でMTAにて根管充填を行った症例（28歳女性，7⏋）．
a：症状が消失しないとのことで当院来院時のデンタルエックス線写真．
b：MTA除去後．頬側根の近心に未処置のフィンが認められた（矢印）．フィン部を可及的に削除し，MTAにて再充填したところ，症状は消失した．

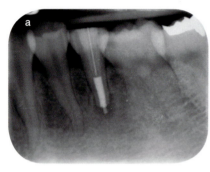
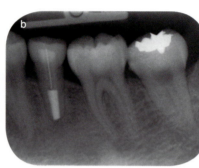

図10 ProRoot MTAの根尖孔外への溢出症例（27歳女性，⏌5）．
a：根管充填後のデンタルエックス線写真．根尖孔外にMTAを溢出させてしまった．
b：根管充填2年後のデンタルエックス線写真．溢出したMTAは造影されず，病変は消失していた．

難とする術前の要因や，根管充填に至るまでのプロセスのエラーを，MTAでカバーできるわけではない（図9）．

また，MTAを用いた根管充填では，厳密な作業長管理が困難となり，根尖孔外への溢出リスクが高まる（図10）．根未完成歯に対する根管充填でMTAを溢出させてしまった3症例を報告した論文では，MTAの溢出は治癒に影響がなかったとしている[18]．しかし，先述したドイツの大学病院の予後報告では，MTAの溢出により成功率が有意に低下していた[16]（表3）．やはり溢出はできるだけ避けるべきであり，術前にMTAでの根管充填の器具や方法について検討，習熟しておくべきであろう．

MTAでの根管充填の症例選択

MTAを根管充填に用いるのは，「操作性が悪い」「除去が困難」というデメリットを凌駕するメリットが存在するときのみで，症例選択には熟考が必要である．

筆者らがMTAを根管充填に使用する基準は以下のとおりである．

・マイクロスコープ下で根尖孔が観察できる．
・根尖が#60以上である，もしくは涙滴状や楕円などいびつな根尖孔である．
・使用するプラガーが根尖孔に到達する．

この条件が満たされない場合には，通法のガッタパーチャポイントとシーラーを用いた根管充填を行っている．

MTAでの根管充填の方法

　MTAの根管充填法としては，いくつかの方法が報告されているが，筆者はマイクロスコープを用いたオリジナルな方法（water-rich MTA plug technique：WRMP）を用いている（2014年，日本歯内療法学会テーブルクリニックにて報告）．以下，WRMPの手順を紹介する．

　根管充填の準備（根管乾燥まで）が整った状態で，微量の精製水を根尖部の軟組織上に滴下する．この際，気泡が混入しないように根管壁をつたわせて入れる．もし気泡が混入した場合にはペーパーポイントで再度根管乾燥を行う．根尖部の軟組織の上に1mm程度の精製水がある状態で，通法どおりに練和したMTAをプラガー（図11）で根尖部の精製水まで運ぶ．この際も根管をつたわせて入れることで視野を確保しながら気泡を巻き込まないようにする．MTAが精製水に触れるとMTAが拡がる様子を視認できる．その操作を数回繰り返すと，精製水のみであった根尖部に水分過多

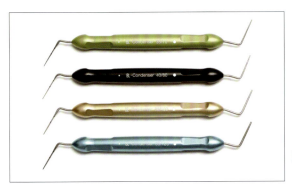

図11　BLコンデンサー（ペントロンジャパン）．

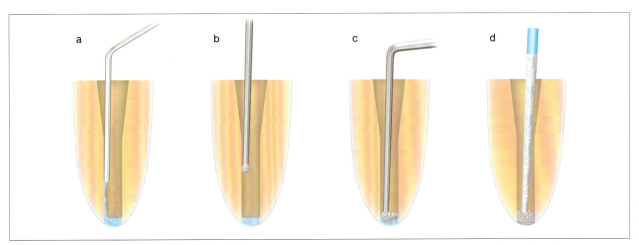

図12　WRMP（water-rich MTA plug technique）によるMTAの根管充填法．
a：根尖孔の軟組織に精製水を置く．
b：練和したMTAを根尖部に運ぶ．
c：根尖部に水分過多のMTAプラグが形成される．
d：余剰な水分をペーパーポイントで吸い取る．

> ### コラム：MTAの湿潤養生
>
> 　MTAは水和反応で硬化する．乾燥すれば水が不足し，硬化不良を引き起こす．硬化までの間は湿潤養生する（乾燥させない環境に保つ）ことが重要である．ここで多くの方が勘違いしているのは，湿綿球で水を供給するという考えである．MTAは練和時の水により硬化していくのであり，その強度や性質も練和時の水セメント比によって決まる．あくまでも，湿綿球は充塡後のMTAが乾燥しないように置くものである．乾燥させなければよいので，MTA上面を熱可塑性ガッタパーチャで封鎖することも有効である（詳しくは『MTAその基礎と臨床——生体材料としての現状と展望』（ヒョーロン・パブリッシャーズ刊）をご参照ください）．
>
>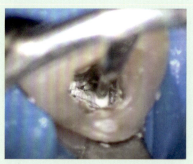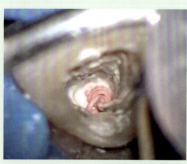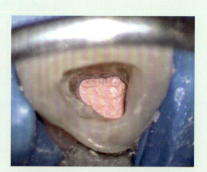
>
> **図A** TMR-MTAセメント（YAMAKIN）のホワイトタイプを充塡中（図8の症例）．　　**図B** MTA上面への熱可塑性ガッタパーチャ充塡．　　**図C** ガッタパーチャ圧接後．

のMTAのプラグが形成される．余剰な水分はMTAの水和反応や強度に影響を及ぼすので，ペーパーポイントでMTAの水分量を調整する（図12）．

　最も重要なのは根尖部付近に死腔が残存しないようにすることである．根管充塡材中の気泡により，治癒率が有意に低下するという報告がある[19]．また，いったんMTA中に気泡が形成されると，超音波振動を加えても気泡は消失しない[20]．WRMPでは，気泡の混入を避けることができると考えられる．

　この根尖部に形成したMTAのプラグの上に，さらに必要な深さまでMTAをプラガーで追加充塡する．乾燥してしまうとMTAの硬化不良につながるため，充塡したMTAの上面を軟化ガッタパーチャで封鎖するか，湿らせた綿球を置くとよい（**コラム参照**）．術後は，デンタルエックス線写真にて過不足なく根管充塡がなされているか確認を行う．

症　　例

●症例1：上顎前歯の痛みを主訴に来院
　デンタルエックス線写真（図13-a）および他院で撮影したCBCT（図13-c・d）で1|1に根尖病変が存在することを確認．歯頸部マージン露出による審美障害（図13-b）もあり，非外科的再根管治療を行うこととした．

12. 根尖部が開いている症例に対する治療——MTAの応用　173

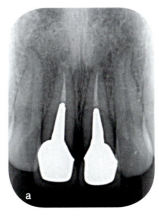
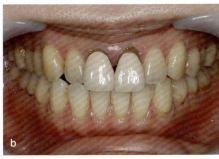

図13　上顎前歯の痛みを主訴に来院した症例（34歳女性，1|1）．
a：初診時のデンタルエックス線写真．
b：同，口腔内写真．

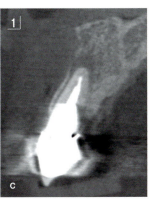
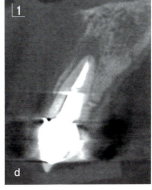
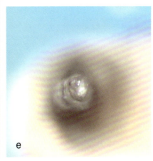

c・d：他院で撮影した処置前のCBCT画像．

e：根管充填前の|1根尖孔部．

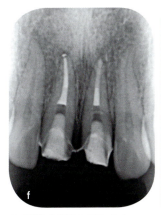
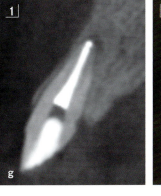
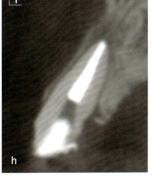

g・h：築造前のCBCT画像（|1：根管充填後2カ月，1|：根管充填後1カ月）．

f：根管充填時のデンタルエックス線写真（1|：ガッタパーチャ＋シーラー，|1：MTA）．

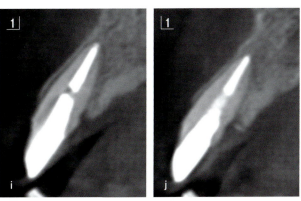

i・j：最終補綴前のCBCT画像（1|：根管充填後7カ月，|1：根管充填後6カ月）．

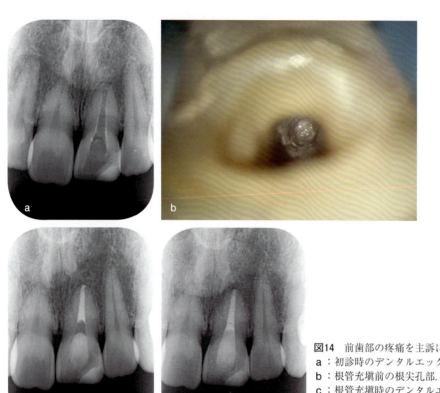

図14 前歯部の疼痛を主訴に来院した症例（36歳女性，1|）．
a：初診時のデンタルエックス線写真．
b：根管充塡前の根尖孔部．
c：根管充塡時のデンタルエックス線写真．
d：根管充塡後2年のデンタルエックス線写真．

　通法どおり根管の形成・洗浄を行い，1|は根尖孔のサイズが#55で形成終了となり，|1は#70以上となった．1|はガッタパーチャを用いた加熱ガッタパーチャ変法（CWCT）で根管充塡を行った．|1はマイクロスコープ下で根尖孔を視認することが可能だった（図13-e）ので，MTA（ProRoot MTA）を用いてWRMPで根管充塡を行った（図13-f）．

　患者の強い希望もあり，築造前と最終補綴前にかかりつけ歯科医にてCBCT撮影を行った．1|1のどちらも根尖部の透過像の改善が確認できた（図13-g～j）．

🔴症例2：前歯部の疼痛を主訴に来院

　かかりつけ歯科医にて|1に対し9カ月間にわたって根管治療を続けているが，自発痛および打診痛が改善しない状態であった．

　デンタルエックス線写真では，根管が根尖部で少し開いている逆テーパー状の形態に見えた（図14-a）．根管内を確認すると根尖部に壊死歯髄と思われる組織が存在した．通法どおり根管形成を行った後，根管内吸引洗浄・超音波洗浄を併用し根管洗浄を行った．根尖孔は#70であった（図14-b）．

　2回目の来院時には自発痛・打診痛の改善傾向を認めたので，WRMPで根管充塡を行った．術後のデンタルエックス線写真で根尖部の逆テーパー部まで緊密に根管充

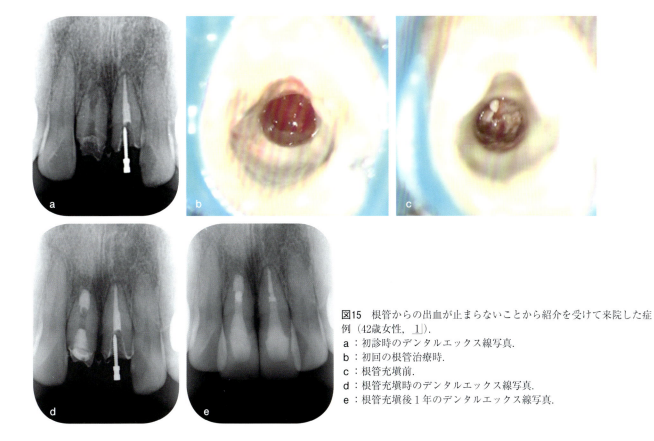

図15 根管からの出血が止まらないことから紹介を受けて来院した症例（42歳女性，1|）．
a：初診時のデンタルエックス線写真．
b：初回の根管治療時．
c：根管充塡前．
d：根管充塡時のデンタルエックス線写真．
e：根管充塡後1年のデンタルエックス線写真．

塡されているのが確認できた（図14-c）．現在，術後2年の経過であるが，臨床症状や根尖病変は認めず，治癒と判定した（図14-d）．

● 症例3：根管からの出血が止まらないことから紹介を受けて来院

「1|の根管治療を行っているが根尖吸収像があり，根管から出血が止まらない」との紹介で当院に来院．特に臨床症状はなかったが，デンタルエックス線写真では根尖付近で歯根吸収によって根管が膨らむような形状になっているのが確認された（図15-a）．

根管内を確認すると，歯根中央付近の軟組織からの出血が認められた（図15-b）．吸収窩に存在する肉芽組織であると判断し，同部に水酸化カルシウム製剤の貼付を行った．2回にわたり水酸化カルシウム製剤の貼付を行い，根尖孔まで軟組織を除去できたと判断した（図15-c）．WRMPにて根管充塡を行い，死腔なくアンダーカット部が充塡できているのをデンタルエックス線写真にて確認した（図15-d）．紹介元にて支台築造，補綴処置を行い，現在，術後1年の経過であるが，根尖部に異常像や歯根吸収の進行を認めていない（図15-e）．

MTAを用いたRetreatmentを成功へ導くために

　最後にMTAを用いたRetreatmentを成功へ導くためのポイントを述べて，本項の
まとめとする．

・MTA使用の前に，根管治療の環境や手技が正しく整っていることが最も重要である．

・水和反応で硬化するMTAの材料特性をしっかり理解しておく．

・根尖孔が大きい場合，MTAによる根管充塡が有効である．

・MTAによる根管充塡はテクニックセンシティブであるため，手技をしっかり確認してから臨むべきである．

・根管が太くなかったり，彎曲根管であったりする場合は，ガッタパーチャによる根管充塡のほうが信頼性が高いと考えられる．

・MTAは製品によって操作時間が異なるため，充塡に要する時間を考慮して製品を選択すべきである．

・わが国でのMTAの薬事承認は直接覆髄材としてのみであり，それ以外の目的で使用する際は，適応外使用となる．

・MTAを適応外使用するにあたり，患者にその旨を説明し，承諾を得たうえで用いる必要がある．

参考文献

1）Budig CG, Eleazer PD：*In vitro* comparison of the setting of dry ProRoot MTA by moisture absorbed through the root. J Endod, 34：712-714, 2008.

2）Basturk FB, Nekoofar MH, Gunday M, Dummer PM：Effect of varying water-to-powder ratios and ultrasonic placement on the compressive strength of mineral trioxide aggregate. J Endod, 41：531-534, 2015.

3）Cavenago BC, Pereira TC, Duarte MA, Ordinola-Zapata R, Marciano MA, Bramante CM, et al：Influence of powder-to-water ratio on radiopacity, setting time, pH, calcium ion release and a micro-CT volumetric solubility of white mineral trioxide aggregate. Int Endod J, 47：120-126, 2014.

4）Lovato KF, Sedgley CM：Antibacterial activity of endosequence root repair material and proroot MTA against clinical isolates of *Enterococcus faecalis*. J Endod, 37：1542-1546, 2011.

5）Han L, Kodama S, Okiji T：Evaluation of calcium-releasing and apatite-forming abilities of fast-setting calcium silicate-based endodontic materials. Int Endod J, 48：124-130, 2015.

6）Montellano AM, Schwartz SA, Beeson TJ：Contamination of tooth-colored mineral trioxide aggregate used as a root-end filling material: a bacterial leakage study. J Endod, 32：452-455, 2006.

7）Hawley M, Webb TD, Goodell GG：Effect of varying water-to-powder ratios on the setting expansion of white and gray mineral trioxide aggregate. J Endod, 36：1377-1379, 2010.

8）Komabayashi T, Long L, Ahn C, Spears R, Zhu Q, C Eberhart R：Influence of powder composition and morphology on penetration of gray and white ProRoot mineral trioxide aggregate and calcium hydroxide into dentin tubules. J Oral Sci, 56：287-293, 2014.

9）Valois CR, Costa ED Jr：Influence of the thickness of mineral trioxide aggregate on sealing ability of root-end fillings *in vitro*. Oral Surg Oral Med Oral Pathol Oral Radiol Endod, 97：108-111, 2004.

10）Bartols A, Roussa E, Walther W, Dörfer CE：First evidence for regeneration of the periodontium to mineral trioxide aggregate in human teeth. J Endod, 43：715-722, 2017.

11）Kim S, Song M, Shin SJ, Kim E：A randomized controlled study of mineral trioxide aggregate and super ethoxybenzoic acid as root-end filling materials in endodontic microsurgery: long-term outcomes.

J Endod, 42：997-1002, 2016.

12）von Arx T, Hänni S, Jensen SS：5-year results comparing mineral trioxide aggregate and adhesive resin composite for root-end sealing in apical surgery. J Endod, 40：1077-1081, 2014.

13）Samiei M, Aghazade M, Farhadi F, Shahveghar N, Torab A, Vahid Pakdel SM：Sealing efficacy of single-cone obturation technique with MTA and CEM cement: an *in vitro* bacterial leakage study. J Dent Res Dent Clin Dent Prospects, 8：77-83, 2014.

14）Chybowski EA, Glickman GN, Patel Y, Fleury A, Solomon E, He J：Clinical outcome of non-surgical root canal treatment using a single-cone technique with Endosequence Bioceramic Sealer: a retrospective analysis. J Endod, 44：941-945, 2018.

15）Ng YL, Mann V, Gulabivala K：A prospective study of the factors affecting outcomes of nonsurgical root canal treatment: part 1: periapical health. Int Endod J, 44：583-609, 2011.

16）Mente J, Leo M, Panagidis D, Ohle M, Schneider S, Lorenzo Bermejo J, Pfefferle T：Treatment outcome of mineral trioxide aggregate in open apex teeth. J Endod, 39：20-26, 2013.

17）Lin JC, Lu JX, Zeng Q, Zhao W, Li WQ, Ling JQ：Comparison of mineral trioxide aggregate and calcium hydroxide for apexification of immature permanent teeth: a systematic review and meta-analysis. J Formos Med Assoc, 115：523-530, 2016.

18）Chang SW, Oh TS, Lee W, Cheung GS, Kim HC：Long-term observation of the mineral trioxide aggregate extrusion into the periapical lesion: a case series. Int J Oral Sci, 5：54-57, 2013.

19）Fernández R, Cardona JA, Cadavid D, Álvarez LG, Restrepo FA：Survival of endodontically treated roots/teeth based on periapical health and retention: a 10-year retrospective cohort study. J Endod, 43：2001-2008, 2017.

20）Sisli SN, Ozbas H：Comparative micro-computed tomographic evaluation of the sealing quality of ProRoot MTA and MTA Angelus apical plugs placed with various techniques. J Endod, 43：147-151, 2017.

TIPs #8

根尖部に生じた病変の鑑別診断
（歯原性病変と非歯原性病変）

　臨床においては，エックス線写真を撮影した際に根尖部に透過像を認めて，病変の存在に気づくことも多い．その際，歯根の近傍に円形に近い透過像が存在すれば，慢性根尖性歯周炎，歯根肉芽腫あるいは歯根嚢胞であると判断しがちであるが，それらが根尖部の病変全体に占める割合は約90%とされており，非歯原性病変の可能性もある．根尖部の病変が根管感染の結果で生じた炎症性の病変であると思い込むことなく，患者の現病歴や歯科の既往歴を詳細に確認して，歯原性病変に似た病態を示す非歯原性病変と鑑別することが大切である．

　以下に，臨床的に歯原性病変と診断された症例が，組織病理学的に非歯原性病変であると診断された症例について報告している2つの研究を紹介する．

（木ノ本喜史）

ブラジルにおける報告

Nonendodontic Lesions Misdiagnosed as Apical Periodontitis Lesions: Series of Case Reports and Review of Literature.

Pontes FSC, Fonseca FP, Jesus AS, Alves ACG, Araújo LM, Nascimento LS, Pontes HAR

J Endod, 40：16-27, 2014.

材料と方法：ブラジルの大学の口腔病理部において，2002〜2012年の間で，最初は歯原性病変と誤って診断された非歯原性病変の11症例と論文検索により抽出した45症例について検討した．

結果：66%（37/56）が良性病変であり，29%（16/56）が悪性病変，5%（3/56）が静止性骨空洞であった．良性病変の中では，エナメル上皮腫が21%，鼻口蓋管嚢胞が13.5%，線維骨病変が10.8%で多く，悪性病変の中では，転移性障害（metastatic injuries）が31.5%，癌腫が25%と多かった．

考察：良好に行われた根管治療であれば，臨床症状の消失や骨の治癒は数カ月の間に達成される．非歯原性病変が疑われる場合は，生検と組織病理学的検査が必須である．

台湾における報告

Retrospective analysis of nonendodontic periapical lesions misdiagnosed as endodontic apical periodontitis lesions in a population of Taiwanese patients.

Huang HY, Chen YK, Ko EC, Chuang FH, Chen PH, Chen CY, Wang WC

Clin Oral Investig, 21：2077-2082, 2017.

材料と方法：2000〜2014年の間で，臨床的に歯根嚢胞か歯根肉芽腫，根尖性歯周炎と診断されたが，組織病理学的診断により非歯原性の根尖病変であるとされた症例を抽出した．

結果：4,004症例中の118症例（2.95%）が非歯原性病変であった．角化嚢胞性歯原性腫瘍が最も多く38例，ついで線維骨病変が18例，濾胞性歯嚢胞が13例，悪性病変が9例であった．悪性病変の中では，扁平上皮癌が7例と最も多かった．

13. 病理学的・細菌学的検査法を 診療指針としたRetreatment

紅林尚樹 *KUREBAYASHI Naoki*

根尖病変および根管内細菌の状態を把握しよう

　歯内療法の三要諦とは，根管の消毒，拡大清掃および根尖部の緊密な封鎖である．これは歯内療法の揺るぎない根本原則であり，これを細菌学的に考えると，根管内に細菌が存在しない状態を作り（感染源の除去），これを維持する（再感染予防）ことである．

　現実にはある程度まで細菌量が増大しなければ生体に対し悪影響を与えず，臨床症状としては表れないが，根管内外の細菌感染状態を確認する客観的手段は科学的検査のみである．根管外の状態を把握する病理学的検査法と根管内の状態を把握する細菌学的検査の必要性は疑う余地はない[1]．

小規模歯科医院で行える検査法と選択基準

　小規模歯科医院で行える根尖病変および根管内細菌の検査法を**表1**に示す．根管内から検出される細菌の種類は，「**2．感染根管における細菌感染の実態**」の項を参照されたい．

表1　小規模歯科医院で行える検査法と選択基準

●病理学的検査法──塗抹細胞診	●細菌学的検査法──根管内細菌培養法
・ギムザ染色	・臨床無菌判定試験プラディア「培地」® （昭和薬品化工）
・ライト染色	・嫌気性細菌培養検査アネロメイト-P® （ニッスイ）
・ライトギムザ染色	・嫌気性細菌培養検査アネロパウチ・ケンキ® （三菱ガス化学）

塗抹細胞診は，多量の排膿を有する症例や根尖周囲に小指頭大以上の病変が存在する症例に有効な検査法．検査の開始時期は随時．
根管内細菌培養法は，比較的小さな根尖病変や根管内細菌の状態とその変化を知る有効な検査法．排膿等が少なくなった時期より検査を開始する

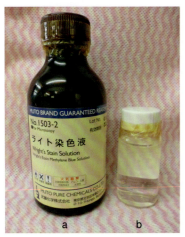

図1 塗抹細胞診に用いる染色液と緩衝液.
吸引した根尖病変内容物をプレパラートに付着し，ライト液1 mlを5分，リン酸緩衝液2 mlを10分作用させた後に水洗乾燥し，顕微鏡にて血球などの観察をする.
a：ライト染色液
b：1/15mol/lリン酸緩衝液（pH6.4〜6.8）

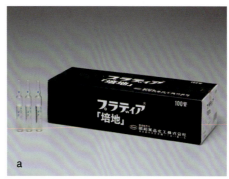 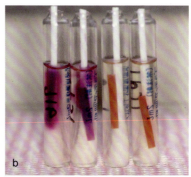

図2 臨床無菌判定試験プラディア「培地」®（昭和薬品化工）.
a：プラディア「培地」®はチオグリコール酸を含む半流動培地で，48時間培養をすると液層の上部には好気性菌が，下層には嫌気性菌が培養される.
b：プラディア「培地」®を使用した根管内細菌培養検査で偽陰性を疑う症例には，レサズリン紙（使用前は青紫色，細菌が存在すると色素が還元されて2〜3分で赤色または無色に変色する）を培地内に入れ，左側のように青紫色が変色しなければ陰性．右側は赤く変色しているので陽性である.

　塗抹細胞診は有核細胞の血球染色（主に白血球成分の量的変化）で病態を判断する．細い吸入針で根管を通じて根尖病変内から内容液を吸引し，ギムザ染色やライト染色を行う（**図1**）．多量の排膿を有する症例や根尖周囲に小指頭大以上の病変が存在する症例に有効な検査法である．治療が有効に進むと変性好中球が減少しマクロファージが著明に出現し，最終的に細胞の出現が見られなくなり，タンパク質の凝固成分のみが見られる．また，吸引した内容液は，治療が有効に進むと混濁した薄黄色から透明になっていく[2]．

　根管内細菌培養法は，比較的小さな根尖病変や根管内細菌の状態とその変化を知るために有効な検査法である．また，感受性試験を行えば有効な根管貼薬剤の選択もできる．筆者は根管内細菌培養法に，臨床無菌判定試験プラディア「培地」®（昭和薬品化工，**図2**）と嫌気性細菌培養検査アネロメイト-P®（ニッスイ，**図3**），現在は販売停止中となっているため詳細は記さないが嫌気性細菌培養検査ガスパックプラス®（日本BL）などを使用してきた．嫌気性細菌培養検査法において試料を培地に移行する方法の分離塗抹法，抗菌薬の感受性試験を行うための均等塗抹法と感受性試験における抗菌薬の選択基準を**図4**に示す．

　根管内細菌の特徴は，根尖に近づくほど酸素が乏しく嫌気状態となるため，生息する細菌も根尖側に近づくほど嫌気性菌の分離率が高くなる．Andoらは，根管壁象牙質における細菌は偏性嫌気性菌が80％，通性嫌気性菌が20％と報告[3]している．したがって，根管内細菌培養検査を行ううえでポイントとなるのは，嫌気性菌をいかに培養できるかである．

13. 病理学的・細菌学的検査法を診療指針としたRetreatment　181

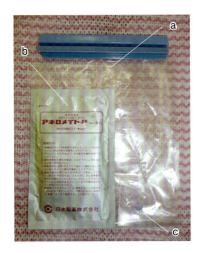

図3　嫌気培養剤アネロメイト-P®、パウチタイプ嫌気培養用袋と酸素検知剤（ニッスイ）．嫌気培養用袋（**a**）の中に、試料を分離もしくは均等塗抹した嫌気培養用血液寒天培地と酸素検知剤（**c**）、さらにアルミパック（**b**）から取り出した嫌気培養剤を入れた後、ただちに密封用バーで密閉し、孵卵器に入れて48時間から72時間培養する．

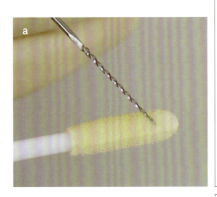

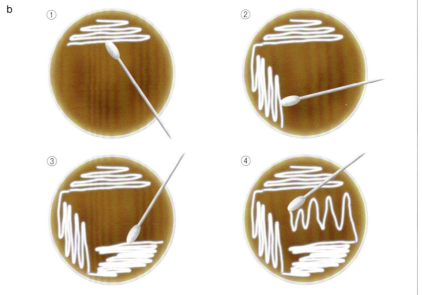

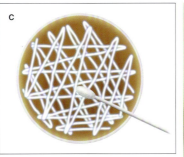

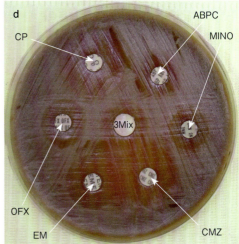

図4　嫌気性細菌培養検査法における分離塗抹法、抗菌薬の感受性試験を行うための均等塗抹法、感受性試験における抗菌薬の選択基準．
- **a**：試料採取法．滅菌ファイルで根尖部象牙質を一層削除し、刃部に残る削片を滅菌綿棒に擦り付ける．
- **b**：分離塗抹法．一般に根管内細菌は複数菌種が混在しているが、これを単一の菌株に分ける方法．
  - ①……滅菌綿棒でファイル先端の細菌を培地の1/4の範囲に塗抹
  - ②……①の一部を取り、隣りの1/4の範囲に塗抹
  - ③……②の一部を取り、隣りの1/4の範囲に塗抹
  - ④……③の一部を取り、残りの部分に広く拡散する
- **c**：均等塗抹法．分離塗抹法で与えられた各種コロニーを採取、新たな培地に培地面全体に細菌を塗布．
- **d**：抗菌薬の感受性試験と抗菌薬の選択基準．均等塗抹後、感受性ディスクを置き48時間から72時間培養、抗菌薬は阻止円がなるべく大きく、また阻止円内に耐性菌の繁殖がない抗菌薬を選択する．この検査においては、エリスロマイシン（EM）は、阻止円は大きくはないが阻止円内に耐性菌が見られないため、選択すべき抗菌薬である．クロラムフェニコール（CP）、アンピシリン（ABPC）、オフロキサシン（OFX）、セフメタゾールナトリウム（CMZ）、ミノサイクリン（MINO）、3Mixは阻止円内に耐性菌が見られ、有効な抗菌薬とはいえない．

プラディア「培地」®は半流動培地で、嫌気性菌は液中の下層部に培養されるとしているが、培地には嫌気性菌の発育に必要な嫌気度と十分な栄養分が不足しているため、嫌気性菌の検出ができないケースが散見される[1]．また、平板培地を使用した嫌気性細菌培養法とは異なり、根管内細菌を質的および量的に把握することが困難であり、嫌気性細菌培養法に適しているとはいいがたい．

現在、筆者は嫌気性細菌培養検査法に、嫌気性細菌培養検査キットのアネロメイト-P®を使用している．試料を塗抹した嫌気性菌用血液寒天培地をパック内で嫌気状態にするため特別な培養器は必要なく、安価な孵卵器で十分培養でき、操作法も簡便である．小規模歯科医院でも行えるこの嫌気性細菌培養法は、大規模研究機関で使用される大量培養用嫌気ガス発生材料に比べると炭酸ガス濃度が低いためコロニーの発育が小さいが、発育コロニー数はほとんど差がなく、臨床応用にはさほど問題とはならない．

検査のタイミングと試料採取法

検査を行う術前処置として、ラバーダム防湿は不可欠と心得たい．塗抹細胞診や嫌気性細菌培養検査を施す際に、唾液や予期せぬ事故によるコンタミネーションを避け、信頼できる検査を行う目的である．ラバーダム装着法は、「7. Retreatmentにおけるラバーダム防湿法」の項を参照されたい．

ラバーダム防湿後の重要なステップは、無菌的術野確保のための清拭処置である．Möllerの研究（1966年）[4]による30％オキシドールを数分使用した無菌的術野確保法は現実的には事故の危険性が考えられる．筆者は、ラバーダム装着後、浮石末ペーストを使用してポリッシングブラシにて患歯を研磨し洗浄、5％ヨードチンキと70％エタノールにて患歯と術野の消毒を行っている（図5）．次に、仮封材の除去時に根管内への仮封材の押し込みと、タービン等の使用による術野の汚染に気をつけたい．仮封材はバキュームで吸引しながら除去し、タービンの使用は最小限とする．

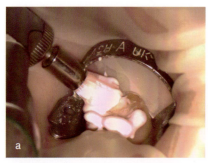
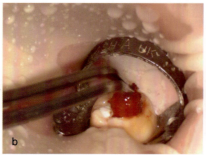
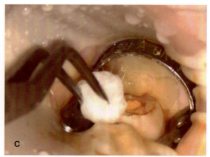

図5　ラバーダム防湿・術野の清掃．
a：ステップ1……塗抹細胞診や細菌培養検査時のコンタミネーションをなくすため、ラバーダム装着後に患歯を浮石末ペーストを使用してポリッシングし洗浄する．
b：ステップ2……5％ヨードチンキにて術野（患歯、クランプおよびラバーダム）を清拭する．
c：ステップ3……70％エタノールにて術野（患歯、クランプおよびラバーダム）を清拭する．この後、仮封材の除去に進む．

表2　根管内細菌培養検査法の目的
1．根管貼薬剤の選択： 　採取した細菌の感受性試験を行えば，有効な抗菌薬が選択できる．
2．根管充填時期の決定： 　根管内細菌培養検査で培養（－）が根管充填時期である．
3．根管治療法の正否の判断： 　残存細菌量の変化を確認することで，現在行っている処置が効果的であるかを判断する材料となる．

表3　Retreatment時に注意したい部位
●切削中心の部位： 　う蝕，主根管，イスムス，フィン，エンド三角，アンダーカット
●消毒中心の部位： 　切削できないイスムスとフィン，髄管，網状管間根管，側枝，根尖分岐
切削できるところは早期に切削除去し，残る部位は可能な限り時間を掛けて消毒する

　塗抹細胞診検査は，主に排膿が治まらない症例や小指頭大以上の根尖病変を有する症例に行うためタイミングは随時となる．病変中央部や根尖孔近くの血球成分には偏りがあるため，根尖を40号程度まで穿通し，30Gの滅菌洗浄針をできるだけ根尖病変底部に挿入して塗抹細胞診の試料を採取する．

　嫌気性細菌培養検査法は，自発痛の消失，根尖相当部歯肉の発赤，腫脹，圧痛の消失，打診反応の消失，前回挿入した綿栓が乾燥状態で血液や膿汁が少なく，腐敗臭や着色も見られず，多量の滲出液がないときなどの臨床症状が消失もしくは軽減が見られた時期に行う．現在，筆者は根充材除去後イスムスやフィンの処置を行い，十分な根管形成と根管洗浄を終了したと判断した時期に行っている．

　根管内細菌培養検査法の目的を**表2**に示す．試料採取法は，滅菌ペーパーポイントの使用が一般的ではあるが，より確実に根尖部の状態を窺い知る試料採取を行うときには，滅菌ファイルで根尖部内面を一層切削し象牙質削片を培養する．

　Retreatment時に注意したい部位を**表3**に示す．特に根尖部根管充填材下に細菌が残存生育し，根尖病変との関係が疑われるとの研究[5]があるので，「**6．修復物や根管充填材などの除去**」の項を参考にして顕微鏡下にて慎重に根尖部根管充填材の除去に努めたい．

コラム：根管内細菌培養は必要か？

　日々の臨床において"細菌培養が必要？"との疑問を感じたことはないであろうか．歴史的には1964年のBenderらによる「培養は必要か不要か」と題する論文[7]がこの論議の始まりではないかと思う．この論文では，培養の有無に予後成績の差はないとの結論であった．しかし，この時期の研究では嫌気性細菌培養技術がなく，嫌気性菌中心の根管内細菌の構成から考えると不毛の議論とも思える．海外では1970年初頭より嫌気培養が可能となり始め，日本国内では1980年頃に岐阜大学が嫌気性細菌培養技術の先陣を切ったようである．根管内の状況を把握できる嫌気性細菌培養技術が小規模歯科医院でも行える現在において，根管内細菌培養の効果に疑問を抱く先輩諸氏には「先生の臨床実感の確認のために一度試されてはいかがでしょうか？」と話している．

塗抹細胞診と嫌気性細菌培養法を応用した抗菌薬療法症例

下顎前歯根尖部に境界不明瞭の小指頭大のエックス線透過像を有する症例に対し，塗抹細胞診と嫌気性細菌培養検査法を診療指針に用い，根尖病変内の細菌に対する有効な抗菌薬を選択，根尖病変内と根管内に抗菌薬を注入することで比較的早期に治癒に導いた症例を示す．

患者は29歳男性．患歯は2|で，既往歴は4年前に事故で下顔面を打撲，以後半年に一度の割合で下顎前歯部歯肉が腫脹するようになった．今回は2日前より痛み始め，来院当日の朝から右頬が腫れ始めたとのことであった．患歯の現症は，垂直打診痛（2+），動揺度1，持続的な自発痛，根尖周囲膿瘍（発赤，腫脹，圧痛）があり，電気診（－），エックス線診査で根周囲に境界不明瞭の小指頭大のエックス線透過像が見られた（図6）．臨床診断は急性化膿性根尖性歯周炎である．

処置内容を表4にまとめた．診療初回の根管拡大形成は，根尖孔外より試料を採取するため40号で根尖を穿通した後，55号でアピカルシートを形成した．排膿（2+），経口の抗菌薬はCXM-AX（オラセフ®），鎮痛薬はアセトアミノフェン（カロナール®）を処方した．

診療2回目．根尖病変底部より30Gの洗浄針で内容液を吸引しライト染色にて塗抹細

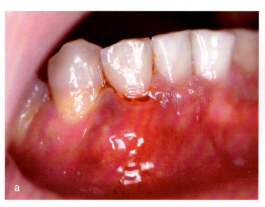
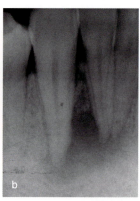

図6 下顎前歯根尖部に境界不明瞭の小指頭大のエックス線透過像を有する症例（29歳男性，2|）．
a：術前の口腔内写真．2|は垂直打診痛（2+），動揺度1，持続的な自発痛および根尖周囲膿瘍（発赤，腫脹，圧痛），電気診（－）であった．臨床診断は急性化膿性根尖性歯周炎である．
b：同，デンタルエックス線写真．2|根尖周囲に境界不明瞭の小指頭大のエックス線透過像が見られた．

表4 塗抹細胞診と細菌培養法を応用した抗菌薬療法症例の処置内容

初　回	根管拡大・形成，排膿（2+），J貼薬，抗菌薬と消炎鎮痛薬処方
2回目	排膿（＋），細胞診および細菌培養，根管洗浄，J貼薬
3回目	前回の細胞診は好中球浸潤期，感受性試験結果はCPが良好，根管洗浄，CP貼薬
4回目	細胞診および細菌培養，臨床症状（－），根管洗浄，CP貼薬
5回目	前回の細胞診は炎症細胞減少漿液期，培養（±），細菌培養，根管洗浄，FC貼薬
6回目	前回の培養（－），細菌培養，根管洗浄，FC貼薬
7回目	前回の培養（－），根管洗浄，根管充填

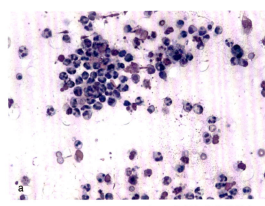
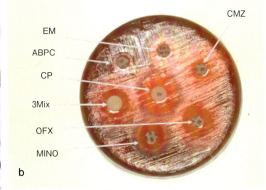

図7 　診療2回目の塗抹細胞診と嫌気性細菌培養検査．
a：診療2回目の塗抹細胞診顕微鏡像（ライト染色×100）．多数の変性好中球と細菌を貧食したマクロファージが見られ好中球浸潤期と判断した．
b：診療2回目の嫌気性細菌培養法による抗菌薬感受性試験．CPは阻止円が大きく境界明瞭で阻止円内にコロニーがない．この症例にはCPが有効な抗菌薬と判断できる．

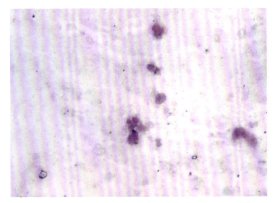

図8 　診療5回目の塗抹細胞診顕微鏡像（ライト染色×100）．出現細胞はわずかで，滲出液中のタンパク質の凝固成分が見られ，炎症細胞減少漿液期と判断した．

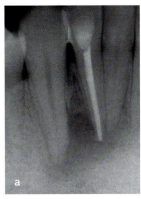 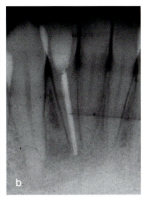

図9 　根管充填後のデンタルエックス線写真．
a：診療7回目，根管充填後．2̄を根管充填後アクセス窩洞部にコンポジットレジン充填を行った．
b：術後6カ月．2̄の根尖部周囲透過像はほぼ修復されている．臨床症状は認められず，歯周ポケットも正常範囲であった．

胞診を，Kファイルで根尖狭窄部を一層切削し嫌気性細菌培養検査アネロメイト-P®にて根尖部の嫌気性細菌培養検査を行い，併せて抗菌薬感受性試験も行った（**図7**）．

診療3・4回目は，根尖病変内容液を吸引して行った感受性試験により選択した抗菌薬クロラムフェニコール（CP）を病変内に投与した．

診療4回目の嫌気性細菌培養検査でコロニー数が数個になったため，5回目に貼薬をCPからFCに変更した．筆者は，コロニー数が10個未満になるとFCを数日貼薬することで細菌が検出限界以下になることを経験[6]している．

診療5回目の治療の細菌培養は（－）であったが，negative failureを考慮して診療6回目に再度培養し（－）を確認した．5回目に行った塗抹細胞診の結果は，治療法が有効であったことを示す炎症細胞減少漿液期と思われた（**図8**）．

7回目に側方加圧法にて根管充填した（**図9**）．治療期間は約1カ月であった．

参考文献

1）紅林尚樹，前田伸子：チェアーサイドで行える根管内細菌検査装置の臨床応用．日歯保存誌，43：1030-1039，2000.

2）戸村二郎，小林千尋：根尖孔外の細菌－歯外療法のすすめ．歯界展望別冊Newエンドドンティクス，118-127，1999.

3）Ando N, Hoshino E：Predominant obligate anaerobes invading the deep layers of root canal dentin. Int Endod J, 23：20-27, 1990.

4）Möller AJ：Microbiological examination of root canals periapical tissues of human teeth. Odontol Tidskr, 74（6）：1-380, 1966.

5）Fukushima H, Yamamoto K, Horihara K, Sagawa H, Leung KP, Walker CB：Localization and identification of root canal bacteria in clinically asymptomatic periapical pathosis. J Endod, 16：534-538, 1990.

6）紅林尚樹，前田伸子：チェアーサイド嫌気培養システムの臨床応用3－スメアー層残存根管のFC貼薬効果について．日歯保存誌，42（春季特別号）：66，1999.

7）Bender IB, Seltzer S, Turkenkopf S：To culture or not to culture?. Oral Surg, 18：527-540, 1964.

14. 歯科用レーザーによる感染根管治療の現状

山田嘉重 YAMADA Yoshishige

レーザーとは何か

　感染根管は，正常な根管に比べて根管内が狭窄した状態になっていることは少なくない．さらに根管治療後に再発した感染根管の場合は細菌感染により根管壁は著しく汚染されている．したがって，未処理の根管を取り扱う抜髄根管と違い，処置の難易度は著しく向上する．われわれ歯科医師は，そのような状況下でも手をこまねいているわけにはいかず，日常生活を維持できる状態まで可能な限り患歯を回復させなければならない．そのためには根管治療の原則に基づき根管内の汚染物質を除去し，根管内をできうる限り無菌化に近づける必要がある．根管治療後に良好な結果を得るためには徹底した機械的清掃と化学的清掃が重要であるが，従来の手用ファイルやニッケルチタンロータリーファイルを使用した機械的清掃，各種根管洗浄剤による化学的清掃だけでは感染源の除去が難しい症例も少なくない．そこで，それらの問題点を克服するために，歯科用レーザーを従来の根管処置法と併用する処置法が国内外で応用されてきている[*1]．

　レーザー（LASER）とはLight Amplification by Stimulated Emission of Radiationの5つの頭文字からなる合成語で，日本語では「放射の誘導放出による光の増幅」と訳される．現在われわれが恩恵を受けている"光"は自然放出による光で，虹の七色に示されるようにさまざまな長さの波長で構成されており，不規則に四方八方に入り交じって放出されている．そのような光から，人工的に合成された単一の波長がレーザーである．

　レーザーの主な特徴として，①単一の波長（単色性），②位相が揃っている（可干渉性），③指向性，収束性が高い（直進性）が挙げられる．レーザーポインターやビルなどに映し出されるレーザーライトをイメージするとわかりやすいが，レーザーとは一直線の光が真っ直ぐに向かって進むのが特徴であり，このような光の放出は誘導放出と呼ばれている．放出さ

[*1] わが国においてレーザーの歯内療法領域での使用は，各種レーザー装置の特性を十分に理解し，事前に患者への十分な説明とともに同意を得たうえで，歯科医師の責任の下で行う必要がある．

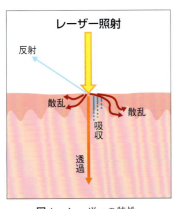

図1　レーザーの特性．

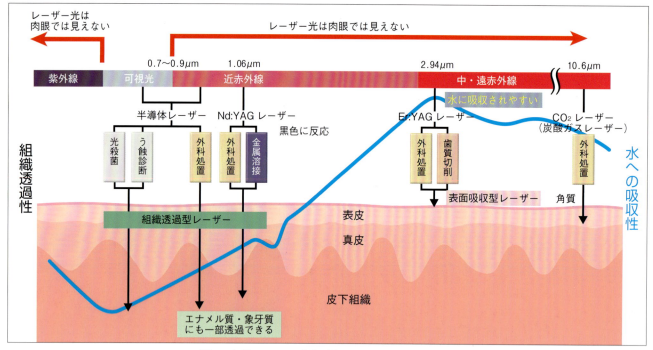

図2 各種レーザーの特性（模式図）．
レーザーの透過線および水の吸収曲線は模式的に示す．

たレーザーは生体に当たると，①吸収，②反射，③散乱，④透過というさまざまな反応を示す（図1）．生体に達したレーザーがどのような反応を示すかの多くは，レーザー自身の波長に左右される．各種波長域の特性を活かしたレーザー装置が工業用や医療用のさまざまな領域で使用されている（図2）．

各種歯科用レーザー

表1　各種レーザー

組織表面吸収型レーザー
炭酸ガス（CO₂）レーザー
Er:YAGレーザー
組織透過型レーザー
Nd:YAGレーザー
半導体レーザー
He-Neレーザー
アルゴンガスレーザー

　歯内療法に使用または検討されている主なレーザーとしては，Nd:YAGレーザー，半導体レーザー，炭酸ガス（CO_2）レーザー，Er:YAGレーザーが挙げられる（表1）．以下にそれぞれの特徴，歯内療法への適応症と注意点を挙げる．

● Nd:YAGレーザー

　Nd:YAGレーザーは波長1.064 μmの近赤外線領域に位置する組織深達性の高いレーザーであり，黒色色素に吸収されやすいという性質を持つ．根管内の照射により根管形成で生じたスミヤー層の除去効果，根管内の殺菌効果があり，通常の根管拡大と根管洗浄を繰り返しても排膿が消失しない症例に対して，適正な照射で排膿を消失させることができるとの報告がある．また，Nd:YAGレーザーに使用されているファイバーの直径は細いため，根尖部付近の根管まで挿入が可能である（図3）．ただし，根尖付近の殺菌を意識するあまり，レーザーチップの先端を根尖孔外まで挿入してレー

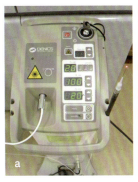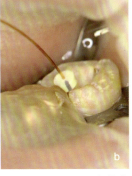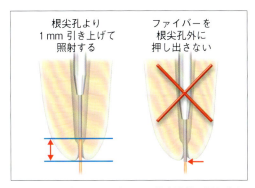

図3　Nd:YAGレーザー（a）と専用ファイバーの根管内挿入（b）．

図4　レーザーのファイバーは根尖孔外に押し出して照射してはならない．

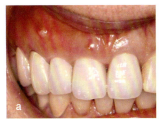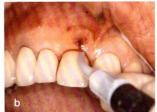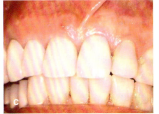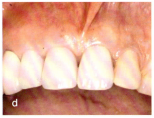

図5　瘻孔から照射すると，瘻孔は閉鎖する．
a：初診時．
b：Nd:YAGレーザー照射．
c：レーザー照射1週間後．
d：レーザー照射2週間後．

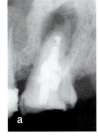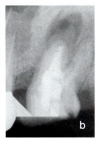

図6　瘻孔部からNd:YAGレーザーを照射した症例のエックス線写真．照射半年後では瘻孔は消失したが，根尖病変は消失していない．
a：レーザー照射時．
b：レーザー照射半年後．

ザー照射を行うと，根尖周囲組織が熱障害を被る危険性があるので，ファイバーの先端が根尖孔より突出しないように配慮する必要がある（図4）．

本レーザーの特殊な使用法として瘻孔からのレーザー照射が挙げられる．根管治療を継続しても瘻孔が消失しない症例に使用することにより瘻孔を消失させることができる．本法は瘻孔からファイバーを挿入し，根尖相当部に向けて2W前後の出力で照射する．本処置を1～2回繰り返すことで，多くの症例において痛みや違和感などはほとんど生じることなく瘻孔を消失させることが可能である（図5）．しかし注意点として，本法は単に瘻孔を消失させるだけで根尖病変の消失には残念ながら寄与しない（図6）．また，瘻孔からのレーザー照射は厳密な条件設定が確立されていないなどの理由から否定的な意見も少なくない．そのため，徹底した根管内の清掃処置が基本であり，根管への処置の補助処置と認識するべきで，安易に本法を試みることは慎むべきである．

●半導体レーザー

半導体レーザーはダイオードレーザーとも呼ばれ，可視光領域から赤外線領域（400

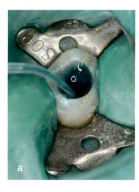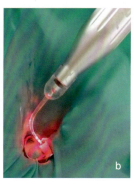

図7　光感受性物質を根管内に挿入し（a），低出力半導体レーザーを照射（b）．

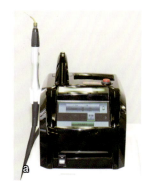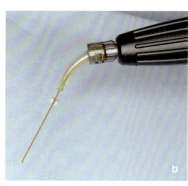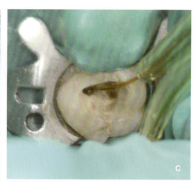

図8　半導体レーザー（a）と照射ファイバー（b）の根管内挿入（c）．

～2,000nm前後）まで広範囲に存在する．半導体レーザーはLEDと類似しているが，LEDのような波長や振幅にばらつきはほとんどない．他の歯科用レーザーに比べ，小型で消費電力が少なく安価に製造できるため，最も小型化されている．歯科領域では，低出力による口内炎や口角びらんの鎮静・消炎・治癒促進，象牙質知覚過敏症の鎮痛などを期待するソフトレーザーと，高出力による歯肉切除，歯周ポケット掻爬，歯内療法などの治療を目的としたハードレーザーがある．ソフトレーザーを用いた歯内療法への応用は，600nm前後の可視光線領域の低出力レーザー（200mW前後）とメチレンブルーなどの光感受性物質を併用した光線力学療法（図7）がある．光線力学療法（光殺菌治療）については「15. 歯内療法における光殺菌治療」の項に詳細な説明があるので，本項では省略する．

　歯科用高出力半導体レーザーは800nm前後の近赤外線領域に位置し，組織深達性の高いレーザーであり，波長の近いNd:YAGレーザーと近似した性質を持つが，半導体レーザーは色素吸収性を有しない．半導体レーザーもNd:YAGレーザー同様に径の細いファイバーにてレーザーを照射するので，根尖孔付近までファイバーを挿入することができる（図8）．

　感染根管では程度の差はあるものの，根尖孔外の周囲組織にも細菌感染や炎症が波及している．そのような状況においてNd:YAGレーザーや半導体レーザーのような深達性のあるレーザーは，根管内への照射で根尖孔外周囲組織の殺菌や消炎が期待できる．

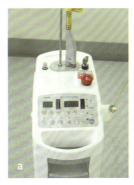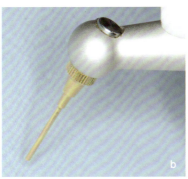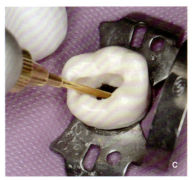

図9　炭酸ガスレーザー（a）と照射ファイバー（b）の根管内挿入（c）.

また，感染根管症例の中には根尖部付近の根管が閉鎖している場合があり，通常の根管洗浄では根尖孔部の清掃はほとんど不可能である．しかし，これら深達性のあるレーザーは，根管閉鎖部を通過して根尖病変部までレーザーの効果が及ぶことが期待できる．ただし，逆に照射熱が強いと根尖周囲組織に不要な熱障害を引き起こす危険性がある．さらに，根尖部からの排膿が著しい場合では適正以上に長時間レーザーを照射すると，その熱で根尖部に形成されている膿瘍が固まり排膿を阻害してしまい，逆に症状増悪や治癒遅延の原因となることもあるので，使用に関しては細心の注意が必要である．

●炭酸ガスレーザー（CO_2レーザー）

炭酸ガスレーザーはCO_2レーザーとも称されている日本国内で最も普及しているレーザーである．本レーザーは遠赤外線領域に位置し，硬組織切削も可能となる9.3 μmおよび9.6 μmのレーザーと軟組織への処置を対象とする10.6 μmのレーザーが市販されている．日本国内で販売されているレーザーは後者の10.6 μmの波長のレーザーである．本レーザーは他のレーザー同様に著明な殺菌作用を有している．

炭酸ガスレーザーは前述のNd:YAGレーザーや半導体レーザーと異なり，組織表面にレーザーが当たると吸収される性質を持つ組織吸収型のレーザーであるため，根尖孔付近でレーザーを照射しても根尖孔外へレーザー熱が浸透する危険性は少ない．ただし，現段階で根尖孔まで到達するような細いファイバーチップは存在していない（図9）．そのため，感染根管治療への応用に関してはあまり適していない．

●Er:YAGレーザー

Er:YAGレーザーは国内で販売されているレーザーの中で，Er,Cr:YSGGレーザーとともに硬組織の切削能を有するレーザーとして知られている．その波長は2.94 μmで中赤外線領域に位置する．この波長は歯科用レーザーの中で水への吸収性が最も高く，炭酸ガスレーザーの約10倍，Nd:YAGレーザーの約20,000倍である．そのため，水分を多く含む生体組織に当たると組織表面でほとんどのレーザーエネルギーは吸収され，組織深部への進達はほとんどみられない．

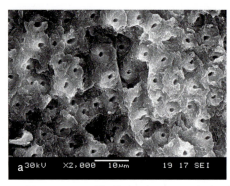
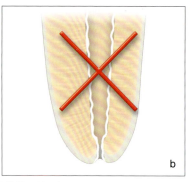

図10 スミヤー層は除去できるが，レジンとの接着性は低下する．Er:YAGレーザーを照射した窩洞にはレジン系シーラーは使用しない．

本レーザーはう蝕除去や歯石除去などの硬組織への応用や軟組織の切開，蒸散，歯周ポケット掻爬など広範囲で使用されている．歯内療法への応用としては，①根管内の感染象牙質除去と根管拡大，②根管内殺菌，③根管洗浄補助作用を目的として使用されている．

①根管内の感染象牙質除去と根管拡大

30〜50mJ前後のレーザー照射熱により根管内の軟化象牙質を除去するとともに，根管形成まで連続して行うことが検討されているが，レーザーによる拡大方法やレーザー照射条件は未だ確立されていない．また，象牙質表面に蓄積しているスミヤー層は除去できるものの（図10），コンポジットレジンとの接着性が低下することが知られているため，レジン系のシーラーを用いて根管充填を行う場合には使用を避ける必要がある．このように，根管内の軟化象牙質除去と根管拡大に関しては，完全に臨床応用がなされるまでにはまだ時間を要するものと思われる．

②根管内殺菌

30mJ前後のレーザー照射熱により，従来行われている交互洗浄を凌駕する殺菌作用を発揮することが知られている．しかも，水酸化カルシウムにおいて殺菌が困難な *Enterococcus faecalis* に対しても殺菌作用を有することが報告されており，これまで難治性根尖性歯周炎として治癒が難しく，時に抜歯を選択せざるをえない症例に対しても保存処置が望める可能性があり，多くの患者の抜歯を回避することに寄与することが期待される．

③根管洗浄補助作用

通常のシリンジによる根管洗浄では根管内を十分に洗浄することは難しく，特に根尖側1/3において洗浄不足が危惧されている．そこで，Er:YAGレーザーの照射によりマイクロバブルを発生させ，その勢いで根尖部の隅々まで洗浄を行う方法が検討されている．これまでいくつかの論文でマイクロバブルの有効性が報告され，それに適した照射チップが販売されており（図11・図12），臨床応用が期待されている．しかし，発生するバブルが強すぎると，次亜塩素酸ナトリウム液などの刺激性の強い根管洗浄液が根尖孔外に押し出される危険性が考えられるため，今後，安全性の高いバブルの発生条件を決定していく必要があり，臨床応用はまだ先になると思われる．

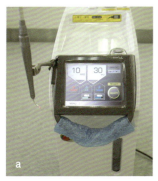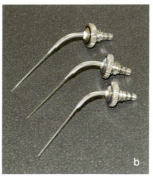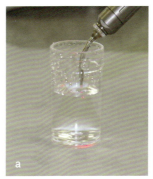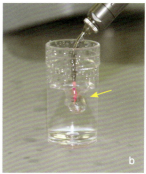

図11　Er:YAGレーザー（a）と根管に使用できるチップ（b）．

図12　液体の中にEr:YAGレーザーを照射すると，著しい発泡（b：矢印）が生じる．根管内ではこの現象によりマイクロバブルが発生する．

臨床例（半導体レーザー）

　5⏌の根管処置を繰り返し，根管充塡を行っても患者の違和感と瘻孔が消失しないため，当院を紹介された．初診時に瘻孔よりガッタパーチャーポイントを挿入して確認したところ，4⏌根尖部付近にポイントの先端が進んだ．4⏌の根尖病変が原因と考え修復物を除去したところ，歯髄は失活しており，根管内から顕著な排膿が観察された．その後，通常の根管拡大，根管洗浄を数回繰り返すも排膿が完全には消失しなかったため，根管内に半導体レーザーの照射を数回繰り返したところ，排膿は消失した．患者の違和感などの臨床症状が消失した後，根管充塡を行った（**図13**）．

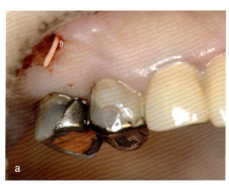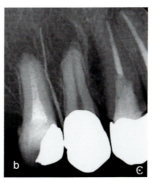
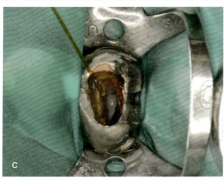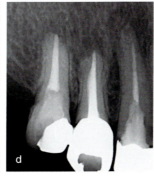

図13　瘻孔が5⏌部に見られたが，実際には4⏌由来であった症例．根管処置を開始しても排膿が消失しなかったので，半導体レーザーを照射し，排膿の消失と症状の改善を図った．
　a：術前の口腔内写真．瘻孔にガッタパーチャポイントを挿入し，原因歯の特定を行った．
　b：同，エックス線写真．瘻孔の原因は4⏌の根尖病変由来であった．
　c：根管内より半導体レーザーの照射を行う．
　d：術後のエックス線写真．根尖病変は縮小している．

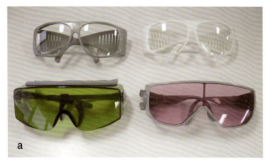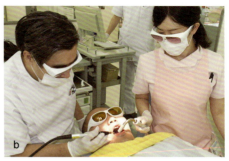

図14　レーザー使用時は使用するレーザー専用のゴーグルを術者や介助者だけでなく，患者も装着する．
a：各種レーザーの専用ゴーグル．
b：臨床例．

各種レーザーの臨床応用に際して

　通常の拡大や洗浄などの根管治療に加えて歯科用レーザーを用いることでさらなる根管内の殺菌効果が得られるので，従来の根管治療では困難とされる難治性症例に対しても治癒が期待できる．歯科用レーザーはいくつかの種類があるが，最も優れたレーザーというものがあるわけではなく，それぞれのレーザーの特性に応じた使用を行うことが大切である．

　従来の根管治療に比べ，レーザーを併用することで治療効果が向上することはまぎれもない事実である．しかし，歯科用レーザーは魔法の杖ではない．そのため正しい知識と術式を身に付けてから使用しないと，想定外の偶発事故を引き起こす危険性もあり，時として治療している歯の寿命を短くしてしまうことさえもある．また，レーザーは網膜等に影響を与えるリスクがあるので，術者，介助者だけでなく，患者を含めて各種レーザー専用のゴーグルを装着して処置に臨まなければならない（図14）．

参考文献

1) 松本幸吉：歯科用レーザーに強くなる本．クインテッセンス出版，東京，1993．
2) 西村俊夫 監：歯科用半導体レーザーの基礎と実践テクニック．デンタルダイヤモンド社，東京，2006．
3) 山辺　滋：半導体レーザーを用いた根管治療．日本歯科評論増刊／症例でみる歯科用レーザーの有効活用，36-27，2008．
4) 吉峯嘉人，松本妃可，佐藤浩美，坂田篤信，西原正治：Er:YAGレーザーを用いた根管内洗浄効果に関する研究　第一報　高速度カメラによるレーザー誘発気泡の観察．日レ歯誌，21：78-82，2010．
5) 松本幸吉：歯科用Er:YAGレーザーの基礎と臨床―作用機序と臨床応用を徹底追求．口腔保健協会，東京，2008．
6) 青木　章，和泉雄一：歯科用レーザー120％活用術．デンタルダイヤモンド社，東京，2012．
7) 山田嘉重：Nd:YAGレーザーを併用した根管処置．Dental Medicine Research，32：117-121，2012．
8) 庄司　茂：歯内療法におけるレーザーの臨床応用―過去・現在をとおして未来を見つめて．日レ歯誌，26：111-119，2015．
9) 日本レーザー歯学会（渡辺　久監修）：レーザー歯学の手引き．デンタルダイヤモンド社，東京，2015．
10) Asnaashari M, Safavi N：Disinfection of contaminated canals by different laser wavelengths, while performing root canal therapy. J Lasers Med Sci, 4：8-16, 2013.
11) Sadık B, Arıkan S, Beldüz N, Yaşa Y, Karasoy D, Cehreli M：Effects of laser treatment on endodontic pathogen Enterococcus faecalis: a systematic review. Photomed Laser Surg, 31：192-200, 2013.
12) Jurič IB, Anić I：The use of lasers in disinfection and cleanliness of root canals: a review. Acta Stomatol Croat, 48：6-15, 2014.

15. 歯内療法における光殺菌治療

十河基文 SOGO Motofumi

光殺菌治療をご存知だろうか？

「光殺菌治療」や「抗菌的光線力学治療」という言葉をご存知だろうか（以下，光殺菌）．う蝕，感染根管，歯周炎，インプラント周囲炎など細菌感染が生じている箇所に光を増強するための染色剤（光増感剤ともいう）を注入し，細菌の細胞壁を染色する．その後，注入した染色剤に対して高い吸光度を示す波長の「光」や「レーザー」を照射することで，活性酸素（一重項酸素）を細胞壁近傍で瞬間的に発生させて，細菌の細胞壁を破壊する殺菌治療である（図1）．

海外では早くから光殺菌の歯科への臨床応用が行われてきた[1,2]．しかし，日本ではがん治療の「光線力学療法」[3]と同じく，活性酸素を発生させるために薬機法（旧称：薬事法）の壁は高く，未だ承認されていない．そのため歯科医師の裁量によって，海外製品を個人輸入して自分の臨床の中に取り入れてこられた先生方もいると思うが，やはり現時点では「未来の殺菌治療」だといえよう．

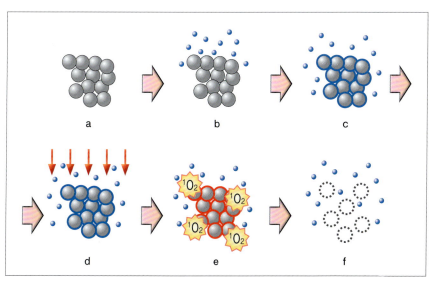

図1 光殺菌治療のメカニズム．
a：細菌．
b：光増感剤（染色剤）の塗布/注入．
c：細胞壁を染色する．
d：光を照射する．
e：活性酸素（一重項酸素）が発生．
f：細胞壁が破壊される（殺菌）．

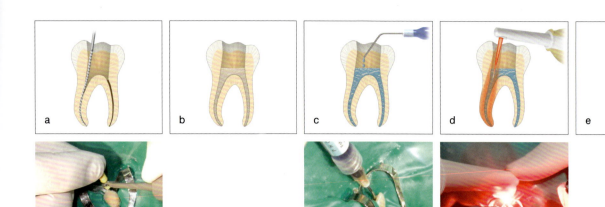

図2　感染根管治療における光殺菌の5ステップ.
a：根管拡大（感染源の除去）.
b：次亜塩素酸ナトリウム液による洗浄.
c：染色剤の注入.
d：光照射.
e：洗浄.

光殺菌に将来性を感じた2つの理由

　光殺菌はそんな未来の治療ではあるものの，筆者は臨床医の端くれとして本治療に強く惹かれた．理由は大きく2つある．

　1つ目は，効果は漢方薬のようにマイルドかもしれないが，「光殺菌が抗菌薬の代替治療になる」と思ったからである．薬剤耐性菌が問題視されている昨今，「耐性菌を作らない」という点[4]や，抗菌薬のような「副作用の報告がない」という点において抗菌薬を超えるメリットを有している．ただ，急性症状の強い感染症の場合には，抗菌薬の併用が必要となる．

　2つ目は最も惹かれた点で，細菌を直接的に殺菌するだけではなく，「好中球の遊走」といった生体の防御機構を活性化して間接的な殺菌効果[5,6]を示すところである．最近，「オプジーボ」という抗がん剤によって「免疫療法」という言葉が広く知られるようになったが，まさに殺菌における免疫療法的な考え方である．実際，歯周病のメインテナンスでは中長期的には厳しいものの[7]，臨床感覚では光殺菌を行ってから約3～4カ月は持続的な効果を感じる．

感染根管治療の光殺菌5ステップ

　根管治療におけるステップを述べる．ステップ1は感染源の除去である（図2-a）．歯科におけるすべての感染症でいえることだが，頑固なバイオフィルムをまず物理的に除去することが基本となる．感染根管治療では根管拡大である．臨床では根管拡大が1回で完了することは少ないため可及的な除去になることも多々あるが，最終的には感染源の完全除去が基本となる．続くステップ2では筆者はある英文論文[8]を根拠に次亜塩素酸ナトリウム液による30秒の根管内洗浄を行っている（図2-b）．

論文では6％であるが，筆者は10％次亜塩素酸ナトリウム液で行っている．ステップ3で根管内に光増感剤（染色剤）を注入し（図2-c），ステップ4でLED光やレーザー光の照射を行う（図2-d）．最後に通法の根管内洗浄を行って染色剤を洗い流す（図2-e），以上の5つのステップからなる．

なお，図2-c'では染色剤をシリンジから直接注入しているが，実際の感染根管治療では歯周病のメインテナンスのように1人の患者さんに継続して光殺菌を行うことが少ないため，診療ごとに染色剤をダッペングラスに小分けしてキャナルシリンジなどで吸引，根管内にアプローチするとよい．また，現在使われている染色剤は，メチレンブルーやトルイジンブルー，インドシアニングリーン，ビタミンB2（リボフラビン）などがある．各染色剤に対して，赤色（660nm前後や630nm前後），非可視光（810nm前後），青色（460nm前後）の光／レーザーが使われているが，ポイントとして各染色剤の「光の吸収ピーク」に合致した波長が選ばれないと効果を発揮できない．

光殺菌の免疫機構「好中球の遊走」

筆者が魅せられた「好中球の遊走」[5,6]の基礎研究について述べる．実験はマウスの膝関節で行われた（図3）．感染の程度がわかるよう細菌は光るMRSAを使用してマウスの膝に注入し，発光範囲と発光強度を観察した．MRSA感染後1日目にマウスの膝に染色剤を注入し光照射．その後，日が経つにつれて発光MRSAの感染が減少していった（光殺菌群）．一方，何もしないコントロール群（未治療群）では感染は広がったままであった．さらに好中球の活動を抑制する「抗好中球抗体」をマウスに注射してから光殺菌した群（（抗好中球抗体＋光殺菌）群）では，未治療群と同じよ

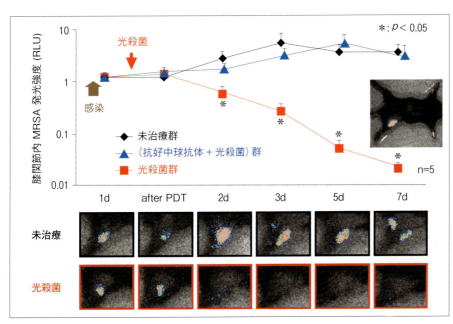

図3　光殺菌の好中球遊走確認の実験．光殺菌すると殺菌される（光殺菌群，赤線）．抗好中球抗体を投与して光殺菌すると殺菌されず（（抗好中球抗体＋光殺菌）群，青線），コントロール群（未治療群，黒線）に近い．以上から，光殺菌後に好中球が遊走し殺菌することがわかった．
（実験データ提供：防衛医科大学校生理学講座・守本祐司教授のご厚意による）

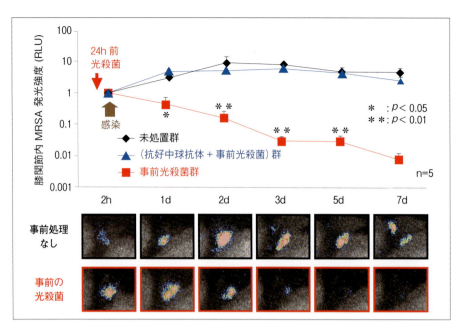

図4 光殺菌の感染予防の実験．細菌感染のない場所に光殺菌をした後，感染をさせても殺菌する（事前光殺菌群，赤線）．一方，抗好中球抗体を投与して光殺菌すると感染したまま（（抗好中球抗体＋事前光殺菌）群，青線），コントロール（黒線）に近いグラフとなる．以上のことから，光殺菌は感染予防の効果があることがわかった．
（実験データ提供：防衛医科大学校生理学講座・守本祐司教授のご厚意による）

うにMRSAの感染は縮小しなかった．すなわち，光殺菌を行うと光殺菌後に好中球が遊走し，細菌は継続的に殺菌されることがわかった．

もう1つ興味深い実験として，細菌感染前に光殺菌を行った実験がある（図4）．細菌が存在しないマウスの膝に染色剤の注入と光照射を行った．翌日，膝にMRSAを感染させると細菌は光の照射を直接受けていないにもかかわらず日が経つにつれて感染が減少する（事前光殺菌群）．そして先の実験と同じく「抗好中球抗体」をマウスに与えると，やはり何もしないコントロール群（未処置群）と同じようなグラフとなった（（抗好中球抗体＋事前光殺菌）群）．すなわち，細菌感染していない箇所に事前に光殺菌を行うと好中球が殺菌の準備を整え，感染後細菌に殺菌効果を示すいわゆる「感染予防」につながることがわかった．

この研究結果を感染根管治療に当てはめると，光殺菌による根管内の直接的な殺菌効果だけでなく，根尖病変のある根尖周囲組織において間接的な殺菌効果が期待できるかもしれない．

光殺菌の臨床例

光殺菌の症例供覧は通常の治療ならびに治癒となんら変わらないため，光殺菌の効果によるものと明確にはいえないかもしれないが，今回は2症例を提示する．

●症例1：6̄の感染根管治療（図5）

6̄の根尖病変．根尖部にエックス線透過像を認めた（図5-a）．通法に従い根管拡大・形成を行い（図5-b），根管治療ごとに光殺菌を行った（図5-c）．根管充填直

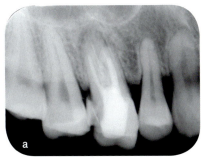
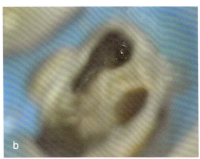
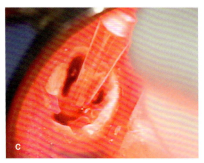
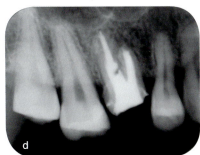

図5　6|の感染根管治療.
a：術前のデンタルエックス線写真．根尖部透過像を認める．
b：根管口明示．
c：光照射．
d：治療開始3カ月後のデンタルエックス線写真．根尖部の透過像の消失を認める．
（症例提供：木ノ本喜史先生（大阪府開業）のご厚意による）

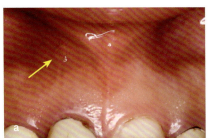
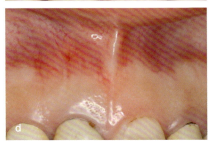
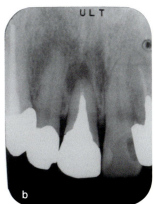
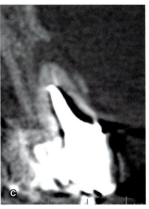

図6　瘻孔に光殺菌（他の処置はせず）した症例．1週間後に瘻孔は消失した．直接的殺菌と好中球による間接的/継続的殺菌の効果ではないだろうか．
a〜c：初診時．d：1週間後．

前に「とどめの一撃」的に最後の光殺菌を行い治療から3カ月目にデンタルエックス線撮影をすると，根尖病変は縮小していた（図5-d）．ただ，光殺菌をせずとも適正な根管拡大と根管充填をすれば根尖病変の縮小は起こるので，本結果が光殺菌の効果によるものかどうかは定かではない．

●症例2：1|の瘻孔を有する慢性根尖性歯周炎（図6）

根管内では間接的な殺菌である好中球の遊走は難しいと考え，続く**症例2**では粘膜に限定した瘻孔への光殺菌を示す．

患者は1|歯肉根尖部に「歯茎にできものがある」という主訴で来院．口腔内を観

察すると根尖部に瘻孔を認め，デンタルエックス線写真ならびにCBCTでは皮質骨に至る根尖病変を認めた．救急来院だったので前装冠/コア除去から，根管治療，暫間補綴のポステックの作製までは時間的に無理があり，また幸いにも急性症状はなかったため，根尖瘻孔部の粘膜に染色剤を塗布し，さらに内圧亢進のないように瘻孔入口付近に少しだけ染色剤を注入した後，光照射だけを粘膜に行った．１週間後，口腔内を見ると，瘻孔は消失していた．瘻孔の消失は直接的殺菌と間接的殺菌の両方の効果だったかもしれないが，一方で「たまたま瘻孔発症時は体調が悪く，この１週間で体調が回復して瘻孔が消失したのではないか」と疑い出すときりがない．

しかし，本項では示さなかったが直接的殺菌は*in vitro*の実験から明らかであり，また間接的殺菌も先に示した*in vivo*の実験から明らかであり，光殺菌には「直接的殺菌」と「間接的殺菌」の両効果があり，臨床感覚的にもそう確信している．

日本における光殺菌の期待

繰り返しになるが，感染の強い場合には光殺菌と抗菌薬との併用になるだろう．しかし，光殺菌治療は薬剤耐性菌を作らず，加えて副作用がないため抗菌薬の代替治療としてはより優れた殺菌治療になり得る．また細菌への直接的殺菌効果だけなく，「好中球の遊走」といった生体が本来持つ免疫的な防御機構を光殺菌が後押しすることで，①一定期間の継続的な殺菌効果と，②感染の予防的効果という２つの間接的な効果が期待できる理想的な殺菌治療である．そのため，筆者はこの画期的な光殺菌治療の臨床治験がいつか行われ，薬機承認を受け，さらに健康保険に収載されることで多くの日本国民に臨床応用できることを強く望んでいる．

謝辞：
症例写真（症例１）をご提供いただいた木ノ本喜史先生（大阪府開業），ならびに実験データをご提供いただいた守本祐司教授（防衛医科大学校生理学講座）に深謝いたします．

参考文献

1）Konopka K, Goslinski T：Photodynamic therapy in dentistry. J Dent Res, 86：694-707, 2007.
2）竹内康雄，青木　章，平塚浩一ほか：歯科治療における抗菌的光線力学治療の応用．JSLSM, 38（4），2018.
3）日本光線力学学会ホームページ．http://square.umin.ac.jp/jpa/whatPDT.html
4）Cieplik F, Deng D, Crielaard W, Buchalla W, Hellwig E, Al-Ahmad A, Maisch T：Antimicrobial photodynamic therapy - what we know and what we don't. Crit Rev Microbiol, 44：571-589, 2018.
5）Tanaka M, et al：Photodynamic therapy can induce a protective innate immune response against murine bacterial arthritis *via* neutrophil accumulation. PLoS One, 7：e39823, 2012.
6）Tanaka M, Kinoshita M, Yoshihara Y, Shinomiya N, Seki S, Nemoto K, Hirayama T, Dai T, Huang L, Hamblin MR, Morimoto Y：Optimal photosensitizers for photodynamic therapy of infections should kill bacteria but spare neutrophils. Photochem Photobiol, 88：227-232, 2012.
7）Sgolastra F, Petrucci A, Severino M, Graziani F, Gatto R, Monaco A：Adjunctive photodynamic therapy to non-surgical treatment of chronic periodontitis: a systematic review and meta-analysis. J Clin Periodontol, 40：514-526, 2013.
8）Rios A, He J, Glickman GN, Spears R, Schneiderman ED, Honeyman AL：Evaluation of photodynamic therapy using a light-emitting diode lamp against *Enterococcus faecalis* in extracted human teeth. J Endod, 37：856-859, 2011.

16. 電磁波根尖療法（EMAT）

富永敏彦 **TOMINAGA Toshihiko**　　多田瑛一朗 **TADA Eiichiro**

高比良一輝 **TAKAHIRA Kazuki**　　菅谷　勉 **SUGAYA Tsutomu**

開発経緯

　近年，歯科用コーンビームCT（CBCT），マイクロスコープなどの開発により，根管系の解剖学的形態の把握，明視野での治療が可能になり，感染根管治療Retreatmentの成功率は飛躍的に向上した[1]．しかしながら，根管系は複雑多岐にわたる形態を有しており，目的とした部位へ清掃器具を的確に到達させることが困難なことも多い．さらに器具や洗浄液が届かない象牙細管，分岐・側枝内や根尖孔外などに存在する細菌を化学的・機械的に除去することはいまだ不可能である．

　高周波電流の医療への導入の歴史は古く，1891年にd'Arsonvalがラジオ波の熱発生原理を報告し，電磁波をジアテルミーとして治療に応用したことが最初であるとされている．その後，針状電極を病変に直接穿刺し，高周波電流を通電することによりジュール熱を発生させ，電極周囲の病変部に凝固壊死効果を及ぼす治療方法が開発され，現在のがん治療に応用されているラジオ波焼灼療法，不整脈に対するカテーテルアブレーションの基礎となった．

　また殺菌効果に関しては，1919年にAndersonらがジュール熱を食品加工に利用し始めた当初から，熱以外に電気的な殺菌効果が期待され，さまざまな見解が報告されてきた．わが国においては1930年代に北海道大学と東北大学の共同研究で短波による殺菌に関する基礎研究がなされた．

　歯科領域においては，1925年にW. Kleinが高周波電流を根管治療に応用して以来，通電によるさまざまな作用について多くの研究がなされてきた．感染根管においては，ジュール熱によって根管内容物および根管系そのものが焼灼できると報告しており，これらの作用を考慮すると，上述した器具や洗浄液が届かない部位（un-instrumented area）においても感染源の焼灼が十分期待できる．

　一方，電磁波や超音波などの物理的刺激は治癒を促進することが報告されており，高周波電流も根尖病変の治癒を促進させる可能性がある．

そこで，高周波電流を根管と根尖部歯周組織に直接作用させ，治癒を活性化する「電磁波根尖療法（electromagnetic apical treatment：EMAT）」[2~4] を考案した．本項では，EMATの術式ならびに臨床応用例について解説する．

EMAT治療器

今回使用したEMAT治療器は高周波電気手術器と同様，フットペダルを踏み込むことにより，周波数500kHz以上の高周波電流を通電させる構造となっており，出力された電流は能動電極先端より体内を通って，対極を介して本体へと還流する（本項執筆時点ではEMAT治療器はまだ市販されていない）．

本器を用いて行った以前の研究[2,5] において，グラム陽性菌 *Streptococcus mutans*, *Streptococcus intermedius*, *Enterococcus faecalis*，グラム陰性菌 *Fusobacterium nucleatum*, *Porphyromonas gingivalis*に対して，周波数500kHz，出力2.6Wの高周波電流を1回1.0秒間，5回通電を行った結果，全菌種に対して顕著な殺菌効果を有することが明らかになった．また，*S. mutans*とヒト単球系細胞株THP1細胞を用いて炎症性サイトカインの産生量を定量した結果，通電を行った*S. mutans*は，100℃で10分間熱処理した*S. mutans*死菌とほぼ同レベルまで炎症性サイトカインの産生を抑制し，*S. mutans*の病原性を不活性化することが判明した．さらに，*P. gingivalis*のgingipain[*1] 活性阻害作用も認められた．

一方，ラット頭蓋骨に形成した直径4.8mmの骨欠損に対して，出力1.4Wで1回1.0秒間，5回通電を1週間に2回，2週間施行したところ，非通電群と比較して，有意な骨再生促進効果が認められた[6]．

すなわち高周波電流は，その電流値，通電方法やタイミング等を変化させることによって，異なった作用を及ぼす可能性が示唆された．

治療術式 （図1）

①**根尖病変サイズの測定**：根管形成後，Kファイルを回転・加圧することなく根尖孔を穿通させ，骨様感のあるところまで挿入して距離測定を行い，この値から根管長を減じた値を根尖病変の大きさとする．

②**根尖病変内への高周波通電**：歯槽骨に対する加熱を避けるために歯槽骨壁から約1～2mm離した位置を通電開始点と定め，オーバーヒートを防止するとともに，広く病変内に作用させる目的で，数回通電を行う．この際，能動電極に血液などが凝固して電流が流れなくならないように，1回通電するたびに能動電極を根管内から引き出し，先端部のタンパク凝固層の有無を確認し，アルコール湿ガーゼにて十分清払する．

③**根管内への高周波通電**：根尖病変内への通電後，根管内容物の焼灼を目的とし

*1　gingipain：*P. gingivalis*から産生されるプロテアーゼの1種であり，生体タンパク質の分解を引き起こし，宿主細胞に傷害を与えることで，歯周病の病態を発現させると考えられている．ペプチド切断部位特異性によって，Arg-gingipain（Rgp），Lys-gingipain（Kgp）に分類される．

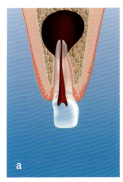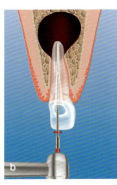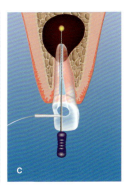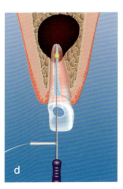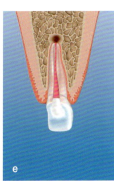

図1 EMATのフローチャート．
a：術前．
b：化学的・機械的根管清掃後，根尖病変のサイズを計測する．
c：根尖病変内で通電を行う．
d：根管内で通電を行う．
e：根管充填後の経過．

て，根管内に通電を行う．なお通電は，過剰な温度上昇を避けるために，約5秒間のインターバルをあけながら断続的に行う．

症　例

●症例1：根側病変（図2）

1|遠心側より|2にかけて骨吸収像が認められ，通法に従って根管治療を行った．2|1|の髄腔開拡を行ったところ，1|において根尖孔から多量の出血と滲出液が認められ，|2|も歯髄壊死を起こしていた．次亜塩素酸ナトリウム液を使用して根管拡大を行い，水酸化カルシウムを貼薬し，術後経過を観察したが，1|根尖孔からの出血が約1カ月後も持続したため，EMATを施行した．能動電極をベンディングし，根尖病変内で遠心側に向け1回1.0秒間，4回通電を行った．さらに，根管内において，生理学的根尖孔から歯冠側4mmまでの範囲内で1回1.0秒間，3回通電を施行した後，再感染を防止する目的で，根尖孔外の止血を確認後，即時に垂直加圧充填を行った．EMAT施行2週間後，咀嚼時痛は消退し，その他の症状も認められなかった．約6カ月後，根側部の骨吸収像はほぼ消失し，骨梁構造が認められた．約6年後の現在まで，経過は良好に推移しており，病変の再発は認められていない．

根側病変は，大きく開口した側枝が存在する可能性があることにより，その予後は

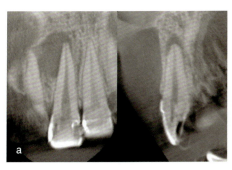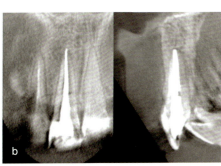

図2 根側病変（32歳女性，1|）．
a：術前のCBCT画像．1|の根尖から遠心側にかけて約12mmの骨吸収像が認められ，|2歯根の近心側面にまで及んでいた．
b：EMAT 6カ月後，骨吸収像はほとんど消失しており，ほぼ全体的に骨梁構造が認められた．

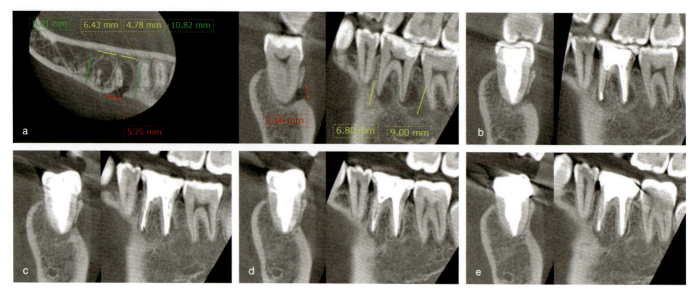

図3 サイナストラクト（59歳女性，6）．
a：術前のCBCT画像．6の近遠心根根尖部に境界明瞭な骨吸収像が認められた．遠心根においては，頬側皮質骨を穿孔していた．遠心根頬側にサイナストラクトが認められた．
b：EMAT 1カ月後，骨形成が開始していた．
c：5カ月後，病変はさらに縮小し，骨梁構造が明瞭になってきた．
d：1年後，遠心根において，わずかな歯根膜腔の拡大がみられるものの，歯根全周に歯槽硬線が認められた．
e：1年5カ月後，頬側皮質骨の穿孔も修復された．

不確実とされている[7]．現在のところ，分岐・側枝における抗菌対策として，水酸化カルシウムの応用が第一選択とされているが，周囲組織の影響により，期待された薬効が認められないこともある[8]．本症例において，通法では改善しなかった炎症がEMATにより消退したのは，側枝や病変内の感染源が焼灼されたためではないかと考えている．

● 症例2：サイナストラクト（図3）

6の根尖病変が頬側に波及し，頬側骨を穿孔し，開口部径約3.7×5.8mmの瘻管を形成していた．プロービングデプスは3mm以内であった．遠心根根尖孔より出血を認めた．根管形成後，EMATを行い，ただちに根管充填を行ったところ，1カ月後より骨形成像がみられ，1年5カ月後には皮質骨の再生を認めた．遠心根遠心側にわずかながら歯根膜腔の拡大がみられるものの，骨梁構造は均一化しており，連続した歯槽硬線が認められ，ほぼ正常像を呈していた．

通常，適切な根管治療を施し，根尖周囲の炎症が消退すれば，瘻孔は治癒することが知られている．しかし，骨壁の欠損が大きいと骨形成が不十分となって結合組織が欠損部に侵入するため，炎症はないにもかかわらずエックス線写真で骨欠損が残存する症例が散見される．

本症例は頬側に大きな骨壁の喪失がみられたが，1カ月後には骨形成が観察されたことから，EMATの治癒促進効果が発揮されたのではないかと考えている．

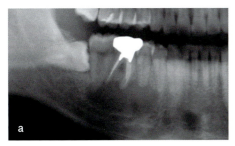
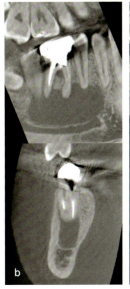
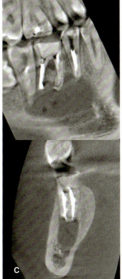
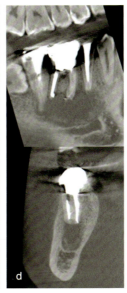
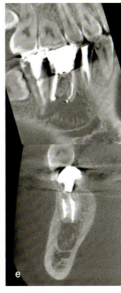
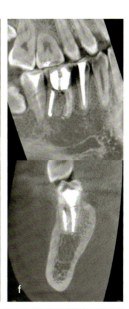
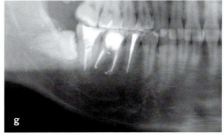

図4　歯根嚢胞（22歳男性，$\overline{765}$）．
a：術前のパノラマエックス線写真．$\overline{7-4}$にかけてエックス線透過像が認められ，下歯槽管に近接していた．
b：術前のCBCT画像．病変サイズは約26.5×13.5×6.8mmであり，皮質骨の穿孔・膨隆は認められなかった．下歯槽管上壁の一部は吸収していた．$\overline{75}$は失活していた．
c：根管充填直後，$\overline{765}$の感染根管処置・$\overline{65}$のEMATを施行した．また同時に，$\overline{6}$近心根根尖付近の皮質骨を約3～4mm程度穿孔し，骨壁を可及的に掻爬した．
d：3ヵ月後，病変部骨壁より網状の骨形成が認められ始めた．
e：9ヵ月後，骨欠損部中央に向かって，骨形成が進展していた．
f：2年1ヵ月後，周囲の骨とほぼ同程度の骨梁構造に回復していた．
g：同，パノラマエックス線写真．骨欠損はほぼ修復された．

●症例3：歯根嚢胞（図4）

　下顎右側臼歯部に幅径約26.5mmのエックス線透過像が認められ，$\overline{6}$には根管治療がなされていた．また，電気歯髄診の結果，$\overline{7}$と$\overline{5}$は生活反応がなかったので，3歯に対して通法に従い根管治療を行った．マイクロスコープ下にて診査したところ，$\overline{65}$において根尖から多量の滲出液が認められ，滲出液を吸引すると根尖病変内部は空洞状態を呈していたため，歯根嚢胞と診断した．$\overline{765}$根管内の汚染内容物，歯質を除去した後，2％次亜塩素酸ナトリウム液を使用してpassive ultrasonic irrigationを行い，水酸化カルシウム貼薬を3回繰り返したが，根管内所見に著明な変化は認められなかった．そこで，$\overline{6}$近心根根尖相当部を約5×5mm全層弁で剥離して，頰側骨を約3～4mm穿孔し，骨形成を促進させる目的で嚢胞壁を可及的に掻爬した後に$\overline{65}$根管

表1 Periapical Index（PAI）による評価

	術前PAI	12カ月後PAI
コントロール（37歯）	4.2±0.9	3.1±0.6
EMAT（37歯）	4.3±0.7	2.4±0.7*

＊：p＜0.001（マン・ホイットニーU検定）

表2 根尖病変最大径の平均縮小量・縮小率

	根尖病変最大径		
	術前(mm)	1カ月当たり平均縮小量(mm/month)	1カ月当たり平均縮小率(%/month)
コントロール（27歯）	8.1±3.2	0.4±0.1	4.9±1.7
EMAT（36歯）	10.1±5.4	0.9±0.6*	9.7±5.2*

＊：p＜0.001（マン・ホイットニーU検定）

からEMATを施行した．その後，根管充塡を行った．3カ月経過後，すでに病変部骨壁より骨形成像が認められ，2年1カ月後には周囲骨とほぼ同等の骨梁構造が認められた．

病変の大きさは治療の成功率に影響するという報告が多い[9]が，本症例では囊胞壁の搔爬を併用しているとはいえ，3カ月で骨欠損に改善がみられたのは，EMATによる治癒促進作用の効果ではないかと考えている．

EMATを用いた感染根管治療の臨床成績[4]

①調査対象

対象歯として，2012年1月から2015年12月までに医療法人とみなが歯科医院を来院した患者のうち，幅径5.0mm以上の根尖病変を有する根尖性歯周炎患者73名（26〜62歳）における上顎前歯81歯（81根管）を対象とした．対象歯を，EMATを施行する群（EMAT群）39歯と行わない群（コントロール群）42歯に分類した．なお，本臨床研究は徳島大学病院臨床研究倫理審査委員会の承認を得て行った（臨床試験番号：第906号）．

②Periapical Index（PAI）[10]（表1）

治療成績の評価は，口内法エックス線規格写真を用いたPAIにより行った．術前では，両群においてPAIスコア[※2]に大きな差は認められなかった（コントロール群：4.2，EMAT群：4.3）が，12カ月後ではコントロール群が3.1であるのに対して，EMAT群は2.4であり，有意に低値を示した．

③治癒様相（表2）

成功症例（PAIスコアが1または2になったか，減少した症例）63歯（EMAT群：36歯，コントロール群：27歯）に対して，術前と12カ月後の根尖病変の最大径をもとにEMAT群，コントロール群における1カ月当たりの平均縮小率を算出したところ，9.7±5.2，4.9±1.7（%/month）であり，根尖病変の縮小スピードは，EMAT群において有意に高かった．すなわち，EMATを行うことにより，根尖部歯周組織の治癒を促進させる可能性が示唆された．

※2 PAIによる5段階評価基準：
1：ほぼ正常
2：骨梁構造のわずかな変化あり
3：脱灰を伴う骨梁構造の変化
4：明瞭なエックス線透過像を有する慢性根尖性歯周炎様状態
5：拡大傾向のみられる状態

今後の発展性

　EMATは従来の根管治療では予後不良とされている症例に対しても有用であり，高周波通電は化学的・機械的清掃の限界を補完する方法として期待される．今後，改良を加えることにより，さらなる適応症の拡大も十分見込まれる．

　また，根管内容物を焼灼できることから，抜髄における機械的に歯髄の完全な除去が難しい根管において，歯髄を変性，凝固することによって残髄炎や歯髄壊死に継発する根尖性歯周炎の予防も期待できる．

　さらに骨再生促進効果は歯内療法のみならず，他分野においても新たな再生療法として発展する可能性があると考えられる．

参考文献

1 ）Monea M, Hantoiu T, Stoica A, Sita D, Sitaru A：The impact of operating microscope on the outcome of endodontic treatment performed by postgraduate students. Eur Sci J, 27：305-311, 2015.
2 ）富永敏彦：電磁波の歯内療法への応用—EMAT（Electro-Magnetic Apical Treatment）．四国歯誌，24：1-31，2011.
3 ）坂東直樹，富永敏彦，湯本浩通，住友孝史，平尾早希，平尾功治，松尾敬志：電磁波照射の歯内療法への応用—EMAT（Electro-Magnetic Apical Treatment）．日歯内療誌，32：184-200，2011.
4 ）富永敏彦，北池光希，多田瑛一朗，高比良一輝，坂東直樹，平尾早希，林　邦彦，横山昌憲，吉永仁：EMAT（Electro-Magnetic Apical Treatment）—電気刺激を応用した根尖性歯周炎への対応．日歯内療誌，38：36-47，2017.
5 ）Yumoto H, Tominaga T, Hirao K, Kimura T, Takahashi K, Sumitomo T, Bando N, Matsuo T：Bactericidal activity and oral pathogen inactivation by electromagnetic wave irradiation. J Appl Microbiol, 113：181-191, 2012.
6 ）Sato T, Sugaya T, Kudo M, Nakatani M, Maeda N, Kawanami M, Tominaga T：Effects of high-frequency electromagnetic wave stimulation on bone repair in rat calvaria defects. J Oral Tissue Engin, 14：59-64, 2016.
7 ）Nicholls E：Lateral radicular disease due to lateral branching of the root canal. Oral Surg Oral Med Oral Pathol, 16：839-845, 1963.
8 ）Ricucci D, Siqueira JF Jr：Apical actinomycosis as a continuum of intraradicular and extraradicular infection: case report and critical review on its involvement with treatment failure. J Endod, 34：1248-1254, 2008.
9 ）Ng YL, Mann V, Gulabivala K：Outcome of secondary root canal treatment: a systematic review of the literature. Int Endod J, 41：1026-1046, 2008.
10）Orstavik D, Kerekes K, Eriksen HM：The periapical index: a scoring system for radiographic assessment of apical periodontitis. Endod Dent Traumatol, 2：20-34, 1986.

TIPs #9
根尖部の根管偏位による根管治療の難治化
──根尖部の穿孔は歯根吸収を引き起こす？──

　根尖部のオーバーインスツルメンテーションによって根尖部のトランスポーテーション（根管偏位），すなわちアピカルパーフォレーション（根尖部の穿孔）が生じると，根尖周囲のセメント質は破壊され象牙質が露出する．そこに感染が生じて炎症が起きると，露出した象牙質に炎症性吸収が生じる可能性がある（歯の移植術や再植術の際に生じる歯根吸収のメカニズムと同じである）．根尖孔外で露出している象牙質の上にはバイオフィルムが存在していることを示す報告もある[1]．

　このような状態においては，根管内を治療対象とする根管治療では根尖孔外の感染源の除去は不可能となり，難治性根尖性歯周炎と呼ばれる病態になる．また，もし感染源の除去により根尖周囲組織の治癒能力が活性化して治癒傾向を示したとしても，露出した象牙質あるいはその上のバイオフィルムへのセメント質の再生は望めないので，エックス線写真上で根尖部の透過像が残る．つまり根尖部のトランスポーテーションによる象牙質の露出は根管治療の難治化の原因の1つだと筆者は考えている．根尖を破壊せずに治癒するのであれば，破壊しないに越したことはないであろう．

（木ノ本喜史）

参考文献
1) Noiri Y, Ehara A, Kawahara T, Takemura N, Ebisu S：Participation of bacterial biofilms in refractory and chronic periapical periodontitis. J Endod, 28：679-683, 2002.

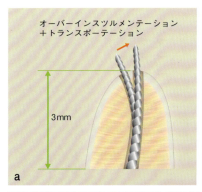
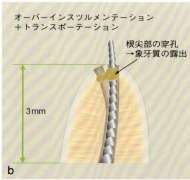
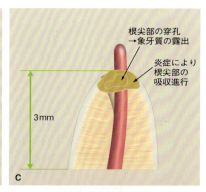
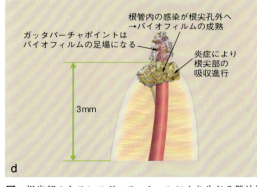
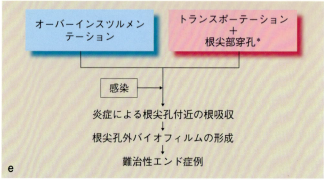

図　根尖部のトランスポーテーションにより生じる難治性根尖性歯周炎症例（難治性エンド症例）の成立過程（仮説）．
a：彎曲した根尖部でオーバーインスツルメンテーションがあると，ファイルの号数を上げるにつれトランスポーテーションが生じて根管の直線化が起きる．
b：根尖部に穿孔（アピカルパーフォレーション）が生じて，根管の象牙質が歯周組織へ露出する．
c：通常は歯根膜に囲まれている象牙質が歯周組織に接すると，吸収が生じる可能性がある．炎症があると象牙質の吸収はより生じやすいと考えられる．
d：さらに根尖孔外に溢出したガッタパーチャがあると，バイオフィルム形成の足場となりやすい．
e：難治性根尖性歯周炎症例（難治性エンド症例）の成立過程の仮説．

17. Internal Apicoectomy
—— 歯冠から根尖孔外までの感染源を
終始根管経由で徹底除去

長尾大輔 NAGAO Daisuke

新発想 "Internal Apicoectomy"

　外科的歯内療法の代表的な術式に，歯根端切除術（以下，根切）と意図的再植術（以下，再植）の２つがある．その選択は，患歯の病状よりも部位によって決まることが多い．便宜的に歯肉を切開・剝離および骨の開削を施すことで，問題を抱えた根尖部まで器材がアクセス可能な前歯・小臼歯・一部の大臼歯などでは根切が，逆にアクセスが困難な上下顎第二大臼歯などでは再植が選択される場合が多い．また，根切を施した場合，仮に予後不良でも，再度根切や再植を施すことは可能ではあるが，再植を施した歯は，一度歯を抜いているため，次は"抜歯"を選択せざるを得ないのが現状である．

　今回は，筆者が考案したInternal Apicoectomy（インターナル・アピコエクトミー：以下，IA）という新たな術式を紹介する．IAは，歯肉の切開・剝離，歯の脱臼などの大きな侵襲を一切加えず，マイクロスコープを用いて終始根管経由で根尖を短く切削し，歯冠から根尖孔外までの感染を可能な限り除去していく方法である．感染除去のために根尖を短くするという意味では外科的歯内療法の範疇に入るが，根管経由であることから，非外科的要素を併せ持つ，新発想の術式である．本項では症例とともに，現時点でのIAの適応症や臨床的な可能性などについて述べたい．

IAの特徴と適応症

　IAは複雑な問題を抱えた歯に対し，マイクロスコープ下で非常に繊細に施す術式である[*1]．従来の外科的歯内療法のように一発勝負ではなく，症状を診ながら回数を分けて施すこともできる．そのため筆者は，IAを非外科の利点を兼ね備えた"ミニマムな"外科的歯内療法と捉えている．手順や使用器材についてはすでに報告済みであるが[1~5]，未だ健全歯質を過剰切削し，根尖をむやみに壊す乱暴な術式と勘違

*1　非常にアドバンスな術式であるIAを安全に施すためには，視軸と光軸が異なる拡大鏡や裸眼では，根尖孔外や根管の奥深い箇所をしっかり確認することができないので，マイクロスコープは必要不可欠である．また，施すのであれば顕微鏡歯科医療に精通した先生が望ましいうえに，事前に抜去歯での練習を繰り返すことはいうまでもない．

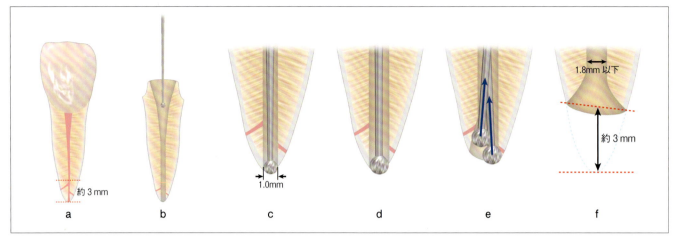

図1 Internal Apicoectomyの術式.
a：根尖分岐や側枝は，根尖より約3mmの間に多く認めるとされる.
b：非外科の感染根管治療のように，まずは既存の補綴物などを撤去し，歯冠から根尖部までの感染源を徹底除去したうえで，♯2のMIステンレスバーを根尖孔外に通していく.
c：♯2のMIステンレスバーが根尖部を通過することによって，根管内および根尖部には直径1mmの円柱形の穴が開くことになる.
d：根尖部にさらに太いサイズのバーを通過させる.
e：バーのアンダーカットを利用し，プルストロークで根尖部を短くしながら広げている.
f：最終的な根尖部形成面はフレアー状になる.

いされることもあるので，改めてIAの特徴や適応症について解説したい．なお，IAを成功に導くためには，いきなり根管経由で問題を抱えた根尖や根尖孔外にアプローチするのではなく，通常の非外科の感染根管治療のように既存の補綴物などを撤去し，クラウンダウン法[6]で歯冠から根尖部までの感染源を徹底除去したうえで施さなければならない．

根尖分岐や側枝は，根尖から上部約3mmの間に多く認めるとされる[7]．そのため，従来の外科的歯内療法では根尖3mmを切除し，逆根管窩洞を形成後，MTAセメントなどで逆根管充填を施す．これに対しIAは，根尖側約3mmを必ず切削するのではなく，症状を診ながら適宜切削量を決めることが可能である．ただし今回は，従来の外科的歯内療法との比較のため，あえて根尖側約3mmを終始根管経由でいかに切削するのかを図説したい．なお，IAの操作についてご理解いただきやすくするため，図では対象歯の根管を生活歯のように描いているが（図1-a），IAは難治性の感染根管に対して施す処置であることを重ねて申し上げておく．

根管経由でMIステンレスバー（マニー）♯2（先端径1.0mm，作業部長34mm）を根尖孔外まで通していくと（図1-b），根管内および根尖部には，少なくとも直径1mmの円柱形の穴が開くことになる（図1-c）．次いで，確実に根尖分岐などを除去し，根尖部を約3mm短くしていくため，さらに太いサイズのバーを用い，プルストロークで根尖部を切削していく（図1-d・e）．使用するバーで最大のものは，先端径1.8mmの♯6である．つまり，♯6以下のバー[*2]で，根尖部のみをプルストロークにて歯軸方向に短く切削しているため，根管内の歯質は感染がない限り直径

*2 作業部長34mmのMIステンレスバーは♯2と♯6の2種類のみである．その間の♯3（先端径1.2mm），♯4（先端径1.4mm），♯5（先端径1.6mm）は，作業部長22mmと28mmしかラインナップされていないため，IAを施す際に一手間加える必要があり使いづらい．現在筆者はIAをより安全に効率よく施すための専用キットを鋭意開発中である．

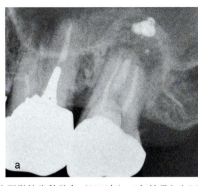 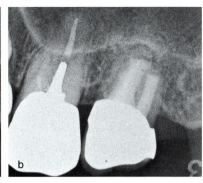

図2　第13回日本顕微鏡歯科学会（2016年）で初披露したIA.
a：さまざまな問題を抱えた|7 の初診時デンタルエックス線写真．過去の根管治療で破壊された根尖より溢出した多量のガッタパーチャが大きな病変の中で遊離し，健全な残存歯質が少ないうえ，近心頬側根にはパーフォレーションや破折ファイルを認める．これまで診てもらった複数の歯科医院では，いずれも即抜歯と診断されたという．
b：IA施術後4カ年6カ月のデンタルエックス線写真．IAを施した遠心頬側根および口蓋根は，根尖部を真横に切断したかのように見える．また，大きな病変の中で遊離していた多量のガッタパーチャもきれいに除去されている．上顎洞洞底線も明瞭で，根尖部のエックス線不透過性も増している．このように他院で即抜歯と診断された歯でも，4年半にわたり問題なく機能していることから，筆者はたとえ健全な残存歯質が少なくても，患者に歯の破折のリスクについて十分説明したうえで，諦めずに歯の保存に努めるようにしている．

表1　現時点での筆者の考えるIAの適応症・禁忌症・要注意ケース

適応症	禁忌症	禁忌ではないが注意が必要なケース（CBCT撮影必須）
・根尖孔外に複雑な問題を抱えている歯 ・根尖部付近にトランスポーテーション・パーフォレーション・亀裂などを認める歯 ・歯冠崩壊が激しく，便宜抜歯が困難な歯 ・従来の外科的歯内療法では，根尖部切断後の断面にメタルコアなどの露出が予想され，逆根管形成・逆根管充填が困難な歯 ・過去に外科的歯内療法を受けた，予後不良の歯 ・従来の外科的歯内療法が困難な患者（有病者や高齢の患者など）	・抜歯以外に選択肢がない歯（重度の歯周病・破折歯・複数箇所のパーフォレーションなど） ・根の彎曲が強すぎる歯 ・歯冠補綴物が除去できない歯（患者が除去を承諾しない・ロングスパンブリッジの支台歯・除去中に破折を起こしそうな歯など） ・補綴後に歯冠歯根比が大きく逆転する歯 ・CBCT画像にて下顎管に接している歯 ・開口量が極端に少ない患者 ・治療にご協力いただけない患者 ・術者に十分なIAのスキルがない場合	・下顎管やオトガイ孔に近接している歯 ・根尖部がフェネストレーションを起こしている歯 ・上顎洞内に根尖が連絡している歯 ・上顎第一大臼歯近心頬側根・下顎前歯のように，根の圧平が強い場合 ・上顎犬歯のように根が長すぎる場合 ・叢生などの歯列不正を認める場合

※あくまでも顕微鏡歯科医療に精通していることが必須条件．

1.8mmより太く切削することはない．そのため，根尖部形成面はフレアー状[3,5]になる（図1-f）．これまで，日本顕微鏡歯科学会（2016年開催）や関東歯内療法学会（2017年開催）などで報告してきた症例において残存歯質が薄かったのは，これらのバーを通すために，便宜的に健全歯質を過剰切削したのではなく，あくまでもう蝕検知液（カリエスチェック，日本歯科薬品）で染まる箇所を徹底的に除去した後に，根尖部を短くしながらフレアー状に形成した結果である（図2）．筆者はデンタルエックス線写真などで残存歯質がどんなに厚く見えても，多くの感染が残っていては治癒に導けないのではないか，と考えている[5,8]．表1に現時点での筆者の考えるIAの適応症・禁忌症・要注意ケースを示す．

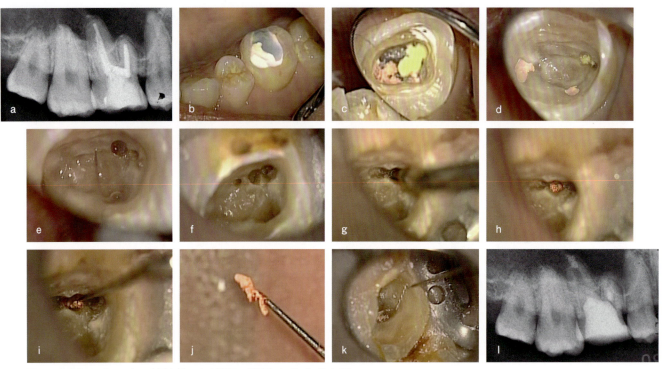

図3 穿孔およびファイル破折を伴った上顎洞に近接した 6｜(24歳女性).
a：初診時のデンタルエックス線写真．各根とも根管充填されているように見える．上顎洞に近接しているが，それほど大きな根尖病変などは認めない．
b：同，口腔内写真．咬合面は広範囲に切削されている．
c：仮封除去直後．口蓋根および遠心頬側根にはガッタパーチャが，近心頬側根にはビタペックスらしき糊材が充填されているように見える．
d：感染歯質除去後．MB2らしき根管口を発見．
e：穿通ファイルがMB2らしき根管口に入る．
f：MB2拡大後．近心頬側根がまるで3根管あるように見えるが，真ん中の穴は過去の治療の際に誤って開けたパーフォレーションと推察された．
g：IA施術中．MIステンレスバーや超音波チップのET-BD（Satelec／白水貿易）で，近心頬側のパーフォレーションと推察される部分を広げている．
h：パーフォレーションと推察される部分の外側に溢出したガッタパーチャが確認できる．
i：O・Kマイクロエキスカ（背戸製作所／サンデンタル）やGPリムーバースピアー（YDM）などで，溢出したガッタパーチャを除去する．
j：溢出していたガッタパーチャ．
k：遠心頬側根管内にあった破折ファイルを除去．
l：IA施術後のデンタルエックス線写真．IAによって，口蓋根および近心頬側のパーフォレーションと推察される部分はフレアー状に広がっている．また，遠心頬側根の破折ファイルも除去できたことがわかる．

症　例

患者：24歳女性
主訴：右上奥から3番目の歯がずっと痛い
部位：6｜
全身疾患：花粉症
現病歴：かかりつけ歯科医院が休診だったので，自宅近所の歯科医院で抜髄処置を受けた．その後，かかりつけ歯科医院に戻り，この歯の治療のために毎週通院することになる．痛みがあると伝えると，根管開放にされることも多々あったとのこと．約

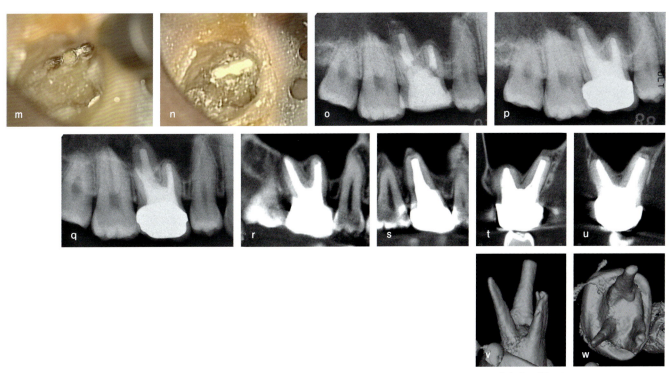

m：根管充填直前．近心頬側のパーフォレーションと推察される部分は，石灰化物で封鎖されていた．口蓋根も同様であった．
n：根管充填後．近心頬側のパーフォレーションと推察される部分に，MTAセメントで緊密に充填を行った．口蓋根も同様に行った．
o：同，デンタルエックス線写真．すべての根管ならびにパーフォレーションと推察される部分が，緊密に充填できていることがわかる．
p：歯冠補綴物セット時．適合の良い補綴物が装着できた．
q：IA施術後1年6カ月のデンタルエックス線写真．上顎洞内はクリアであり，口蓋根および近心頬側根の根管充填材は，真横に切断したかのような像を呈している．
r：同，CBCT画像（矢状断面：近心および遠心頬側根）．
s：同，CBCT画像（矢状断面：口蓋根）．
t：同，CBCT画像（前頭断面：近心頬側根および口蓋根）．
u：同，CBCT画像（前頭断面：遠心頬側根および口蓋根）．いずれも，上顎洞内はクリアである．遠心頬側根は通常の根管治療のため漏斗状であるが，口蓋根および近心頬側のパーフォレーションと推察される部分はIAを施しているので，根管充填材が真横に切断したような像を呈している．また，距離はかなり短いが，根尖から上顎洞までの骨密度は周囲と同様に見える．
v：同，ボリュームレンダリング（VolR）像（頬側）．根管充填材を見やすくするような閾値で調整したVolR像のため，あくまでも大まかな判断でしかないが，頬側から見ると遠心頬側根は漏斗状に充填されており，口蓋根および近心頬側根は真横に切断したような形態で，かつフレアー状に充填されていることがわかる．
w：同，VolR像（根尖側）．口蓋根ならびに近心頬側根は，根切後の根尖部のようにフラットであることがわかる．

　　3週間に一度はエックス線写真撮影をしていたが，毎回特に何の問題もないといわれていた．しかし，治療開始から2年近く経っても症状は改善せず，あとは抜歯しかないといわれた．

　　エックス線所見：各根とも根管充填されているように見える．上顎洞に近接しているが，それほど大きな根尖病変などは認めない（**図3-a**）．

　　現症：自発痛（±），垂直打診（+），水平打診（±），根尖部圧痛（±），動揺度（0），サイナストラクト（−），鼻閉感（+），夜になると響くような痛みが強くなる．

　　処置内容：初診時，咬合面は広範囲に切削されており，咬合接触はしていなかった（**図3-b**）．仮封を除去すると，口蓋根および遠心頬側根にはガッタパーチャが，近心頬側根にはビタペックスらしき糊材が充填されていた（**図3-c**）．感染歯質などを丁寧

に除去していくと，新たにMB2らしき根管口がみつかったため（**図3-d～f**），糊材が入っていた穴はパーフォレーションと推察された．患者によると，同部は過去の治療で貼薬や根管充塡を何度も繰り返し行っていたようで，ガッタパーチャの溢出らしきものも認めた．そのためIAを施し，これを無事に除去することができた（**図3-g～j**）．また，口蓋根にも根尖孔外に溢出したガッタパーチャを認めたため，IAにより除去した．これ以降，鼻閉感や痛みがなくなった．後日，遠心頬側根に破折ファイルを認めたため，それを除去し（**図3-k**），すべての根管の洗浄および貼薬（カルシペックス，日本歯科薬品）を行った（**図3-l**）．

　IA施術後約3カ月が経過し，口蓋根根尖部と近心頬側のパーフォレーションと推察される部分が石灰化物で封鎖されていたため（**図3-m**），MTAセメント（ProRoot MTA，デンツプライシロナ）で緊密に充塡を行った（**図3-n・o**）[9]．また，歯冠補綴物も適合よく装着することができた（**図3-p**）．**図3-q**はIA施術後1年6カ月のデンタルエックス線写真であり，**図3-r～u**は同時期に撮影したCBCT画像である．いずれも上顎洞内はクリアである．さらに，**図3-v・w**は根管充塡材を見やすくするような閾値で調整したVoIR像であるが，IAを施した口蓋根根尖部と近心頬側のパーフォレーションと推察される部分は，真横に切断したかのようにフラットであることがわかる．現在まで，特に問題もなく経過良好である．

■ 外科的歯内療法を選択する前の一手として

　日々マイクロスコープを用いて診療していると，根尖孔外への根管充塡材の溢出以外にも，過去の根管治療の際に起こしたと思われる，レッジ・ジップ・パーフォレーション・根尖部のクラック・破折器具などの問題を抱えたケースも多いことに気づく．これらは，これまで携わってきた術者が複雑な根管を繊細に扱うことができなかったために，元々の解剖学形態を壊してしまった結果である．そればかりか，発見できなかったと思われる根管や，感染歯質の取り残しなどを伴っていることも非常に多い．本項で供覧した症例も同様であった．このような場合，根管経由の根管治療のみでは対応が難しく，やむを得ず外科的歯内療法を施さなければならないこともある．しかしながら，これらの処置を拒む患者も少なくない．特に再植は一度歯を抜かなければならないので，事実上，抜歯直前の最終手段であり，術中・術後のリスク[10～12]を鑑みれば，できる限り回避したい術式である．そのため筆者は，歯肉の切開・剥離，歯の脱臼などの大きな侵襲を極力加えずに，根尖孔外のさまざまな問題をクリアできないものかと考えるようになった．以来，抜去歯を用いて試行錯誤を繰り返し，根尖部を歯の内側から短くすることに辿り着いたのである[1～3]．

　当初は上下顎第二大臼歯など，本来再植の適応部位に限りIAを施していた．感染根管治療の際，根尖孔外へのファイルの突き出しや感染源などの押し出しにより，フレア

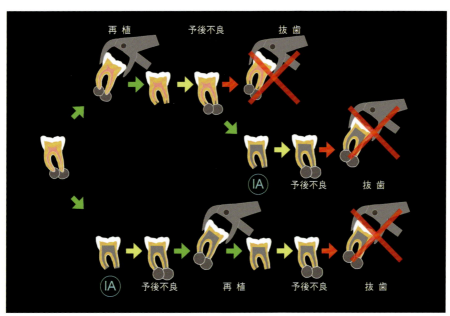

図4 さまざまなシチュエーションにIAをうまく当てはめる.
再植を施した歯が予後不良の場合や,従来の外科的歯内療法の前にIAを取り入れることにより,歯を延命できる可能性が広がる.また,外科処置を施しにくい有病者や高齢者にも有効である.

ーアップを生じることがある.IAも終始根管経由で根尖孔外にバーを貫通させるため,そのリスクが高いのではと考えていた.ところが,術後にほとんどの患者はフレアーアップどころか鎮痛薬も服用しなかったのである[1,2].これは,事前にマイクロスコープ下で根管内の感染を徹底除去した清潔な状況で根尖孔外にアプローチできているためと考えている.したがってIAは,従来の外科的歯内療法に比べ低侵襲であることが示唆され,解剖学的位置関係や老若男女を問わず,より多くの症例に適応できるのではないかと考えるようになった.たとえば,IAを従来の外科的歯内療法を施す前の選択肢として取り入れれば,外科処置を施しにくい有病者や高齢者はもちろん,これらを拒む患者などにも有効だろう.また,再植や根切を施した歯が予後不良の場合の次の一手として,IAをうまく当てはめられれば,患者のかけがえのない歯を,より長く保存・機能させられる可能性が広がる(**図4**).

今回は現時点での筆者の考えるIAの適応症などとともに,臨床的にさまざまな可能性を秘めた術式であることを紹介した.今後も真摯に検証を続け,患者のかけがえのない歯をより多く助けられるように精進していきたい.

参考文献

1) Nagao D, Tsujimoto Y:Internal apicoectomy: a new procedure for molars with complex problems. Int J Microdent, 8:6-10, 2017.
2) 長尾大輔:Internal Apicoectomy:マイクロスコープを用いた新たなアプローチ.歯内療法のレベルアップ&ヒント,196-199,デンタルダイヤモンド社,東京,2017.
3) 長尾大輔:低侵襲で歯を保存させる新たな選択肢"Internal Apicoectomy".デンタルダイヤモンド,

42（12）：41-51，2017.

4）長尾大輔：Internal Apicoectomy：外科と非外科，二つの要素を併せ持つ新たな術式．歯内療法レボリューション CBCTとマイクロスコープの臨床応用，131-142，医歯薬出版，東京，2018.

5）長尾大輔：根尖よりガッタパーチャが漏出した上顎左側第二大臼歯への再根管治療．別冊ザ・クインテッセンス／マイクロデンティストリー YEARBOOK 2018，110-115，クインテッセンス出版，東京，2018.

6）木ノ本喜史：感染源の貯留しやすい部位に対する治療．日本歯科評論，78（11）：35-48，2018.

7）Kim S, Pecora G, Rubinstein R：Color atlas of microsurgery in endodontics. WB Saunders, 2001.

8）Yoneda N, Noiri Y, Matsui S, Kuremoto K, Maezono H, Ishimoto T, Nakano T, Ebisu S, Hayashi M：Development of a root canal treatment model in the rat. Sci Rep, 7：3315, 2017.

9）Mente J, Leo M, Panagidis D, Ohle M, Schneider S, Lorenzo Bermejo J, Pfefferle T：Treatment outcome of mineral troxide aggregate in open apex teeth. J Endod, 39：20-26, 2013.

10）Andreasen JO：Relationship between surface and inflammatory resorption and changes in the pulp after replantation of permanent incisors in monkeys. J Endod, 7：294-301, 1981.

11）Andreasen JO：Experimental dental traumtology: development of a model for external root resorption. Endod Dent Traumtol, 3：269-287, 1987.

12）Andersson L, Jonsson BG, Hammarström L, Blomlöf L, Andreasen JO, Lindskog S：Evaluation of statistics and desirable experimental design of a histomorphometrical method for studies of root resorption. Endod Dent Traumtol, 3：288-295, 1987.

18. 難治性根尖性歯周炎の原因分析

山口幹代 *YAMAGUCHI Mikiyo*　　野杁由一郎 *NOIRI Yuichiro*

感染根管治療の成功率を向上させるための原因分析

　筆者らのグループは，これまで通常の感染根管治療で治癒しない難治性根尖性歯周炎の原因として，根尖孔外バイオフィルムに焦点をあてて研究を行ってきた．しかしながら日常の臨床経験において，大阪大学歯学部附属病院に「難治性根尖性歯周炎」として紹介された症例の中で，実は"根尖孔外バイオフィルムの関連が疑われる症例はそれほど多くないのではないか"とも感じていた．

　そこで本項では，一般開業医の先生方が「難治性根尖性歯周炎」と診断し，大阪大学歯学部附属病院の専門外来に紹介した歯内疾患症例の原因分析を包括的（網羅的）に行った臨床研究[1] をもとに，難治性と診断された感染根管の日本（大阪）における実状を把握し，感染根管治療の成功率の向上への対策を考察する．

感染根管治療の成功率と成否に関わる要因

●感染根管治療の成功率

　感染根管治療の成功率は，初回の根管治療で86%，再根管治療で82%と報告されており，穿孔や偶発事故などのさまざまな要因が治癒に影響を及ぼす[2,3]．

　感染根管治療の目的は，根管形成および根管洗浄により根管内の感染を制御し，根管充填により再感染の予防と残留細菌の再増殖防止を図ることである．根管内あるいは根尖孔外の感染を生体が許容できる範囲まで排除し，再感染を予防することが感染根管治療の成功に必須であり，感染の制御が奏効しない場合に感染根管治療は失敗に終わる．感染源は根管内や根尖孔外に残存した細菌バイオフィルムあるいは，継続的に侵入する細菌である．

表1　感染根管治療の成否に影響を与える術中因子

バイオフィルムの残存に関与する因子	細菌の侵入に関与する因子	バイオフィルム残存および細菌侵入に関与する因子
・根管の見落とし ・根尖未到達 ・根管の拡大不足 ・副根管 ・イスムス・フィン ・器具破折 ・トランスポーテーション ・根尖孔外バイオフィルム	・防湿の不良 ・仮封の不良 ・器具や手指の汚染	・う蝕の残存 ・穿孔 ・歯根破折 ・歯内−歯周病変

●感染根管治療の成否に影響を与える因子

　根管の見落としや彎曲，器具破折などにより，根管局所に形成されたバイオフィルムが除去困難な場合や，根尖が破壊され根尖孔外へバイオフィルム形成が進展し根管内からの除去が不可能な場合に，感染根管治療は困難となる．

　また，根管治療中の仮封の不良やう蝕の残存，歯根破折，穿孔などにより，根管内への細菌の侵入が続いたり，治療中の器材や手指の汚染により，根管内外でバイオフィルム形成が助長されたりすると，治癒は見込めない．

　感染根管治療の成否に影響を与える術中因子のまとめを表1に示す．

●根管内のバイオフィルムが残存しやすい場所

　根管系はご存知のように形態学的に非常に複雑であり，彎曲や側枝が数多く存在するため，バイオフィルムの存在を直視により確認することはきわめて困難である．また，バイオフィルム形成細菌は，抗菌薬や消毒薬に抵抗性を示すため（図1），抗菌薬の投与や根管内消毒，貼薬等により化学的にバイオフィルムを制御することは不可能である．そのため，バイオフィルムが存在する部位が特定できない場合や，特定できたとしても機械的除去が困難な場合，症状は持続するか，いったん症状が寛解したとしてもいずれ再発する可能性が高い．

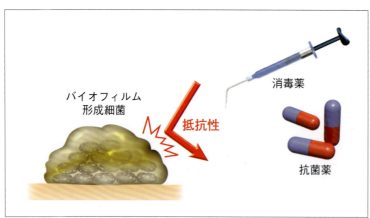

図1　バイオフィルム形成細菌の抗菌薬・消毒薬抵抗性．バイオフィルム形成細菌は抗菌薬や消毒薬に抵抗性を示すため，抗菌薬の内服や根管内洗浄，貼薬によりバイオフィルムを完全に制御することは不可能である．

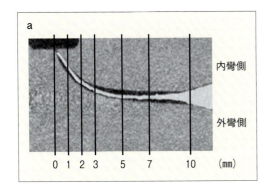
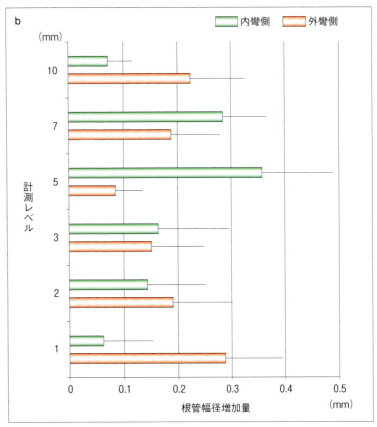

図2 ニッケルチタンファイルを用いた形成による根管の直線化（文献[4]より）.
a：根管形成前後のマイクロCT像.
ニッケルチタンファイル（レイス，FKG／白水貿易）による切削特性を検索するため，根管形成前（白）・後（黒）のJ型エポキシレジン製透明彎曲根管模型のマイクロCT画像を重ね合わせ，根尖から1，2，3，5，7，10mmの6点の内彎側および外彎側における根管幅径増加量を測定した.
b：レイスの切削特性.
日本歯科保存学会専門医・認定医10名により，レイスを用いた根管形成を行ったところ，根尖側1mmおよび2mmでは内彎側の根管幅径増加量が外彎側と比較して小さく，根管の直線化が生じていた.

たとえば，根管口の狭窄のために探索が困難な場合は，未処置の根管内にバイオフィルムが残存する．一方で，狭窄した根管口を手指感覚に頼って盲目的に探索すると穿孔が起こり，さらに即時に適切な処置を施さないと穿孔部周囲に骨吸収が起こる．そして，骨吸収が歯周ポケットと交通すると，穿孔部周囲はバイオフィルムの温床となる．

また，彎曲根管拡大時には，たとえ彎曲根管への追従性に優れたニッケルチタンファイルを使用しても，根管の直線化・インナーカーブの過剰切削が起こり（**図2-a・b**）[4]，根尖部の十分に拡大されなかった内彎側でバイオフィルムが残存する．さらに，彎曲根管拡大時にファイル破折が起こると，破折ファイルより根尖側のバイオフィルムは除去困難となる．

●根尖孔外バイオフィルム

根管内にバイオフィルムを残存させる要因が存在しないにもかかわらず，感染根管治療で症状が改善しない場合は，根尖孔外バイオフィルムの関与が疑われる．

筆者らのグループは以前に，大阪大学歯学部附属病院保存科にて感染根管治療を行い，症状が改善せず，難治性根尖性歯周炎と診断した症例より得られた過剰根管充塡材，抜去歯，ならびに歯根端切除時に採取した根尖部歯片を形態学的に観察し，約82％（9/11）の症例において根尖孔外バイオフィルムの存在を確認した（**図3・図**

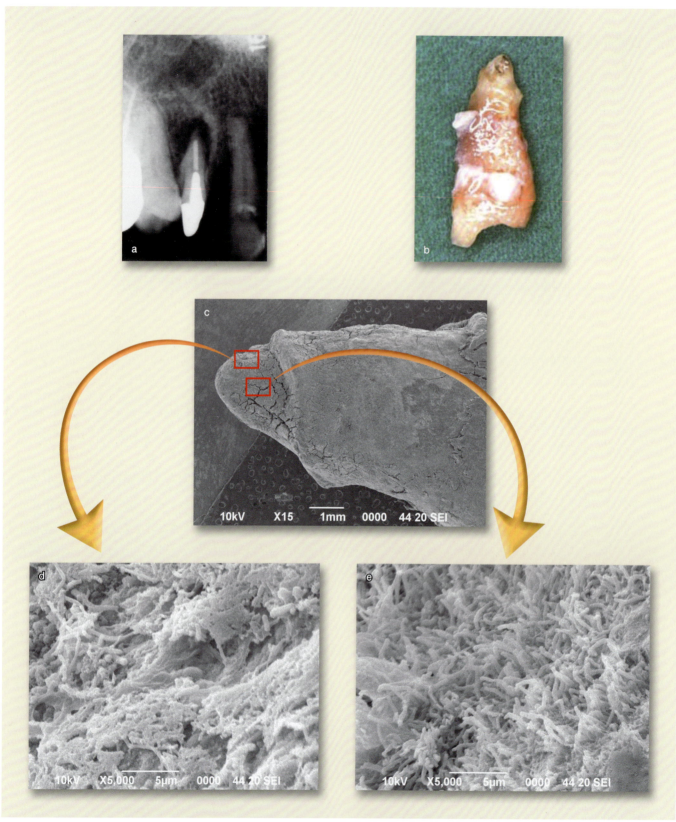

図3 難治性根尖性歯周炎罹患歯の根尖孔外バイオフィルム（文献[5,6]より）.
根尖部歯根表面に多数の桿菌および菌体外マトリックス様構造物が観察された.
a：デンタルエックス線写真, b：抜歯後の写真, c：根尖部の走査電子顕微鏡像（d・e：強拡大像）.

18. 難治性根尖性歯周炎の原因分析　221

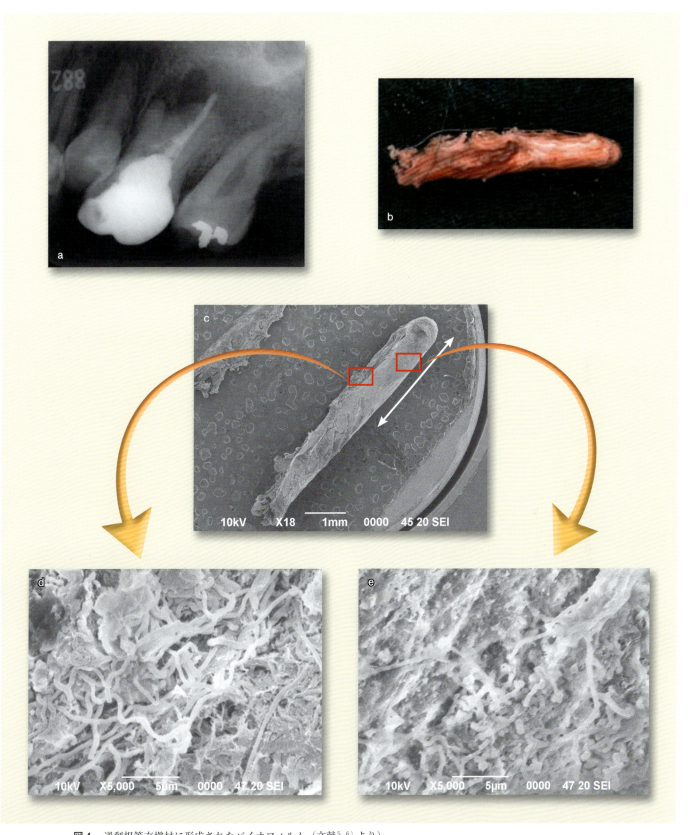

図4 過剰根管充填材に形成されたバイオフィルム（文献[5,6]より）．
難治性の根尖性歯周炎罹患歯の根尖孔から突出した過剰根管充填材にバイオフィルムが観察された．矢印は根尖孔外へ突出していた部分を示す．
　　a：デンタルエックス線写真，b：過剰根管充填材，c：過剰根管充填材の走査電子顕微鏡像（d・e：強拡大像）

表2　遺伝子解析より同定された根尖孔外バイオフィルム構成細菌の検出頻度（全20試料中）[6]

同定された細菌種および属	試料数
Fusobacterium nucleatum	14
Porphyromonas gingivalis	12
Unidentified bacterium	11
Prevotella sp.	10
Tannerella forsythia	8
Eubacterium sp.	7
Porphyromonas sp.	7
Prevotella intermedia	7

4)[5,6]．すなわち，専門外来で行った感染根管治療が奏効しなかった症例のうち，この9症例は，根尖孔外バイオフィルムが関与することを明らかにした．さらに，難治性根尖性歯周炎罹患歯20症例中14症例の根尖孔外に細菌DNAが検出され，*Fusobacterium nucleatum*, *Porphyromonas gingivalis*, *Tannerella forsythia*などの歯周病原性細菌が高頻度で検出された（**表2**）[7]．筆者らの研究以外にも，分子生物学的手法により根尖孔外バイオフィルムから偏性嫌気性菌が高頻度に検出されたという報告が多数存在する[8,9]．また，根尖孔外バイオフィルムの存在が持続的な症状の原因となることがいくつかの臨床報告より明らかになっている[10,11]．

　根尖孔外バイオフィルムの関与が考えらえる場合は，歯根端切除や再植などの外科的アプローチを用いなければ根尖孔外バイオフィルムを除去することはできない．それでも症状が改善しない場合は抜歯を行うより他ないのが現状である．

感染根管治療の成功率を向上させるツール

　上記のようにさまざまな要因が感染根管治療を困難にするが，近年感染根管治療の成功率向上に期待されているのが，歯科用コーンビームCT（歯科用CT撮影装置，CBCT）と歯科用マイクロスコープ（手術用顕微鏡）である．

　2014年には『歯科用CT撮影装置と手術用顕微鏡を用いた歯根端切除術』が保険収載され，歯根端切除術におけるCBCTとマイクロスコープの有効性については，各々科学的根拠が認知されているが[12,13]，感染根管治療における両機器の併用については，現状ではその有用性の根拠が示されていない．

●コーンビームCT（CBCT）

　CBCTは1990年代後半に開発された口腔外撮影技術であり，2012年より歯内療法においては難治性根尖性歯周炎の場合に保険適用可能となった．

　従来のデンタルエックス線写真では3次元の構造体を2次元の画像として抽出するため，限られた情報しか得られず，立体像はイメージ像の域であったが，CBCTにより，複雑な根管系の3次元像を容易に正確に得られるようになった．

　KarabucakらのCBCTを用いた研究[14]によると，根管治療が行われている小臼歯および大臼歯の根管の見落としの発生率は23.04%であり，見落とした歯に根尖病変が存在する確率は，見落としがない歯の4.38倍であった．CBCTにより，デンタルエックス線写真の限界を打開し，感染根管治療の成功率を向上させる可能性が示された．

さらに，CBCTは根管の彎曲やイスムス・フィン，副根管，ならびにフェネストレーションの確認にも有用である．

●歯科用マイクロスコープ

マイクロスコープもまた，感染根管治療を行ううえで有用なツールであり，1990年代初期に根管治療に導入された．

強力な照明と拡大された視野が得られることで，これまで肉眼では限界があった狭窄した根管の探索，亀裂や歯根破折，穿孔の確認が可能となった．

Baldassari-Cruzら[15] によると，上顎大臼歯で同定された近心舌側（口蓋側）根管の存在率は，マイクロスコープを用いなかった場合に51%であったのに対し，マイクロスコープを使用した場合に82%に増加したと報告されている．

さらに，マイクロスコープを使用することで，感染歯質，根管内で破折した器具，穿孔部にピンポイントで到達でき，過剰な象牙質の切削を最小限に抑えることができる．

「難治性根尖性歯周炎」と診断された症例の感染根管治療が奏効しなかった原因

大阪大学歯学部附属病院保存科で実施した，紹介元で「難治性根尖性歯周炎」と診断された症例の感染根管治療が奏効しなかった原因を検索した臨床研究[1] を紹介する．

本研究を実施した動機は以下の2点である．紹介状をいただいた際に個々の先生方への返事のみで，まとまった原因追跡を実施していなかったため，分析結果を報告すれば難治症例の対処法の参考になるのではないかと考えたこと，そして，難治性根尖性歯周炎の原因として根尖孔外バイオフィルムが関与する可能性を先生方が高く見積もりすぎていると感じたことである．

●方　法

対象は，紹介元の一般開業医において「難治性根尖性歯周炎」と診断され，大阪大学歯学部附属病院保存科に2009年4月から2013年3月の間に紹介された103歯の感染根管治療である．保存科にて治療が終了した患者のカルテを確認し，以前の根管治療が奏効しなかった原因を保存科における根管治療時のデータをもとに検索した．

●結　果

103歯のうち，76歯で感染根管治療が終了，つまり奏効したが，18歯で抜歯，6歯で歯根端切除，1歯でヘミセクション，1歯で意図的再植，1歯で接着再建が必要となった（**表3**）．歯種を**表4**に示す．

表3　転帰の内訳[1]

転　帰	症例数 （n）
・根管充塡に至った症例	76
・歯根端切除に至った症例	6
・抜歯	18
・ヘミセクション	1
・意図的再植	1
・接着再建	1
計	103

保存科で感染根管治療を終了した76歯の紹介元で根管治療が奏効しなかった主な原因は，根尖孔破壊・根尖吸収（18症例），根管の見落とし（12症例），根管の拡大不足（10症例），穿孔（9症例），イスムス・フィン（8症例），トランスポーテーション（7症例），う蝕残存（7症例），歯根破折（5症例），根尖未到達（4症例），器具破折（4症例）であった（表5・図5）．

表4 紹介元で「難治性根尖性歯周炎」と診断された症例の歯種および保存科での処置内容（転帰）[1]

部位	計（n）	根管治療を終了した症例（n）	歯根端切除を実施した症例（n）	抜歯を実施した症例（n）	ヘミセクションを実施した症例（n）	意図的再植を実施した症例（n）	接着再建を実施した症例（n）
上顎前歯	14	7	4	2	-	1	-
上顎小臼歯	16	11	2	2	-	-	1
上顎大臼歯	27	22	-	5	-	-	-
下顎前歯	3	3	-	-	-	-	-
下顎小臼歯	12	11	-	1	-	-	-
下顎大臼歯	31	22	-	8	1	-	-
計	103	76	6	18	1	1	1

表5 保存科で感染根管治療を終了した症例の紹介元で根管治療が奏効しなかった原因およびCBCTを使用した症例数[1]

原　因	歯数	割合	CBCTを使用した症例数
根尖孔破壊・根尖吸収（外部吸収）	18	23.7	3
根管の見落とし	12	15.8	5
根管の拡大不足	10	13.2	1
穿孔	9	11.8	2
イスムス・フィン	8	10.5	3
トランスポーテーション	7	9.2	2
う蝕残存	7	9.2	4
歯根破折	5	6.6	2
根尖未到達	4	5.2	1
器具破折	4	5.2	1
フェネストレーション	2	2.6	2
副根管	2	2.6	1
歯内-歯周病変	2	2.6	1
不定愁訴	1	1.3	1
歯周炎	1	1.3	0
非歯原性疼痛	1	1.3	0
咬合性外傷	1	1.3	0
計	76	100	20

＊同一歯で重複した原因が同定された症例も含まれる

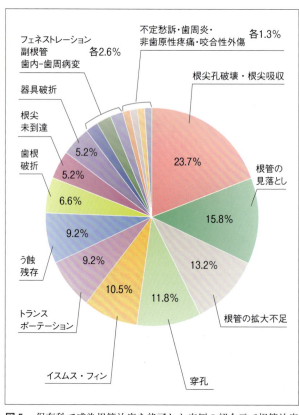

図5 保存科で感染根管治療を終了した症例の紹介元で根管治療が奏効しなかった原因（文献[1]より）．

歯根端切除を実施した6症例の保存科においても難治性と診断された原因は，根尖孔破壊・根尖吸収（3症例），フェネストレーション（1症例），副根管（1症例），トランスポーテーション（1症例）であった（**表6・図6**）．

抜歯に至った18症例の保存科においても難治性と診断された原因は，穿孔（8症例），歯根破折（7症例），根尖孔破壊・根尖吸収（3症例）であった（**表6・図6**）．

ヘミセクション，意図的再植，ならびに接着再建に至った症例の保存科においても難治性と診断された原因は，それぞれ歯内-歯周病変，穿孔，歯根破折であった．

●考　察

1．根尖孔破壊・根尖吸収と根尖孔外バイオフィルム

最も多い紹介元で根管治療が奏効しなかった原因は根尖孔破壊・根尖吸収であった．根尖部には一般的に根尖孔より0.5～1.5mm手前に狭窄部が存在し，根管形成，洗浄，ならびに充填の終点として使用されている．慢性根尖性歯周炎や外傷に関連する外部性歯根吸収，あるいはオーバーインスツルメンテーションにより根尖最狭窄部が破壊されてしまうと，根尖孔の拡大に至る．

根尖孔の拡大は根尖孔外バイオフィルム形成の誘引となる．すなわち，根尖孔外バ

表6　歯根端切除または抜歯に至った症例が保存科においても難治性と診断された原因およびCBCTを使用した症例数[1]

原　因	歯数	割合	CBCTを使用した症例数
歯根端切除			
根尖孔破壊・根尖吸収	3	50.0	0
フェネストレーション	1	16.7	0
副根管	1	16.7	1
トランスポーテーション	1	16.7	1
計	6	100	2
抜歯			
穿孔	8	44.4	1
歯根破折	7	38.9	3
根尖孔破壊・根尖吸収	3	22.2	1
根尖未到達	1	5.6	0
器具破折	1	5.6	1
歯内-歯周病変	1	5.6	0
計	18	100	6

＊同一歯で重複した原因が同定された症例も含まれる

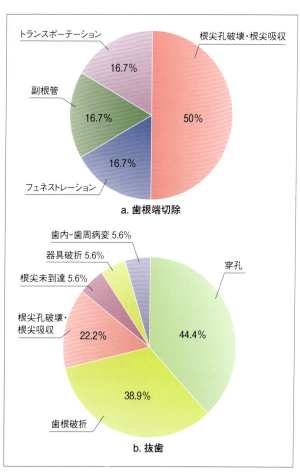

図6　歯根端切除（a）または抜歯（b）に至った症例が保存科においても難治性と診断された原因（文献[1]より）．

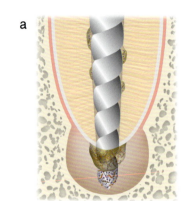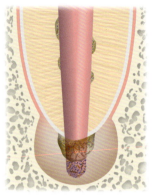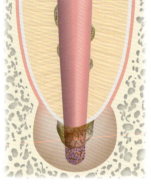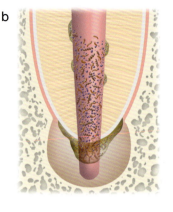

図7 根尖孔外バイオフィルムの形成メカニズム．
aまたはbの仮説が想定される．

イオフィルムは，根管形成時のオーバーインスツルメンテーションや根管充塡時の根管充塡材の逸出により根管に形成されたバイオフィルムを根尖孔外に押し出した場合や，根管内に残存した細菌が崩壊した根尖孔から逸脱した根管充塡材を介して根尖孔外に徐々にバイオフィルム形成を進展させた場合に形成されると考えられる（図7）[16]．

しかしながら，本研究においては根尖孔破壊・根尖吸収が起こっている24症例中18症例において，根管治療のみで症状が改善し，根管充塡を実施していることから，少なくとも根管充塡に至った18症例では根尖孔外バイオフィルムは関与していない可能性が高い．

根尖孔破壊・根尖吸収が起こっている歯は器具や根管充塡材などにより，根尖周囲組織が根管治療中に機械的に刺激されるため，根管内や根尖孔外に明らかな感染源が存在しなくても，垂直打診痛や根尖部の違和感などの不快症状が完全には改善されにくい．それゆえ，難治性であると誤診されやすい．根尖孔破壊・根尖吸収が起こっている症例では，根管長より0.5〜1 mm歯冠側に適切な作業長を設定し直す必要がある．本研究で感染根管治療が終了できた症例は，適切な作業長を設定し直すことにより根尖部の機械的刺激がなくなり，症状が改善されたと考えられる．

根尖孔破壊・根尖吸収があり，歯根端切除や抜歯に至った6症例では，適切な作業長の設定を行っても症状が改善しなかった．したがって，これらの症例においては，根尖孔外バイオフィルムの関与が疑われる．

2．その他の根管治療が奏効しなかった原因

紹介元で根管治療が奏効しなかった原因が，根管の見落とし，根管の拡大不足，イスムス・フィン，トランスポーテーション，根尖未到達，副根管，器具破折であった症例では根管内の残存バイオフィルムの制御に，穿孔や歯根破折，う蝕残存であった症例では残存バイオフィルムと二次感染の両方の制御に失敗している．

紹介元で根管治療が奏効しなかった原因にはう蝕の残存などの初歩的なミスも含まれるが，その多くはCBCTやマイクロスコープの使用により，原因の特定が可能であった（**表5・表6**）．

当科で感染根管治療が終了した76症例のうち，紹介元で根管治療が奏効しなかった原因が根管の見落とし，イスムス・フィン，副根管，ならびにフェネストレーションであったものはそれぞれ12，8，2，2症例であり，そのうち5，3，1，2症例でCBCTを使用していた（**表5**）．

また，マイクロスコープの使用によって，根管の見落としを防ぎ，穿孔，歯根破折，器具破折を確認し適切な処置を施すことができる．現在われわれの診療室では5～7台のマイクロスコープを設置しており，必要に応じて使用している．

当科におけるCBCTおよびマイクロスコープを必要に応じ使用した感染根管治療により，103症例中76症例で症状が改善し，根管治療を終了できたことを考えると，難治症例やRetreatment症例においては，CBCTやマイクロスコープを使用する精密な感染根管治療を実施し，十分に時間をかけて治療することが成功率を向上させる秘訣のようである．

一般開業医において何度根管治療を行っても症状が改善せず，難治性の原因が不明な症例においては，原因探索のために根尖孔破壊や穿孔などの偶発事故が起こる前に，CBCTやマイクロスコープを装備した専門医にご紹介いただくのが賢明であると考える．実際，日本の歯科医院のCBCTやマイクロスコープの普及率は右肩上がりであり，確実に根管治療の診療水準が向上している．

●結　論

本臨床研究より，一般開業医の先生方が感染根管治療を実施し，「難治性根尖性歯周炎」と診断され紹介された症例の多くは根尖孔外バイオフィルム以外の要因が関与していた．外科的処置が必要になった症例や根管充填には至ったが臨床症状が残存した症例の存在を勘案すると，根尖孔外バイオフィルムが関与した可能性はおおむね10%であった．

根尖性歯周炎を治癒に導くために

通常の感染根管治療を行っても症状が改善しない症例に出会ったときには，必要に

応じてCBCTやマイクロスコープを使用し，**表1**に示す要因を1つ1つ確認していくことで，根尖性歯周炎を治癒に導く可能性は高まる．また，根尖孔外バイオフィルムを形成した狭義の「難治性根尖性歯周炎」は，オーバーインスツルメンテーションを避けるなど根尖部付近の根管形成時に細心の注意を払うことで，その発生を最小限に抑えることが可能であると考えられる．

　感染根管治療がうまくいかず難治性であると考えられた原因の多くが，根尖孔外バイオフィルム以外であったという事実は，日本においては，感染根管治療の成功率を改善する余地がまだまだあることを意味している．

参考文献

1）Yamaguchi M, Noiri Y, Itoh Y, Komichi S, Yagi K, Uemura R, Naruse H, Matsui S, Kuriki N, Hayashi M, Ebisu S：Factors that cause endodontic failures in general practices in Japan. BMC Oral Health, 18：70, 2018.

2）de Chevigny C, Dao TT, Basrani BR, Marquis V, Farzaneh M, Abitbol S, Friedman S：Treatment outcome in endodontics: the Toronto study—phases 4: initial treatment. J Endod, 34：258-263, 2008.

3）de Chevigny C, Dao TT, Basrani BR, Marquis V, Farzaneh M, Abitbol S, Friedman S：Treatment outcome in endodontics: the Toronto study—phases 3 and 4: orthograde retreatment. J Endod, 34：131-137, 2008.

4）山口幹代，伊藤勇紀，須崎尚子，堅田千裕，外園真規，川西雄三，増田晃一，伊藤義博，米田直道，岡本基岐，朝日陽子，山田朋美，伊藤祥作，林　美加子：ニッケルチタンファイルFKGレイスによる湾曲根管形成実習の教育効果．日歯保存誌，60：255-261，2017.

5）Noiri Y, Ehara A, Kawahara T, Takemura N, Ebisu S：Participation of bacterial biofilms in refractory and choronic periapical periodontitis. J Endod, 28：679-683, 2002.

6）山口幹代，野杁由一郎：根尖孔外バイオフィルムと根尖性歯周炎の難治化．木ノ本喜史 編：根尖病変—治癒に向けた戦略を究める，41-47，ヒョーロン・パブリッシャーズ，東京，2013.

7）Noguchi N, Noiri Y, Narimatsu M, Ebisu S：Identification and localization of extraradicular biofilm-forming bacteria associated with refractory endodontic pathogens. Appl Environ Microbiol, 71：8738-8743, 2005.

8）Fujii R, Saito Y, Tokura Y, Nakagawa KI, Okuda K, Ishihara K：Characterization of bacterial flora in persistent apical periodontitis lesions. Oral Microbiol Immunol, 24：502-505, 2009.

9）Subramanian K, Mickel AK：Molecular analysis of persistent periradicular lesions and root ends reveals a diverse microbial profile. J Endod, 35：950-957, 2009.

10）Ricucci D, Siqueira JF Jr, Lopes WS, Vieira AR, Rôças IN：Extraradicular infection as the cause of persistent symptoms: a case series. J Endod, 41：265-273, 2015.

11）Ricucci D, Candeiro GT, Bugea C, Siqueira JF JR：Complex apical intraradicular infection and extraradicular mineralized biofilms as the cause of wet canals and treatment failure: report of 2 cases. J Endod, 42：509-515, 2016.

12）Schloss T, Sonntag D, Kohli MR, Setzer FC：A comparison of 2- and 3- dimensional healing assessment after endodontic surgery using cone-beam computed tomographic volumes or periapical radiographs. J Endod, 43：1072-1079, 2017.

13）Setzer FC, Kohli MR, Shah SB, Karabucak B, Kim S：Outcome of endodontic surgery: a meta-analysis of the literature—Part 2: Comparison of endodontic microsurgical techniques with and without the use of higher magnification. J Endod, 38：1-10, 2012.

14）Karabucak B, Bunes A, Chehoud C, Kohli MR, Setzer F：Prevalence of apical periodontitis in endodontically treated premolars and molars with untreated canal: a cone-beam computed tomography study. J Endod, 42：538-541, 2016.

15）Baldassari-Cruz LA, Lilly JP, Rivera EM：The influence of dental operating microscope in locating the mesiolingual canal orifice. Oral Surg Oral Med Oral Pathol Oral Radiol Endod, 93：190-194, 2002.

16）野杁由一郎：根尖性および辺縁性歯周炎に関連するバイオフィルムの実態とその抑制法．日歯保存誌，50：648-650，2007.

TIPs #10

感染根管の無菌化は可能か？無理ならどの程度が目標か？

「2．感染根管における細菌感染の実態」の項で示された象牙細管内への細菌の侵入程度の報告や，美しい組織像で臨床の現実を提示するRicucci Dの「臨床的には病変や症状はないが根管内外には細菌が存在している」との報告[1]を考えると，感染根管治療において，根管を無菌化することは不可能だと感じる．

実際の臨床においては，根管壁の切削を続行すると穿孔や歯根破折の恐れが増すため，歯の保存のためにある程度で根管の切削を止めざるを得ず，感染が完全に除去できたとは思えない状態で根管充填を行う場合もある．そのような症例でも根尖病変の縮小を経験することがあるので，根管内の感染がゼロにならなくても治癒に向かう可能性があることは想像される．実際，感染根管治療により治癒した症例の根管が完全に無菌化されているかと考えると，そうではなく，ある程度以下まで感染が除去されたので，治癒に転じたと考えるほうが妥当であろう．ただし，どの程度の感染源の除去が有効であるかはこれまで示されることはなかった．

この疑問に対する回答となる可能性を持つラットを用いた研究がある．根管長が2.6mmという微細な条件での動物実験モデルの確立を目的とした研究である．その中で，根管内の細菌が75％減少していると，完全に病変が治癒したわけではないが，治療後6週間で根尖病変が有意に縮小したと報告されている．細菌染色により，根尖孔や側枝に細菌の残存が確認されたが，それでも病変は縮小していたのである．

感染源の除去と歯質の保存という相反する目標を両立させて，感染根管治療は行われなければならない．その際，一度感染した根管の無菌化は不可能である，と考えると発想の転換ができるかもしれない．しかし，感染源を減らすことを決して安易に放棄してはならないのは当然である．

（木ノ本喜史）

参考文献

1) Ricucci D, Siqueira JF著，月星光博，泉　英之，吉田憲明監訳：リクッチのエンドドントロジー　その時，歯髄に何が起こっているのか？．クインテッセンス出版，東京，2017.
2) Yoneda N, Noiri Y, Matsui S, Kuremoto K, Maezono H, Ishimoto T, Nakano T, Ebisu S, Hayashi M：Development of a root canal treatment model in the rat. Sci Rep, 7：3315, 2017.

TIPs #11

Retreatment症例の成功率を患者へどのように説明するか？

Retreatment症例の成功率が100%でないことは歯科医師なら常識であるが，患者にとって根の治療が治らないことは想定外であることは想像に難くない．治療を始める前にそのギャップを取り除いておかねば，治癒しなかった場合にトラブルに発展する恐れがある．ただし，単に「治らない可能性があります」と説明するだけでは患者に不安や不信感を与えるだけになる．なんらかの指標となる情報とともに成功率を提示するのが望ましい．

Retreatment症例の成功率を調べた研究として，2004年のGorniらの論文がある．治療後2年間の経過を調べた論文であるが，治療条件による成功率が示されているので，患者説明に利用しやすい（図）．

根管の解剖学的形態が変形しておらず維持されており，術前に根尖病変がなかった症例の成功率は91.6%と高かったが，解剖学的形態が変形しており，術前に根尖病変が存在した症例では，40.0%の成功率であった．

患歯の状態に当てはめた説明が可能で，具体的な成功率を提示することができるので，日常の臨床に引用しやすい研究であり，筆者はしばしば患者説明の資料として用いている．

（木ノ本喜史）

さまざまな状態におけるRetreatmentの成功率

The outcome of endodontic retreatment: a 2-yr follow-up.
Gorni FG, Gagliani MM
J Endod, 30 : 1-4, 2004.

解剖学的形態　維持	86.1%
石灰化 根尖閉鎖 器具破折片 アンダー根充	（＋）：83.9% （－）：91.6%
解剖学的形態　変形	48.3%
トランスポーテーション 根尖吸収 穿孔 ストリッピング 内部吸収	（＋）：40.0% （－）：84.4% ↑ 根尖病変の有無

全体の成功率：69.0%

図　Gorniらの研究の要旨．
Retreatment症例の452歯を2つのグループに分け，さらにそれぞれを9組のサブグループに分けて2年間の予後調査を行った．全体の成功率は，69.0%であった．解剖学的形態が維持しており，術前に根尖病変がなかった症例の成功率は91.6%と高かったが，解剖学的形態が変形しており，術前に根尖病変が存在した症例では，40.0%しか治癒していなかった．

19. 成功率とそこから考える Retreatment のポイント

木ノ本喜史 KINOMOTO Yoshifumi

歯内療法における成功の基準（図1）

Retreatment の成功率が Initial Treatment より低いことは大学の講義で習ったことであろう．ただし，歯内療法の成功率を考えるには，その判定基準を理解しておくことが必要である．

歯内療法が成功したか否かの判断は，歴史的にはエックス線写真による診査結果を基準として評価されてきた．ただし，その内容は Strindberg のようにわずかな歯根膜腔の肥厚も認めない厳密な評価[1]から，PAI (Periapical Index)[2]のように病変の縮小を治癒と認める評価もある．そして最近は，Friedman ら[3]のように臨床的な視点を取り入れた寛大な評価*1 が，診断後の臨床的な判断を考えると好まれる傾向にある．

しかし，歯科用コーンビームCT (CBCT)の利用が一般化したことにより，デンタルエックス線写真による診断の限界も指摘されている（図2）．また，エックス線写真における透過像がすべて病変を意味するわけではないこともあり，エックス線写真を基準として成功か不成功かを判断することは限界があると考えられる．

さらに，「生存率」というエックス線写真などに基づく評価に比べ緩いと考えられる評価も用いられる[4]．これはインプラントの評価において用いられる生存率を意識してのことと思われる．これらを念頭において，これまでの成功率に関する報告を確認していく．

*1　Friedman らの術後評価[3]：
・治癒（Healed）：臨床的にもエックス線的にも正常な状態．
・治癒傾向（Healing）：治癒とは動的な過程であるため，臨床症状がなくエックス線透過像が縮小傾向にある状態．
・治癒不良（Disease）：臨床症状がなくてもエックス線透過像が拡大していたり変化がない状態，あるいは，エックス線像が正常でも臨床症状が存在する状態．

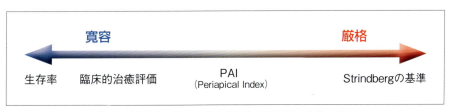

図1　研究論文におけるさまざまな歯内療法の成功の基準．

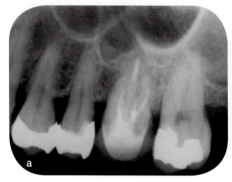
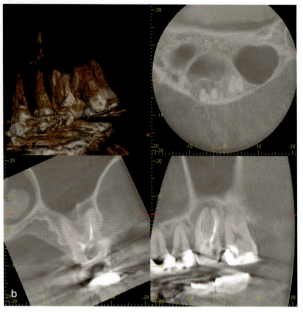

図2　デンタルエックス線写真では異常を認めなかったが，CBCTで根尖病変を認めた症例（54歳女性，|6）．
a：デンタルエックス線写真で根尖部に異常は認めず，臨床症状もなかった．
b：自由診療による補綴物の新製を希望されたため，念のためCBCTを撮影したところ，頬側2根の根尖部に透過像を認めた．

Retreatmentの成功率に関する各種論文

これまでRetreatmentの成功率に関するさまざまな報告があるが，主な臨床研究とレビュー論文を以下に挙げる．

●Retreatmentの成功率を調べたSjögrenらの報告[5]

365名の患者の8～10年の予後を，成功の基準はStrindbergの評価で調査した．Initial Treatmentで根尖部透過像がない場合の成功率は96％以上であり，Initial Treatmentで根尖部透過像がある場合は86％であった．一方，根尖病変を有したRetreatmentは62％の成功率であった．

●Ngらによるシステマティックレビューの論文[6]

2回目の根管治療の成功率を報告していた1961年から2005年までの17論文を基準に基づいて選び，成功率と関連する要因を分析した．再根管治療の成功率は77％であった．予後に影響していた要因は，術前の根尖周囲組織の状態と病変の大きさ，根管充塡の質であった．

●根管形成による形態の変化に着目して成功率を比較したGorniらの報告[7]

452歯のRetreatment症例を根管の解剖学的形態が維持されている場合と維持され

ていない場合の2つのグループに分け，成功の基準はFriedmanらの術後評価で，2年間の予後を報告した．根管の解剖学的形態が維持されていて術前に病変がない場合の成功率は91.6％，病変があった場合は83.8％であった．根管の解剖学的形態が維持されておらず術前に病変がない場合の成功率は84.4％，病変があった場合は40.0％であった．

●歯内療法のレジデントによるRetreatment症例の成功率をまとめたトロントスタディ[8,9]（成功の基準はFriedmanらの術後評価）

Retreatmentの成功率は82％であった．「以前の根管充填の質」と「術前の穿孔」，「最終的な修復が施されていない」の3つの要件に有意な差を認めた．

●非外科的歯内療法と外科的歯内療法の成功率を比較したTorabinejadらのシステマティックレビュー論文[10]

Retreatmentの成功率は2～4年予後で70.9％であったが，4～6年予後では83.0％と上昇した．一方，歯根端切除術の成功率は2～4年予後で77.8％であったが，4～6年予後では71.8％と低下した．

＊

以上のようなこれまでの報告を踏まえると，一般に病変のないInitial Treatmentの成功率が約90％[11] であるのに対し，Retreatmentは約70％と考えられることが多い．

―――――――・―――――――・―――――――

Initial Treatmentに比べてRetreatmentの成功率が低くなる原因を列挙すると，

△：歯冠部歯質が少なく，防湿や仮封が困難

△：歯冠部歯質に微小なクラックが生じており，防湿や仮封が困難

○：Initial Treatmentのときにも見つけられなかった根管やイスムス，フィンなど

△：根管のトランスポーテーション（レッジやジップ，根尖部穿孔など）

△：管外側枝や根尖分岐

○：根管内の充填材やポスト除去が困難

○：以前の根管充填材（ガッタパーチャ）の除去が困難

△：ガッタパーチャ以外の除去困難な以前の根管充填材

○：根管内の器具破折

○：歯根の内部吸収や外部吸収

△：根尖や根中央部の根管壁に生じたクラック

△：根管壁の軟化，脱灰

△：根管壁の象牙細管の感染

○：根管壁の穿孔

△：根尖孔外のバイオフィルム

△：根尖孔外へ押し出された異物

△：以前の治療による根尖孔の破壊や吸収

○：根尖部に生じた炎症による上顎洞への炎症の波及

△：根尖部に生じた炎症による頬側骨の吸収（フェネストレーション）

などが考えられる．

　Retreatmentの途中に上記のさまざまな原因の可能性を考えながら処置を行っても，見つけられる原因と見つけられない原因があることも事実である．それが成功率を低くしているのかもしれない．

　さらに上記の中で，再治療により解決が可能な原因と再治療を行うことに限界がある原因がある．行頭の○の項目に関しては，CBCTやマイクロスコープ，MTAなどの新しい機器や材料の使用により克服が可能な場合もある．しかし，残存する歯質に問題があると考えられる△の項目に関しては対応に限界があり，できる限りの処置を行い歯の延命を図るか，あるいは次の一手を考える必要がある．ただし，治療が困難な原因を克服できるかどうかは，治療環境や術者により異なるので，一概には決めることはできない．

　また，Retreatmentの基本は，根管系から効率的に感染源を除去して，新たな感染を招かないことであるが，一度細菌に侵された象牙質の完全な無菌化は困難である[12]とされている．このように困難な状況であるRetreatmentであっても，成功率が約70%ということは4本に3本は予後が良いとも考えられるが，これは器具や薬液が届く主根管は機械－化学的な清掃により完全な感染源の除去を行い，器具や薬液が及ばない根管壁の象牙質に対しては，感染源の埋葬（entombment）・化石化（fossilization）[13]が達成されているからであろう．

　Retreatmentは与えられた歯の状態で処置を行うことが求められるため，不利な条件での歯の治療となる．野球でたとえるなら敗戦処理投手に近い役回りであり，いかに早急な敗戦，つまり抜歯を避けるかが目標になる．それを考えると，先発投手の役目を果たすInitial Treatmentの責任が重要であることも理解できるのではないだろうか．

経過が不良なRetreatment症例への対応

　以上のように，Retreatmentの成功率は4本に1本程度はうまくいかないことを示している．そこで経過が良好でない症例も出てくるが，Retreatmentの症例を治療してもエックス線透過像に望ましい変化が見られない場合，その歯に対する次の一手としては，経過観察，再治療，外科的歯内療法，抜歯―再植，抜歯の5つの方法が考えられる．

　Orstavikは術前に病変が存在した場合，1年で89%が治癒傾向を示し，完全に治癒

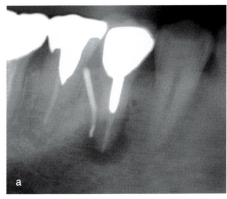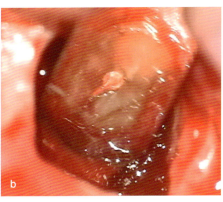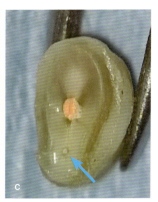

図3 ４| に対して歯根端切除術を行った症例（37歳女性）．
根管充塡材は根尖近くまで届いていた．歯根端切除術を行ったところ，根尖から3mm辺りから根管が2つに分かれていた（c：青矢印が切断した根尖の断面に現れた舌側根管）．根管を経由した再根管治療によって，舌側根管にアプローチすることは非常に困難であると思われた．

するまでには4〜5年かかると報告している[14]．一方，根尖部の透過像の変化は数年単位のレベルで続くとの報告もある[15,16]ので，ある一定の期間を経過してまだ透過像が存在したとしても，臨床症状がないのであれば，早急に再治療や外科的な処置に進む必要は低く，経過観察を行うのが最善の手かもしれない．

再治療は，以前の治療に何らかの改善を加えられる場合や新たな機器や材料が使用できる状況になったのであれば，考慮してもよいのかもしれない．偏心投影のデンタルエックス線写真による診断で隠れていた根管が見つかったり，CBCTやマイクロスコープを導入してさらに高いレベルで感染源の探索ができるようになったりした場合である．あるいは，専門医に紹介するのもよいかもしれない．新たな方策なしに，根管充塡を外して根管壁を切削し貼薬するだけの再治療は，歯の寿命を縮めがちであるので，どのような目的を持って再治療を行うのかを明確にしてから手がけるべきである．

歯根端切除術などの外科的歯内療法は，Endodontic Microsurgeryを行えば90%以上の成功率が報告されている[17]．しかし，外科的歯内療法の成功率は時間の経過と共に低下する傾向があることが報告されている[10]ので，臨床症状はないがエックス線写真による診査で透過像を認めたからというだけの理由で，外科的処置を急ぐ必要はないと考えられる．ただし，外科的歯内療法が必要であると考えられる症例が存在することも確実である（**図3**）．また，歯根破折を伴い，歯根周囲の骨が吸収して抜歯後に歯槽骨の陥凹の恐れがある場合を除いては，臨床症状がなければ，抜歯─再植や抜歯をすぐに適用する必要もないであろう．

一方，エックス線透過像の残存だけでなく，臨床症状がある場合はその程度により，術者の力量と診療環境や再治療による治癒の可能性，患者の意向などを勘案して総合的に判断することが望ましい．

各国の歯内療法の状況

　国や地域別の根管充塡の状況について多くの報告がある[18]（**表1**）．それらのデータを見ると，ほぼすべての国において良好な根管充塡や修復は低い割合を示している．歯内療法の先進国と考えられている米国においても，歯内療法の多くの症例は一般開業医が行っているため，専門医とは技量の差があり，一般の患者を対象としたデータではそれほど良い結果が出ているわけではない．したがって，基本的に歯内療法は難しい処置なのである．さらに，歯内療法の専門性が多くの国で認められていることは，一般歯科診療の中で歯内療法が特別な知識とトレーニングが必要な分野であることの現れであろう．そうすると，ある国全体で歯内療法のレベル，つまり成功率を上げるためには，専門医を増やすか，一般開業医の治療レベルを専門医レベルに近づけることが必要となる．しかし，専門医を増やすことは，競争が激しくなることや専門性を否定することにもなるので，現実問題として困難である．したがって，一般開業医の治療レベルを専門医レベルに近づけることが望まれるが，わが国においては治療費の問題が存在する．

　先進国の専門医の治療レベルを目指すと，1日の診療人数は10人以下となる．そこから専門医の歯内療法の治療費を設定すると，保険診療の歯内療法の治療費の10倍以上が妥当な料金設定になる．現在，日本で自由診療で歯内療法専門医を名乗っておられる先生の料金もその程度であると聞いている．さらにその料金を本人負担の金額で考えると，本人3割負担の患者なら，自由診療で専門医の治療を受けるには保険診療の支払い額の約33倍，1割負担の患者なら100倍の支払い額となる．治療レベルに差

表1　諸外国の根管治療と修復治療についてのこれまでの報告[18]

国	発表者（発表年）	適正な歯内療法（%）	適正な修復治療（%）
韓国	Song et al（2014）[18]	35.6	68.6
コロンビア	Moreno et al（2013）[19]	33.2	39.9
フランス	Tavares et al（2009）[20]	19.1	54.1
ギリシャ	Georgopoulou et al（2008）[21]	42.5	45.5
ブラジル	Siqueira et al（2005）[22]	56.9	46.7
カナダ	Dugas et al（2003）[23]	38.9	42.3
ベルギー	Hommez et al（2002）[24]	34.3	67.4
ノルウェー	Tronstad et al（2000）[25]	50.5	66.2
米国	Ray and Trope（1995）[26]	50.2	64.2

があるので，それに対する料金の違いは当然と考えたとしても，一般の国民がこの差を理解することは困難かもしれない．ただし，基本となる保険診療の料金設定があり得ないほど低いことを考え，保険診療と比較するのでなく，他の価値（たとえば歯自体の価値，1本3,000円程度の治療で10年使えますか？　消耗品でなく毎日使うものが数千円で何年も使えますか？）と比べると，自ずと先進国の専門医の料金に近いものになるであろう．そして，しっかりとした治療を理解することにより，国民の歯を大切にしようという意識も高まることが期待できる．

Retreatmentの成功率からわかること

　Retreatmentの成功率を見てわかることは，抜髄 Initial Treatmentとは違い，根管系の感染を前提として認識することの重要性である．根管は表面がスムーズな円形の筒ではなく，彎曲やくぼみがある，さらに根管壁が象牙質という軟らかく，象牙細管を含む多孔性の材質でできている．この両者を合わせて考えると，感染した根管から感染源を完全に取り除いて無菌化することは，限りなく不可能に近いといわざるを得ない．「根管を無菌化する」という目標は立てるものの，抜歯して歯をオートクレーブにかければ別であろうが，口腔内での達成は困難であろう．

　それでも，70％以上の成功率が報告されていることや，マイクロスコープやCBCTを使用すればより高い成功率が期待できる報告が出てきていることを勘案すると，細菌の埋葬や化石化を含めて可能な限り根管内から感染源を除去あるいは閉じ込めることが現実的な対応であろう．もちろん，治療中の新たな感染源の侵入や根管充填後のコロナルリーケージの防止など，トータルで根管への感染制御を考慮することはいうまでもない．

　歯内療法においては成功率を考慮した治療計画を立てることが必要であり，さらにその成功率を高める努力を日々続けることが歯科医師として当然求められる．Retreatmentの成功率を意識して診療の個々のポイントを見直し，さらに高い成功率を目指した診療の実践に本項が役立つことを期待したい．

参考文献

1) Strindberg LZ：The dependence of the results of pulp therapy on certain factors. An analytic study based on radiographic and clinical follow-up examination. Acta Odontol Scand, 14（Suppl 21), 1956.
2) Ørstavik D, Kerekes K, Eriksen HM：The periapical index: a scoring system for radiographic assessment of apical periodontitis. Endod Dent Traumatol, 2：20-34, 1986.
3) Friedman S, Mor C：The success of endodontic therapy--healing and functionality. J Calif Dent Assoc, 32：493-503, 2004.
4) Salehrabi R, Rotstein I：Endodontic treatment outcomes in a large patient population in the USA: an epidemiological study. J Endod, 30：846-850, 2004.
5) Sjögren U, Hagglund B, Sundqvist G, Wing K：Factors affecting the long-term results of endodontic treatment. J Endod, 16：498-504, 1990.
6) Ng YL, Mann V, Gulabivala K：Outcome of secondary root canal treatment: a systematic review of the literature. Int Endod J, 41：1026-1046, 2008.

7 ） Gorni FG, Gagliani MM：The outcome of endodontic retreatment: a 2-yr follow-up. J Endod, 30：1-4, 2004.

8 ） Farzaneh M, Abitbol S, Friedman S：Treatment outcome in endodontics: the Toronto study - Phases I and II: orthograde retreatment. J Endod, 30：627-633, 2004.

9 ） de Chevigny C, Dao TT, Basrani BR, Marquis V, Farzaneh M, Abitbol S, Friedman S：Treatment outcome in endodontics: the Toronto study - phases 3 and 4: orthograde retreatment. J Endod, 34：131-137, 2008.

10） Torabinejad M, Corr R, Handysides R, Shabahang S：Outcomes of nonsurgical retreatment and endodontic surgery: a systematic review. J Endod, 35：930-937, 2009.

11） 石井　宏, 清水花織：Initial Treatment（特に抜髄処置）の成功率とそこから導かれる臨床のポイント. 木ノ本喜史 編：抜髄 Initial Treatment, 375-392, ヒョーロン・パブリッシャーズ, 東京, 2016.

12） Matsuo T, Shirakami T, Ozaki K, Nakanishi T, Yumoto H, Ebisu S：An immunohistological study of the localization of bacteria invading root pulpal walls of teeth with periapical lesions. J Endod, 29：194-200, 2003.

13） Yoo JS, Chang SW, Oh SR, Perinpanayagam H, Lim SM, Yoo YJ, Oh YR, Woo SB, Han SH, Zhu Q, Kum KY：Bacterial entombment by intratubular mineralization following orthograde mineral trioxide aggregate obturation: a scanning electron microscopy study. Int J Oral Sci, 6：227-232, 2014.

14） Orstavik D：Time-course and risk analyses of the development and healing of chronic apical periodontitis in man. Int Endod J, 29：150-155, 1996.

15） Molven O, Halse A, Fristad I, MacDonald-Jankowski D：Periapical changes following root-canal treatment observed 20-27 years postoperatively. Int Endod J, 35：784-790, 2002.

16） Fristad I, Molven O, Halse A：Nonsurgically retreated root filled teeth: radiographic findings after 20-27 years. Int Endod J, 37：12-18, 2004.

17） Setzer FC, Shah SB, Kohli MR, Karabucak B, Kim S：Outcome of endodontic surgery: a meta-analysis of the literature -part 1: Comparison of traditional root-end surgery and endodontic microsurgery. J Endod, 36：1757-1765, 2010.

18） Song M, Park M, Lee CY, Kim E：Periapical status related to the quality of coronal restorations and root fillings in a Korean population. J Endod, 40：182-186, 2014.

19） Moreno JO, Alves FR, Goncalves LS, et al：Periradicular status and quality of root canal fillings and coronal restorations in an urban Colombian population. J Endod, 39：600-604, 2013.

20） Tavares PB, Bonte E, Boukpessi T, et al：Prevalence of apical periodontitis in root canal-treated teeth from an urban French population: influence of the quality of root canal fillings and coronal restorations. J Endod, 35： 810-813, 2009.

21） Georgopoulou MK, Spanaki-Voreadi AP, Pantazis N, et al：Periapical status and quality of root canal fillings and coronal restorations in a Greek population. Quintessence Int, 39：e85-92, 2008.

22） Siqueira JF, Rocas IN, Alves FRF, et al：Periradicular status related to the quality of coronal restorations and root canal fillings in a Brazilian population. Oral Surg Oral Med Oral Pathol Oral Radiol Endod, 100：369-374, 2005.

23） Dugas NN, Lawrence HP, Teplitsky PE, et al：Periapical health and treatment quality assessment of root-filled teeth in two Canadian populations. Int Endod J, 36：181-192, 2003.

24） Hommez GM, Coppens CR, De Moor RJ：Periapical health related to the quality of coronal restorations and root fillings. Int Endod J, 35：680-689, 2002.

25） Tronstad L, Asbjornsen K, Doving L, et al：Influence of coronal restorations on the periapical health of endodontically treated teeth. Endod Dent Traumatol, 16：218-221, 2000.

26） Ray HA, Trope M：Periapical status of endodontically treated teeth in relation to the technical quality of the root filling and the coronal restoration. Int Endod J, 28：12-18, 1995.

TIPs #12

コロナルリーケージとその予防

　Retreatment症例の予後には根管充填までの感染制御だけでなく，充填後の支台築造を含む修復処置も大きく関係する．いわゆる「歯冠側からの漏洩」（コロナルリーケージ）である．コロナルリーケージについては，本シリーズ既刊の『抜髄 Initial Treatment』の第22項を参照していただき，本項ではRetreatment症例に関する内容を追加する．

　Initial Treatmentでは，髄腔や根管の拡大形成は最小限に済ませるので，ポスト形成時に過剰な削除を避けることが重要とされる．一方，Retreatment症例においては，う蝕や軟化象牙質の除去により根管充填時にはすでに歯冠部の歯質が少なく，根管壁が薄くなっていることが多い．したがって，支台築造が髄腔内保持形態のコア部だけで十分なことは少なく，根管内のポストに維持を求める場合も多い．

　大臼歯において残根に近い状態でフェルールがほとんどとれない歯の修復を想定する（もちろん，歯肉切除術や根尖側移動術，挺出術などが行えればよいが，日常の臨床ではそのまま修復せざるを得ない場面も多い）と，ポストの配置と接着界面の２つに注意する必要がある．

　ポストの材質に関しては，メタルとファイバーポストのいずれが有用か未だ結論は得られていないが，残存歯質が薄くなった歯を考えると，メタルは象牙質と弾性率が大きく異なるため咬合力により歯質の破折を招きやすいと想像される．そこで，弾性率の点から考えてファイバーポストが有利であると考えている．一方，ファイバーポストの弱点としては側方への柔らかさがある．咬合力に対して抵抗できずたわみすぎるのである．そのためには複数本のファイバーポストの使用とその配置が重要と考えられる．また，残存歯質が少なくなるとポストの入っていない根に応力が集中して破折しやすいとの報告もあるので，すべての根管にファイバーポストを挿入することが，側方への応力だけでなく，垂直方向の応力（ポストに対して圧縮方向になる）に対しても有効と考えられる．以上の点を克服するために，間接法のファイバーポストを用いた分割コアが有効であると筆者は考え，しばしば臨床において使用している（図１）．

　さらに，感染除去により髄腔や根管が大きく形成されていると，根管充填されたガッタパーチャの断面積が相対的に広くなる．接着性材料であってもガッタパーチャには接着しない．そこでなるべく，ガッタパーチャとポストとの接触面積を狭くする工夫が必要になる（図２）．

　その他，根管充填後も支台築造が完了するまでは根管治療が継続していると考え感染制御を怠らないことや，根管充填後の速やかな修復処置，正確で確実な接着処理など，コロナルリーケージを念頭においた処置がRetreatment症例の予後成績に影響することを忘れてはならない．

（木ノ本喜史）

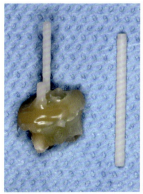
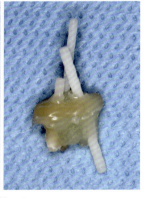

図１　ファイバーポストの分割コア．
金属の場合は鋳造が２回必要となり，分割コアの作成は煩雑であるが，ファイバーポストの場合はそれほど手間は変わらない．

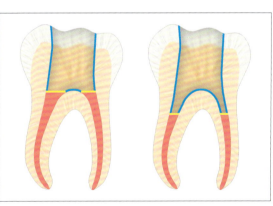

図２　ガッタパーチャとレジンは接着しない．積層充填を行うことはもちろん有効であるが，窩洞の表面積に占めるガッタパーチャの面積を減らすことも重要である．具体的には根管口の奥までガッタパーチャを掘り込むこと（右）で，ガッタパーチャの表面積が減り，象牙質の根管壁の表面積が増す．

TIPs #13

糖尿病と歯内療法との関連

糖尿病と歯周病には関連があることは広く知られており，日本歯周病学会は，2009年から『糖尿病患者に対する歯周治療ガイドライン』を刊行している．そして，2014年の改訂第2版では，「糖尿病になると歯周病になりやすいですか？」，「糖尿病は歯周病を悪化させますか？」のCQに対してエビデンスレベル2をつけ，「糖尿病は歯周病の発症リスクを上げると考えてよい」と記載してある．

一方，感染根管治療を行う際の診断名で日常よく該当するのは，「慢性根尖性歯周炎」である．歯内療法において術者が行うのは，根管内の感染源の除去であり，病変が縮小するのは自己の免疫力により生体が治癒に導くからである．したがって，歯周病と同じく，糖尿病による免疫系機能障害，末梢血管循環障害，創傷治癒遅延などが，根尖性歯周炎の治癒を阻害する．

糖尿病と根尖病変の存在を調べたシステマティックレビューとメタアナリシスでは，根管治療の既往のある歯において歯周病罹患者には有意に多くの根尖病変が存在すると結論付けている[1]．また，糖尿病患者のほうが根管治療を受けた歯が抜歯される確率が有意に高いと報告されている[2]．

2012年の厚生労働省の調査によると，糖尿病は国民の5人に1人以上が患者かその予備軍といわれている．糖尿病罹患者では，感染源を根管内から除去しても根尖部の治癒機転が働くのに時間がかかる可能性もある．根管充填後の診査において，エックス線写真で根尖部透過像の縮小が遅い，あるいは残存する場合は，全身状態を勘案して判断することが大切である．

（木ノ本喜史）

参考文献

1）Segura-Egea JJ, Martín-González J, Cabanillas-Balsera D, Fouad AF, Velasco-Ortega E, López-López J：Association between diabetes and the prevalence of radiolucent periapical lesions in root-filled teeth: systematic review and meta-analysis. Clin Oral Investig, 20：1133-1141, 2016.

2）Cabanillas-Balsera D, Martín-González J, Montero-Miralles P, Sánchez-Domínguez B, Jiménez-Sánchez MC, Segura-Egea JJ：Association between diabetes and nonretention of root filled teeth: a systematic review and meta-analysis. Int Endod J, 52：297-306, 2019.

索　引

【あ行】

アスペルギルス　*40, 42*
アペキシフィケーション　*148*
アペキソゲネシス　*148*
アンダーカット　*114, 115*
イージークラウンリムーバー　*88*
イスムス　*66, 110, 114, 115, 116, 161, 124*
意図的再植術　*66*
インターナル・アピコエクトミー（Internal Apicoectomy）　*122, 209*
ヴェイパーロック（vapor lock）　*130*
う蝕円錐　*110*
う蝕検知液　*97, 111, 121*
エチレンジアミン四酢酸（EDTA）　*32, 50, 129*
エックス線潜伏期　*73*
エナメル上皮腫　*178*
エプスタイン・バー・ウイルス（EBV）　*45, 46*
オートインデューサー　*28*
押し出し症例　*138*
オトガイ孔　*79*
音波洗浄　*132*

【か行】

カーバイドバー　*86, 90, 91*
外歯瘻　*69*
外套象牙質（mantle dentin）　*12*
外部吸収　*233*
化学的器械的根管形成（chemo-mechanical root canal preparation）　*31*
隔壁　*104*
過酸化水素水　*128*
下歯槽神経損傷　*79*
化石化（fossilization）　*39, 120, 121, 122, 234, 237*
兼松式合釘抜去鉗子　*91*
カルシペックス　*155*
カンジダ　*42*

カンジダ（*Candida albicans*）菌　*42, 138*
カンジダディテクター　*49*
冠状断　*72*
器具破折片　*230*
キャビテーション（効果）　*132, 133*
球間象牙質／球間区　*12*
菌交代現象　*44*
均等塗抹法　*180*
クオラムセンシング　*28, 44*
クラウンダウン（法）　*109, 122, 124, 159, 210*
「クラウンダウン」攻略法　*123*
クロロフォルム　*96*
ケイ酸カルシウム　*164*
原生象牙質（primary dentin）　*12*
口蓋乳頭嚢胞（cyst of the palatine papilla）　*81*
硬化象牙質（sclerosed dentin）　*12, 18*
咬合性外傷　*126*
咬合調整　*126*
抗真菌薬　*40, 50*
光線力学治療　*195*
光線力学療法（PDT）　*50, 190*
硬組織誘導能　*147*
コーンビーム CT（CBCT）　*222*
コロナルリーケージ　*161, 239*
根管狭窄　*112*
根管内吸引洗浄　*133*
根管内細菌培養法　*180*
根管内バイオフィルム　*28*
根管内培養法　*121*
根尖吸収　*230*
根尖孔外バイオフィルム　*219, 233*
根尖孔破壊　*226*
根側病変　*153*

【さ行】

再生療法の三要素　*162*

サイトメガロウイルス（CMV）　*45, 48*
酸化亜鉛　*40*
次亜塩素酸ナトリウム液　*31, 50, 128*
歯科用マイクロスコープ　*223*
軸位断　*72*
死腔　*145*
歯根吸収　*157*
歯根振盪　*74*
歯根端切除術　*66, 235*
矢状断　*72*
歯性上顎洞炎　*75, 76*
自然孔　*40*
湿潤養生　*172*
死帯（dead tract）　*15*
歯肉切除術　*178, 239*
修復象牙質（reparative dentin）　*12, 16*
上顎洞　*75*
上顎洞アスペルギルス症　*40*
上顎洞隔壁　*79*
上顎洞骨隆起　*77*
真菌　*42*
真性嚢胞　*65*
水硬性セメント　*139*
水酸化カルシウム製剤　*136*
髄周象牙質（circumpulpal dentin）　*12*
スミヤー層　*22*
スミヤープラグ　*22*
静止性骨空洞　*178*
生存率　*231*
生物学的幅径　*178*
切歯管　*81*
切歯管嚢胞（incisive canal cyst）　*81*
穿孔　*62, 159, 230*
全周ファイリング　*111, 114, 115, 119, 160, 124*
走化性　*39*
象牙前質（predentin）　*12*
側枝　*120*
側方－垂直加圧根管充塡法　*161*
ソフトレーザー　*190*

【た行】

第三象牙質（tertiary dentin）　*12, 15, 16*

ダブルドライバーテクニック（DDT）　*92*
ダブルバイブレーションテクニック（DVT）　*89, 91*
炭酸ガスレーザー（CO₂レーザー）　*191*
炭酸カルシウム　*155*
超音波洗浄　*132*
電磁波根尖療法（EMAT）　*202*
伝染性単核球症　*46*
デンティンブリッジ　*148*
樋状根　*118, 119*
糖尿病　*240*
透明象牙質　*12, 18*
ドーナッツの法則　*112*
塗抹細胞診　*180*
トランスポーテーション　*62, 119, 120, 124, 230, 233*

【な行】

内歯瘻　*69*
内部吸収　*230, 233*
ニシカジーピーソルベント　*96*

【は行】

ハードレーザー　*190*
バイオセラミックス　*122, 163*
バイオフィルム　*28, 35, 44, 65, 110, 121, 124, 141, 218*
半導体レーザー　*189*
反応象牙質（reactionary dentin）　*12, 16*
光殺菌治療　*195*
光重合軟性レジン仮封材　*102*
鼻口蓋管嚢胞（nasopalatine duct cyst）　*81, 178*
非歯原性病変　*178*
ファイバーポスト　*90, 239*
フィン　*110, 114, 115, 117, 124, 161*
フェネストレーション（開窓）　*73, 234*
フェノール製剤　*140*
フェルール（効果）　*57, 60, 105, 239*
副オトガイ孔　*79*
フッ化ジアミン銀液　*142*
ブラキシズム　*126*
プレカーブ　*119*
プロテーパーリトリートメント　*96*

分割コア　*239*
分離塗抹法　*180*
偏心投影法　*72*
ホルムアルデヒド製剤　*140*

【ま行】

埋葬（entombment）　*30, 39, 120, 121, 122, 234, 237*
マイナスドライバー　*87, 93*
無貼薬　*142*

【や行】

ユーカリソフトプラス　*96*
ヨード　*155*
ヨード製剤　*142*

【ら行】

ラバーダム防湿法　*99*
リトルジャイアント　*91*
臨界pH　*14, 15*
レーザー　*187*
レッジ　*62*
老化架橋（AGEs）　*20*
瘻孔（sinus tract）　*69, 122*

【わ行】

ワムキー クラウンリムーバー　*88*

【英文・欧文】

acoustic streaming　*132*
advanced glycation end products（AGEs）　*20*
ALARA の原則　*70*
apical impression technique　*145*
Candida albicans　*43, 138*
CBCT　*222*
CBCT の利用指針　*70*
chemo-mechanical root canal preparation　*31*
circumpulpal dentin　*12*
CO_2 レーザー　*191*
cyst of the palatine papilla　*81*
cytomegalovirus（CMV）　*45, 48*
DDT　*92*

dead tract　*15*
DVT　*89, 91*
D-レイス　*96*
EDTA　*32, 50, 129*
EMAT　*202*
Endodontic Microsugery　*235*
Enterococcus faecalis　*33, 42, 138, 192, 202*
entombment　*30, 39, 120, 121, 122, 234, 237*
Epstein-Barr virus（EBV）　*45, 46*
Er:YAG レーザー　*191*
fossilization　*39, 120, 121, 122, 234, 237*
GPR　*96*
GP リムーバー スピアー　*96, 161, 212*
H_2O_2　*129*
incisive canal cyst　*81*
Internal Apicoectomy　*122, 209*
Kakehashi 論文　*162*
mantle dentin　*12*
manual dynamic agitation（MDA）　*131*
mineral trioxide aggregate（MTA）　*163*
MTA セメント　*161*
nasopalatine duct cyst　*81, 108*
Nd:YAG レーザー　*188*
O・K マイクロエキスカ　*212*
passive ultrasonic irrigation（PUI）　*133*
Periapical Index（PAI）　*231*
photodynamic therapy（PDT）　*50, 190*
Porphyromonas gingivalis　*48*
predentin　*12*
primary dentin　*12*
reparative dentin　*12, 16*
sclerosed dentin　*12, 18*
sinus tract　*69, 122*
sodium hypochlorite accident　*128*
Strindberg の基準　*54*
tertiary dentin　*12, 15, 16*
tunnel defect　*148*
vapor lock　*130*
water-rich MTA plug technique（WRMP）　*171*

執筆者一覧 （掲載順）

● **木ノ本喜史** *KINOMOTO Yoshifumi*
医療法人豊永会　きのもと歯科
〒564-0072　大阪府吹田市出口町28-1
ラガール豊津1F

● **新野侑子** *SHINNO Yuko*
大阪大学大学院歯学研究科　口腔分子感染制御学講座
（歯科保存学教室）
〒565-0871　大阪府吹田市山田丘1-8

● **林 美加子** *HAYASHI Mikako*
大阪大学大学院歯学研究科　口腔分子感染制御学講座
（歯科保存学教室）　教授
〒565-0871　大阪府吹田市山田丘1-8

● **中西　正** *NAKANISHI Tadashi*
徳島大学大学院医歯薬学研究部　歯科保存学分野
准教授
〒770-8504　徳島県徳島市蔵本町3-18-15

● **松尾敬志** *MATSUO Takashi*
徳島大学名誉教授
〒770-8504　徳島県徳島市蔵本町3-18-15

● **武市　収** *TAKEICHI Osamu*
日本大学歯学部　歯科保存学第Ⅱ講座　准教授
〒101-8310　東京都千代田区神田駿河台1-8-13

● **山本信一** *YAMAMOTO Shinichi*
医療法人社団　山本歯科クリニック
〒665-0816　兵庫県宝塚市平井1-4-18
ミキビル2F

● **柴田直樹** *SHIBATA Naoki*
愛知学院大学歯学部　歯内治療学講座　講師
〒464-8651　愛知県名古屋市千種区末盛通2-11

● **中田和彦** *NAKATA Kazuhiko*
愛知学院大学歯学部　歯内治療学講座　教授
〒464-8651　愛知県名古屋市千種区末盛通2-11

● **和達礼子** *WADACHI Reiko*
マンダリンデンタルオフィス
〒160-0022　東京都新宿区新宿5-17-6
花園ビル1F

● **前田英史** *MAEDA Hidefumi*
九州大学大学院歯学研究院　口腔機能修復学講座
歯科保存学研究分野　教授
〒812-8582　福岡県福岡市東区馬出3-1-1

● **友清　淳** *TOMOKIYO Atsushi*
九州大学病院　歯内治療科　講師
〒812-8582　福岡県福岡市東区馬出3-1-1

● **須藤　享** *SUDO Susumu*
医療法人くすのき　南光台歯科医院
〒981-8003　宮城県仙台市泉区南光台2-15-24

● **吉岡俊彦** *YOSHIOKA Toshihiko*
吉岡デンタルキュア
〒730-0051　広島県広島市中区大手町1-8-17
木定ビル3F

● **紅林尚樹** *KUREBAYASHI Naoki*
くればやし歯科医院
〒223-0053　神奈川県横浜市港北区綱島西3-10-18

● **山田嘉重** *YAMADA Yoshishige*
奥羽大学歯学部　歯科保存学講座　教授
〒963-8611　福島県郡山市富田町字三角堂31-1

● **十河基文** *SOGO Motofumi*
大阪大学大学院歯学研究科
イノベーティブ・デンティストリー戦略室　教授
〒565-0871　大阪府吹田市山田丘1-8

● **富永敏彦** *TOMINAGA Toshihiko*
医療法人とみなが歯科医院
〒771-0360　徳島県鳴門市瀬戸町明神字下本城197-3
北海道大学大学院歯学研究院　口腔健康科学分野
歯周・歯内療法学教室

● **多田瑛一朗** *TADA Eiichiro*
医療法人とみなが歯科医院
〒771-0360　徳島県鳴門市瀬戸町明神字下本城197-3
北海道大学大学院歯学研究院　口腔健康科学分野
歯周・歯内療法学教室

● **高比良一輝** *TAKAHIRA Kazuki*
医療法人とみなが歯科医院
〒771-0360　徳島県鳴門市瀬戸町明神字下本城197-3

● **菅谷　勉** *SUGAYA Tsutomu*
北海道大学大学院歯学研究院　口腔健康科学分野
歯周・歯内療法学教室　准教授
〒060-8586　北海道札幌市北区北13条西7丁目

● **長尾大輔** *NAGAO Daisuke*
長尾歯科
〒312-0032　茨城県ひたちなか市津田2598-1

● **山口幹代** *YAMAGUCHI Mikiyo*
大阪大学大学院歯学研究科　口腔分子感染制御学講座
（歯科保存学教室）
〒565-0871　大阪府吹田市山田丘1-8

● **野杁由一郎** *NOIRI Yuichiro*
新潟大学大学院医歯学総合研究科　口腔健康科学講座
う蝕学分野　教授
〒951-8514　新潟県新潟市中央区学校町通二番町5274

編者

木ノ本　喜史（きのもと　よしふみ）

略　歴

1987年3月　大阪大学歯学部　卒業

1992年3月　大阪大学大学院歯学研究科　修了

1997年11月　米国テキサス大学サンアントニオ校歯学部に
　　　　　　留学

2001年4月　文部科学教官（大阪大学・講師）

2005年9月　きのもと歯科を開設

2009年4月　大阪大学歯学部臨床教授

診療所

〒564-0072　大阪府吹田市出口町28-1　ラガール豊津1F
　　　　　　医療法人豊永会　きのもと歯科

Principles of Retreatment in Endodontics

Editor：Yoshifumi Kinomoto, D.D.S., Ph.D

HYORON Publishers Inc., Tokyo, Japan, 2019

本書の複製権・公衆送信権（送信可能化権を含む）は，（株）ヒョーロン・パブリッシャーズが保有します．本書を無断で複製する行為（コピー，スキャン，デジタルデータ化など）は，著作権法上の限られた例外（私的使用のための複製）を除き禁じられています．また私的使用に該当する場合でも，請負業者等の第三者に依頼して上記の行為を行うことは違法となります．

JCOPY ＜（社）出版者著作権管理機構　委託出版物＞
本書を複製される場合は，そのつど事前に（社）出版者著作権管理機構（Tel 03-3513-6969, Fax 03-3513-6979, e-mail：info@jcopy.or.jp）の許諾を得てください．

歯内療法 成功への道

感染根管治療 Retreatment
―感染制御の要点を知る

2019年6月12日　第1版第1刷発行　　　　　　＜検印省略＞

編著者　**木ノ本喜史**

発行者　**高津征男**

発行所　**株式会社ヒョーロン・パブリッシャーズ**

〒101-0048　東京都千代田区神田司町2-8-3　第25中央ビル
TEL 03-3252-9261〜4　振替 00140-9-194974
URL：http://www.hyoron.co.jp　E-mail：edit@hyoron.co.jp
印刷・製本：錦明印刷

©KINOMOTO Yoshifumi, et al. 2019 Printed in Japan
ISBN978-4-86432-051-1　C3047
落丁・乱丁本は書店または本社にてお取り替えいたします．

歯内療法 成功への道

歯内療法を楽しく，やさしい治療にするために！

臨床根管解剖
基本的知識と歯種別の臨床ポイント

著　木ノ本喜史

■多様な形態を示す根管のバリエーションを，文献資料とわかりやすいイラストにより歯種ごとに明示！

【内容紹介】
- 序　章　"臨床"歯内療法学に求められる「項目」とは？
- 第Ⅰ章　歯内療法の成功に向けて
  歯内療法を成功に導く診査・診断とは／臨床研究をどう評価し，参考にするか／歯内療法の原則／歯内療法において必要な知識／歯内療法の成功に向けて
- 第Ⅱ章　歯内療法に求められる「知識」とその理解
  "臨床"根管解剖の基本知識／トランスポーテーション (transportation) ／根管解剖を考慮した効率的な感染根管の攻略法
- 第Ⅲ章　臨床根管解剖（上顎編）
  上顎前歯／上顎犬歯／上顎小臼歯／上顎大臼歯
- 第Ⅳ章　臨床根管解剖（下顎編）
  下顎前歯／下顎犬歯／下顎小臼歯／下顎大臼歯（近心根，遠心根，樋状根）

A4変判・184頁・オールカラー・定価（10,000円+税）

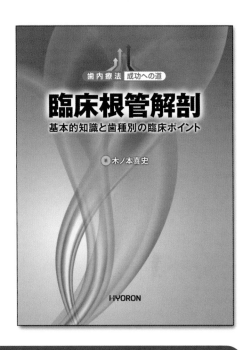

病態の真実を知り，適切に対応するために！

根尖病変
治癒へ向けた戦略を究める

編著　木ノ本喜史

執筆者一覧（掲載順）
下野正基／石井信之／山口幹代／野杁由一郎／阿部　修／加藤広之／牛窪敏博／澤田則宏／朝日陽子／林　美加子／横尾　聡／小川　将／早田隆司／吉川剛正

■根管内の細菌感染が原因とされる根尖病変の基礎的な解説から，エックス線診断，マイクロスコープを用いた外科的対応，再植，成功率などを詳細に解説！

【内容紹介】
【基礎編】
1. 病理からみた根尖病変／2. 根尖病変の成立機序／3. 歯根肉芽腫と歯根嚢胞／4. 根尖孔外バイオフィルムと根尖性歯周炎の難治化

【臨床編】
5. 根尖病変のエックス線診断／6. 根尖病変と瘻孔／7. 非外科的歯内療法による根尖病変の成功率／8. マイクロスコープを使用した歯根尖切除法／9. 根管解剖から考える歯根尖切除法／10. 意図的再植—intentional tooth replantation／11. 口腔外科からみた根尖病変への対応—広範囲（3歯以上）に進展した歯根嚢胞に対する顕微鏡視下歯根尖切除術の適応／12. 外科的歯内療法の成功率

A4変判・160頁・オールカラー・定価（本体8,000円+税）

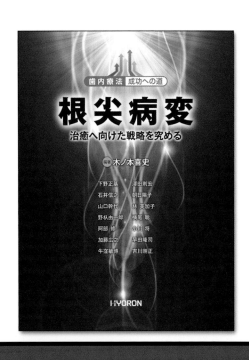

株式会社 ヒョーロン・パブリッシャーズ
〒101-0048　東京都千代田区神田司町2-8-3 第25中央ビル
Tel.03-3252-9261〜4　Fax.03-3254-3876
https://www.hyoron.co.jp

【歯内療法 成功への道】

歯内療法を安心・安全に，そして治癒へ導くために！

偶発症・難症例への対応
病態・メカニズムから考える予防と治療戦略

編著 木ノ本喜史

執筆者一覧（掲載順）
島内英俊／池田英治／須田英明／長谷川誠実／寺内吉継／吉岡隆知／吉岡香林／林　美加子／高橋慶壮／北村和夫／別所和久／西гу めぐみ／浅井啓太／山崎　亨／家森正志／園部純也

■器具や薬剤が原因の痛み，神経麻痺，歯根破折，歯根吸収，エンド－ペリオ病変，BP製剤など，臨床的に悩まされることが多いテーマを豊富な症例で解説！

内容紹介
1. フレアーアップ
2. 歯内療法における薬剤の溢出（押し出し）
3. 歯内療法に関与する神経損傷時の痛み
4. 歯内療法における神経損傷の臨床的対応
5. 歯内療法における穿孔——その診断と対応，予防について
6. ファイル破折の予防策と対処法——ファイルの特性を理解したうえで
7. 垂直性歯根破折のメカニズム
8. 垂直性歯根破折歯救済の可能性——保存的対応vs外科的対応
9. 歯内－歯周（エンド－ペリオ）複合病変——リスク，不確実性，臨床推論および臨床決断
10. 歯根外部吸収と歯根内部吸収——その原因・メカニズムと診断，治療，予防法
11. ビスフォスフォネート製剤投与患者に対する歯内療法の注意点

A4変判・200頁・オールカラー・定価（本体8,800円＋税）

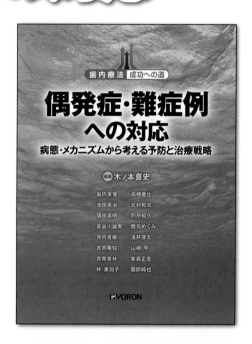

すべての臨床家に送るエンド臨床の決定版！

抜髄 Initial Treatment
治癒に導くための歯髄への臨床アプローチ

編著 木ノ本喜史

執筆者一覧（掲載順）
興地隆史／大島勇人／澁川義幸／田﨑雅和／村松　敬／五十嵐　勝／北島佳代子／新井恭子／松浦信幸／長谷川誠実／清水康平／羽鳥啓介／大原絹代／篠田雅路／小木曾文内／泉　英之／阿部　修／加藤広之／澤田則宏／佐藤暢也／岩波洋一／佐藤勧哉／北村和夫／吉川剛正／田中利典／石井　宏／清水花織

■歯髄に対する初めての処置を行うにあたって必須の基本知識から臨床のポイントをわかりやすく解説．

内容紹介
抜髄と神経障害性疼痛／覆髄法／根管治療における感染制御／歯内療法におけるう蝕除去の重要性／髄室開拡・根管口明示からCoronal-Radicular Accessへ／根管のネゴシエーション，穿通，グライドパスの重要性／治癒に導く作業長の設定を考える／ステンレススチール製ファイルの特徴と根管形成／ニッケルチタン製ファイルの特徴と根管形成／最適な根管洗浄法とは／根管充塡／根管充塡後の歯冠側からの漏洩（コロナルリーケージ），ほか

A4変判・400頁・オールカラー・定価（本体18,000円＋税）

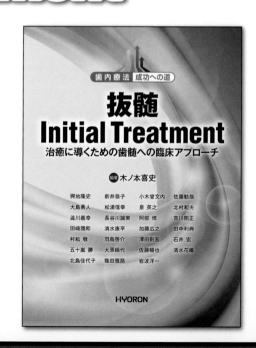

株式会社 ヒョーロン・パブリッシャーズ
〒101-0048　東京都千代田区神田司町2-8-3　第25中央ビル
Tel.03-3252-9261〜4　Fax.03-3254-3876
https://www.hyoron.co.jp